요가 아나토미

Yoga and Anatomy

요가 아나토미

움직임 체험을 통한 지도서

정연옥 외 옮김

Yoga and Anatomy

An Experiential Atlas of Movement

Barbie Klein, PhD
Assistant Professor
Department of Anatomy
University of California
San Francisco, California, USA

Mackenzie Loyet, MA, MS, RYT 200
Anatomy Instructor and Laboratory Coordinator
Department of Anatomy
Midwestern University
Downers Grove, Illinois, USA

207 illustrations

Anatomical illustrations in Part II by Voll M and Wesker K. from resp. based on: Schuenke M, Schulte E, Schumacher U, THIEME Atlas of Anatomy

Thieme
New York • Stuttgart • Delhi • Rio de Janeiro

영 문 출 판 사

■ 옮긴이

정연옥 동원대학교 보건건강운동관리과 교수
요가 & 필라테스 지도 경력 30년
AFAA(미국체력협회) Consultant 20년

김정한 동원대학교 보건건강운동관리과 겸임교수
국제 피트니스 전문 지도자 협회 회장
ILP 필라테스 대표
요가 & 소도구 & 기구 필라테스 지도경력 20년

유미정 바티요가 원장
요가 & 필라테스 지도 경력 20년
건국대학교 대학원 체육학 석사
동원대학교 휘트니스건강관리과 외래교수 역임

조민아 동원대학교 보건건강운동관리과 겸임교수
애니원 휘트니스 대표
서울시 성동구 체조협회장
요가 & 필라테스 지도 경력 20년

Yoga and Anatomy An Experiential Atlas of Movement
by **Barbie Klein, Mackenzie Loyet**

중요 참고 사항 : 의학은 지속적으로 발전되고 있는 끊임없이 변화하는 과학이다. 연구와 임상 경험은 우리의 지식, 특히 적절한 치료 및 약물 요법에 대한 지식을 지속적으로 확장시키고 있다. 독자는 이 책에서 논의되는 용량이나 응용 프로그램에 한해서는 저자와 편집자 및 발행인이 참고문헌에 있는 책 제작 당시의 지식 상태를 바탕으로 적용하록 노력을 기울였음을 확인할 수 있다. 그럼에도 불구하고 책에 명시된 투여 지침 및 적용 형태와 관련하여 출판사의 보증 또는 책임을 포함하거나 암시하거나 표현하지 않았다. 모든 사용자는 각 약물과 함께 제공되는 제조업체가 설명한 설명서를 주의깊게 검토하고, 필요한 경우 의사 또는 전문가와 상의하여 여기에 언급된 복용량 일정이나 제조업체가 언급한 금기 사항이 현재 책에 나와 있는 내용과 다른지 확인해야 한다. 특히, 이러한 검사는 거의 사용되지 않거나 시장에 새로 출시된 약물에서 중요하다. 모든 투여 일정 또는 사용되는 모든 형태의 응용 프로그램은 전적으로 사용자 자신의 위험과 책임에 따른다. 저자와 발행인은 모든 사용자가 발견한 불일치나 부정확성을 발행인에게 알려주기를 요청한다. 출판 후 책에서 오류가 발견되면 제품 설명 페이지인 www.thieme.com에 정오표가 게시될거다. 이 책에 언급된 일부 제품명, 특허 및 등록 디자인은 교재에 항상 사실이 언급되어 있지는 않지만 실제로는 등록 상표 또는 소유권이 있다. 따라서 소유권이 지정되지 않은 제목이 공공영역에 속한다는 게시자의 표현으로 해석되어서는 안된다.

요가 아나토미

2021년 7월 15일 초판인쇄
2021년 7월 22일 초판발행

지은이 : Barbie Klein, Mackenzie Loyet
옮긴이 : 정 연 옥 외
발행인 : 박 병 조
발행처 : 도서출판 영문출판사
등 록 : 1987년 12월 21일 제2-419호
주 소 : 서울시 강남구 삼성동 69-1
전 화 : (02) 514-5590, 776-5590
팩 스 : (02) 756-8943
홈페이지 : www.ymsbook.net
E-mail : yeongmunsa@empas.com
정 가 : 25,000 원
ISBN 978-89-7224-509-4 93510

※ 파본은 교환해 드립니다.

차 례(Contents)

머리말(Preface)

우리는 2014년에 해부학과 교육 프로그램을 학생들 대상으로 근골격계를 가르치는 더 좋은 방법을 연구조사 하였다. 근육의 명칭과 위치를 암기하는 것이 해부학 수업 과정에서 교재를 가지고 학습하는 유일한 방법이라고 생각하고 싶겠지만, 현대의 교수 및 학습이론에 의하면, 능동적인 참여와 정교한 실습이 지식 습득과 전문성 개발에 도움이 된다는 것이었다. 체험 학습은 학습자가 참여하여 일정 기간 동안 배운 것을 반영하는 실무적이며, 실제적인 적용을 통하여 지식을 구축할 때 생겨나는 것이다.

우리가 요가 실습을 했기 때문에, 요가 실무의 맥락에서 체험 학습의 아이디어를 결합시키는 것이 논리적일 것으로 느껴진다. 운동신경(감각) 학습에 대해 이제까지의 연구에 고무된 우리는 요가 자세 동작을 통한 근골격계 검토를 위해 요가/해부학 워커숍을 개발했다(아사나). 요가를 배우는 것은 근육 기능을 탐구하는데 아주 이상적인 도구이다. 그 이유는 요가 자세들은 요가의 흐름을 창출하기 위해 느리게(근육 기능을 설명 할 시간을 부여 함) 호흡과 연결시키기 때문이다(빈야사).

워커숍 동안에 우리는 학생들에게 요가 아사나를 소개하였으며, 아사나를 통하여 관절 활동을 설명했으며 학생들은 관심과 근육의 감각(스트레칭과 수축 등)에 느낌을 알 수 있었다. 이 워커숍은 학생들이 수업 교재로 사용하면서 신체 동작에 연계시키고 더 나아가서 신체인지를 증진시키기를 권유한다. 이 교재는 요가/해부학 워커숍 과정 수업 기간 중에 만들게 되었다.

오늘날의 요가와 해부학에 초점을 맞춘 많은 책들이 오직 최종적으로 정적인 자세에서의 근골격계만을 묘사하고 있다. 이 책의 목적 중의 하나는 어떤 특정 요가 자세에서 어떻게 안전하게 시작하여 동작을 최종 마무리하는 방법을 설명하고 관련된 다양한 전환 동작으로 사용되는 근육을 알 수 있게 하는 것이다. 더 나아가서, 우리가 원하는 것은 학생들이 하나의 전환 동작에서 다음 동작 자세로 움직일 때에 관절과 근육신경 조직에 대해 느낌을 강조하는 것이다. 신체와 호흡인지는 요가의 기본적인 측면이며, 우리는 이 교재로 하여금 여러분들이 본인 자신의 해부학을 각자 개인의 요가 실무에 연결시키는데 도움을 줄 것으로 기대 한다.

많은 여러 근육들이 단일 행동을 일으키기 위해 동시에 수축한다. 인지 부하를 관리하고 이 교재의 교육적 가치를 증진시키기 위해 우리는 특정 근육의 각각 자세의 일련의 순서를 조명하기로 결정 하였다. 비록 근육들이 고립되어 보이지만, 이 교재는 다중의 근육들이 동작을 완성하기 위해 동시에 작동한다는 사실에 대한 인식을 넓히도록 노력을 기우려 왔다.

그러므로 우리는 전환 사이에서 순환할 때, 주요 관절의 움직임에 대해 초점을 맞춘다. 우리가 감각기관의 진행 자세에서 해부학적 정확성에 중요성을 두는 동안 예술적 부분들이 충분하지 않은 점이 고려된다. 그러므로 교재에서 기술된 모든 근육들이 그림과 이미지에 모두 그려진 것이 아님을 명심해야 한다. 우리는 여러분들이 이 교재의 제2부를 근육 기점, 삽입, 그리고 신체의 다른 부위의 근육과의 관계를 보다 잘 이해하기 위해 참고지도서로 활용해 줄 것을 바란다.

또한 생리학적, 운동학적 원리는 본 지도서에서 제외하였다. 그래서 모든 근육 기능들은 원심성 수축을 한다(편심성 수축과 등척성 수축이 아니다). 또한 우리는 스트레칭이 근육의 신장이라고 하고, 수축 작용을 관절에서 동작을 유발하기 위해 뼈에서 동작하는 근섬유의 능동적인 단축이라고 하였다.

이 교재는 여러분들이 근골격계 그리고 요가 동작 도중에 신체가 어떻게 동작하는지를 이해하는데 도움이 된다는 것을 깨닫기 바란다. 이 책은 요가 초보자들을 위해 만들어 졌음으로 여러분들은 일상적인 모든 동작과 요가 자세에 해부학을 연결시켜 학습하기를 권장 한다. 해부학을 배우는 학생들에게 있어서 다른 해부학 교재에 대해 이 책은 훌륭한 보충 교재가 되리라 생각한다.

여러분들이 보내 주신 의견에 감사하면서....

바비 클라인, 박사
멕켄지 로에, 문학석사 겸 과학석사, RYT 200

참고문헌(References)

1. Garbarini F, Adenzato M. At the root of embodied cognition: cognitive science meets neurophysiology. Brain Cogn 2004;56:100 – 106.
2. Kolb D. Experiential Learning: Experience as the source of Learning and Development. 2nd ed. Upper Saddle River, NJ: Pearson FT Press 2014.
3. Yardley S, Teunissen PW, Dornan T. Experiential learning: transforming theory into practice. Med Teach 2012;34:161 – 164.
4. Bentley D, Pang, S. Yoga asanas as an eff ective form of experiential learning when teaching musculoskeletal anatomy of the lower limb. Anat Sci Educ 2012;5:281 – 286.
5. McCulloch C, Marango S, Friedman E, Laitman J. Living AnatoME: teaching and learning musculoskeletal anatomy through yoga and pilates. Anat Sci Educ 2010;3:279 – 286.
6. Khalil M, Paas F, Johnson T, Payer A. Design of interactive and dynamic anatomical visualizations: the implication of cognitive load theory. Anat Rec 2005;286:15 – 20.

감사의 글(Acknowledgments)

우리들의 요가/ 해부학 워크숍을 통해 발전 할 수 있도록 중요한 도움을 준 우리의 학술 고문인 발레리 오로글린 박사에게 깊은 감사를 드린다. 이 프로그램의 혁신과 개발에 참여해 준 학생들에게도 감사 드린다.

이 교재는 우리의 모델인 브리짓 헤이즈의 훌륭한 노력과 인내심이 없었다면 불가능한 것이었다. 또한, 디엠 편집 요원인 델라 드투리스와 프라카시 나오렘에게도 감사한다. 마지막으로 이 책의 제1부에 있는 모든 의학적 삽화를 제공해 준 브렌다 번치와 레카 시몬즈(디엠 출신)에게도 특별한 감사를 드린다.

바비 클라인 박사
멕켄지, 문학석사 과학석사, RYT 200

역자 서문

본 교재의 특징은 다양한 요가 아사나 동작들을 직접 체험 해 본 결과를 가지고 요가 시작 동작에서 전환 동작과 마무리 동작까지 우리 인체 뼈, 근육, 인대, 관절, 신경 등에 대한 작용들에 대해서 자세하고 쉽게 구성되어 있다.

또한 요가를 배우고자 하는 학생들이나 요가 지도자들에게 인체 해부학적 움직임에 대해서 자세하게 설명하고 있다.

이 책을 번역하면서 느꼈던 점은 다양한 요가 아사나들을 동작 시작에서 전환 동작 시에 해부학적으로 쉽고 섬세하게 설명이 되어 있어서 누구든지 요가를 시작하고자 하는 분들에게 요가 동작을 안전하고 쉽게 배우면서 인체가 해부학적으로 어떻게 작용되고 있는 지에 대해서 알 수 있도록 설명해 주는 점이 요가 애호가들에게 많은 사랑을 받을 것이라 생각한다.

이 책을 통해 요가에 입문하는 학생 및 요가 지도자분들께서 많이 이용해 주시길 부탁 드리면서.....

끝으로, 이 책이 번역 출간되는데 큰 도움을 주신 영문출판사 박병조 사장님과 직원분들게 깊이 감사드린다.

역자 대표　정 연 옥

교재 사용법(How to Use this Atlas)

이 교재 전체를 읽을 때, 주목하여야 할 사항은 다음과 같다. 제1부의 요가 자세는 7개의 범주로 장 절이 나누어지는데 서서하는 자세, 서서 균형 잡는자세, 앞으로 굽히기 자세, 뒤로 구부리기자세, 팔균형잡기 자세, 비틀기자세, 거꾸로하는 자세 등이 있다. 각 장에서는 3~4개의 연결되는 아사나(자세)와 최종 마무리 자세에서 다음 동작으로 전환하는 자세로 묘사하였다. 모든 자세에 대하여, 원어(산스크리트어)와 영어 명칭을 포함하고 소도구(블럭과 끈)등의 지지하는 받침대 사용을 설명하였다.

요가 자세 설명에서 우리는 이 교재 제2부에서 참고 그림 또는 도표를 제공하면서 근육의 위치와 기점을 시각화 하는데 도움을 주고자 했고, 근육과 신경분포의 활동과 같은 중요한 정보를 상기시키게 했다. 마지막에서 근육들만이 그려졌음에 유의하기 바란다.

표면 해부학의 시각화를 지원하기 위해서 모든 다른 자세 전환 속의 근육들은 화살 표시로 나타냈고, 회색 화살 표시는 수축하는 근육을 나타내며, 청록색 화살 표시는 스트레칭하는 근육을 표시하였다. 끝으로, 깊은 근육 또는 특수 시각으로 쉽게 보이지 않는 근육은 별 표시를 하였다. 우리는 여러분들이 자신의 신체에 귀를 기울이기 바라며, 의도적으로 동작하며, 그리고 오직 여러분들이 준비 자세에서 편안함을 느낄 때만 자세의 최종 표현으로 전환 할 것을 권유한다.

제 I 부

요가 자세(아사나)

Yoga Poses(Asanas)

I

1 서서하는 자세(Standing Poses)

의자 자세(Chair Pose)

(웃카타사나 :Utkatasana)

자세 설명

"어색한 자세 또는 격렬한 자세"라고 번역되는 직립 자세는 의자 뒤를 향하여 앉아 있는 자세와 비슷하며, 몸통근육, 힙 굴근, 그리고 뒤넙다리근(슬괵근:hamstring muscle)을 강화한다.

변형 동작: 양손을 머리 위로 올리고, 목 스트레칭을 하기 위해 위를 쳐다 본다. 받침 블럭 한 개를 양 넓적다리 사이에 두어서 양 대퇴근의 내전을 증진시켜 준다. 만약 어깨의 통증을 겪고 있다면, 양손을 흉골 위치에 두고 이 자세를 연습하도록 한다.

동작 지도 설명

전환 1: **산 자세**(Mountain Pose)

- 골반 너비로 양쪽 발을 벌려서 바닥에 두고, 선 채로 해부학적 자세를 시작하라.
- 종골과 5개의 중족골 모두에게 균등하게 압력을 가하라.
- 양 손바닥을 앞으로 회전시키기 위해 양 팔뚝 안의 회외근을 사용하라.
- 위로 올려져 있는 승모 섬유가 견갑근(**그림 10.3**)의 압력을 완화하고, 견갑근을 등 아래쪽으로 내리기 위해 작동한다.
- 슬개골근을 중앙 가까이로 들어 올리기 위해 넙다리네갈래근(대퇴사두근)(**그림 11.1**)을 사용하라.
- 배꼽을 당기고 몸통을 고정시키기 위해 몸통 근육을 수축시키고, 복부 근육을 사용한다.(**그림 9.5**)

전환 2: **양팔 머리 위로**(Upward hand)

- 상체 척추와 삼각근을 사용하여(**그림 10.1**), 숨을 들이쉬면서 양팔을 머리 위로 들어 올린다.
- 견갑골근을 안으로 수축하여 끌어 당겨서 등세모근의 횡근을 접촉하라.
- 큰마름모근(대능형근)과 작은마름모근(소능형근)(**그림 10.8**)도 또한 내측 움직임에 기여할 것이다.
- 회전근개의 가시아래근과 작은원근을 사용하여, 양 손바닥이 서로 마주 보게 회전시켜라.
- 요골 신경이 팔의 후방근을 자극함으로써, 팔꿈치, 손목, 그리고 손가락을 통하여 신전을 돕는다는 것을 주목하라.

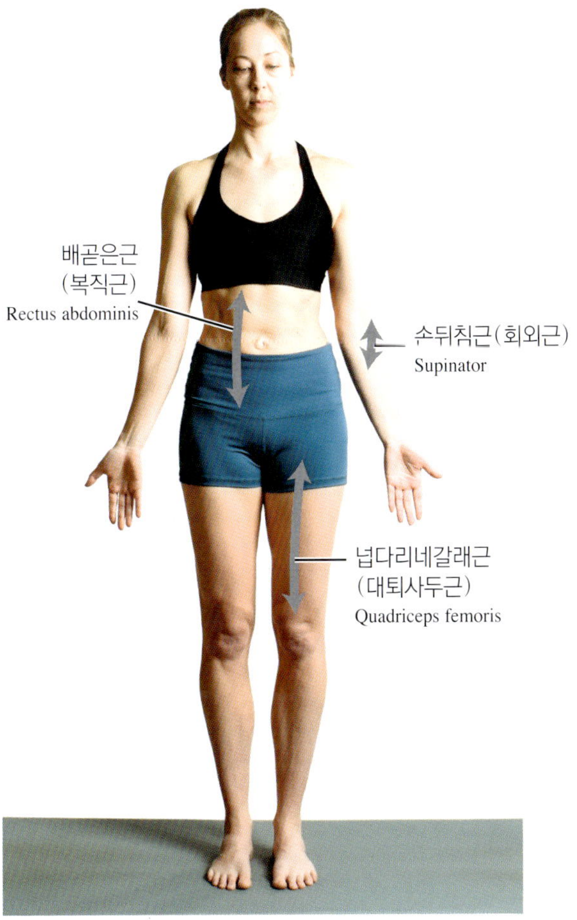

전환 1: 산 자세 (Mountain Pose)

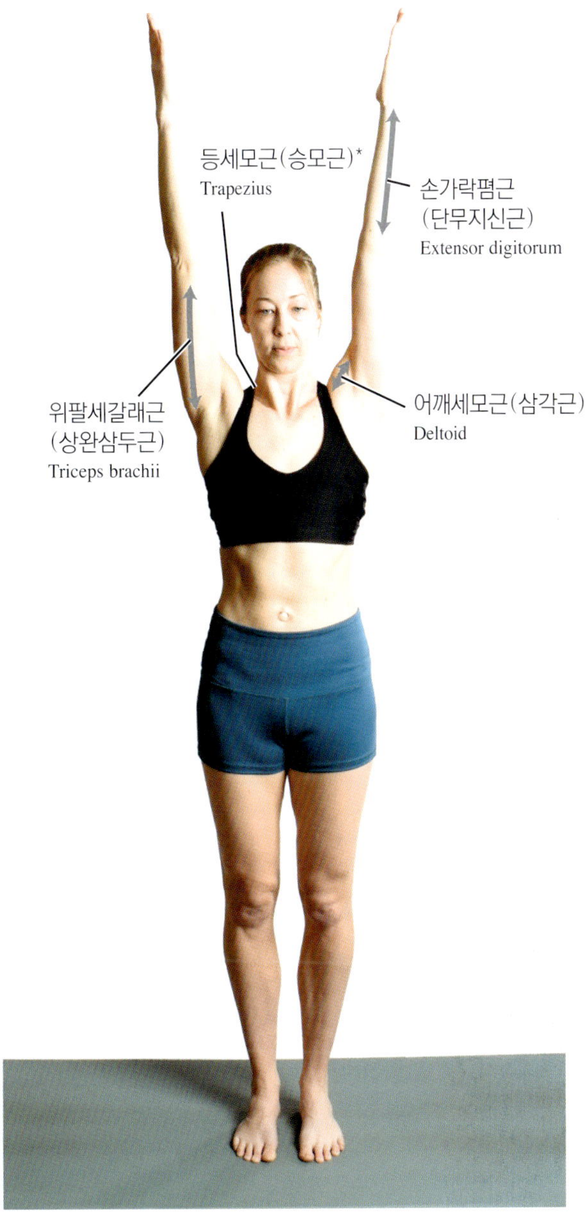

전환 2: 양팔 머리 위로 (Upward hand)

최종 자세: 의자 자세(Chair Pose)

- 위팔세갈래근(상완삼두근)(**그림 10.11**)과 팔의 후부를 사용하여, 상체의 신전 상태를 유지하는 동안, 둔부와 무릎 관절을 풀고 앉아라. 넙다리곧은근(대퇴직근), 넙다리빗근(봉공근), 그리고 넙다리근막긴장근(**그림 11.1**) 둔부 관절에서 몸을 풀고 이때, 슬괵근(**그림 11.4**)이 양 무릎을 풀고 있음을 느끼도록 하라.
- 무릎을 당기고, 이때 중간볼기근(중둔근)(**그림 11.4**)이 둔부를 내전시키도록 하기 위해 내전근을 사용하라.
- 양발의 종골에 무게를 두라. 균형을 잡기 위해, 그리고 수축하고 있는 다리의 전방 부분의 배굴근을 느끼도록 열 개의 발가락을 모두 매트에서 떼어라.
- 양팔을 모두 들면, 앞톱니근(전거근)(**그림 10.6**)이 견갑근을 위 방향으로 회전시키기 위해 작동한다.
- 모든 들이쉴 때, 손가락이 천장 방향으로 향하도록 하고, 이때 견갑근을 내려라. 모든 내쉴 때 때에 뒤로 앉아라. 무릎은 좀 더 편안하게 하라.
- 무릎과 둔부를 펴고, 양팔을 내려서 이 자세에서 느슨하게 하기 위해 해부학적 자세로 되돌아가라.

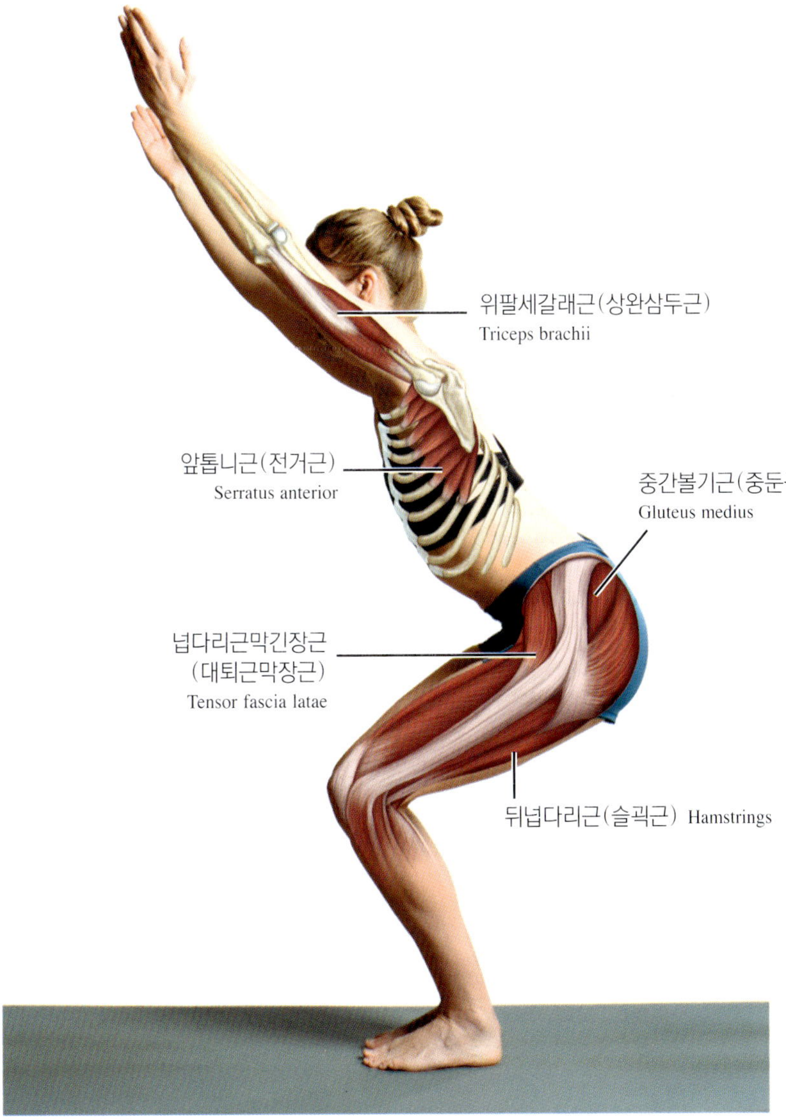

최종 자세: 의자 자세 (Chair Pose)

전사 자세 I(Warrior Pose I)

(비라바드라사나 I : Virabhadrasana I)

자세 설명

산스크리트어 vira(비라)는 영웅의 의미인데 여기에서 유래됐다. 이것은 요가의 기본적인 자세이며, 발목, 종아리, 둔부, 복부 그리고 하등배를 강화한다.

변형 동작: 어깨의 통증을 느낀다면, 양 손바닥을 흉골 전방으로 밀어내라. 또한 둔부 스트레칭의 긴장을 줄이기 위해 앞뒤 발 간격을 좁혀라.

동작 지도 설명

전환 1: **앞으로 굽히기 자세(Forward Folds)**

- 해부학적 자세에서 양발을 모으든지 또는 골반 너비 정도로 벌리고, 척추를 풀기 위해 복부(**그림 9.7**) 수축시켜 굽혀라, 이때 가슴을 넓적다리 쪽으로 가져가라.
- 양팔을 매트 위에 두며 만약 양 손이 바닥에 닿지 않을 경우 무릎을 구부리거나, 또는 양 손바닥을 받침 블록을 사용하여 블록 위에 두라.
- 정강이(**그림 11.1**) 깊은 스트레칭을 느끼도록 넙다리네갈래근(대퇴사두근)(**그림 11.1**)을 수축시키기 위해 뒤넙다리근(슬괵근)을 가깝게 들어 올려라.
- 머리와 목의 긴장을 풀고 양다리 사이를 본다. 앞으로 굽히기 자세를 편안한 상태 정도까지로만 깊게 하라.
- 매트 또는 블록을 사용할 때 양팔의 위팔세갈래근(상완삼두근)(**그림 10.10**)이 팔꿈치를 신장하고 있음에 유의하라.

전환 2: **낮은 런지 자세(Low Lunge)**

- 왼쪽 발을 매트 뒤 가까이에 두고 넓적다리를 펴기 위해, 왼쪽 오금근과 큰볼기근(**그림 11.8**)을 사용하라.
- 오른쪽 무릎 슬개골이 오른쪽 발목 위에 정렬되도록 하라.
- 복부를 수축하여 척추를 풀고, 배꼽을 당겨 올려 넣고, 오른쪽 넓적다리로부터 떨어지게 하라.
- 머리와 목을 약간 펴서 매트 앞 몇 인치 되는 곳을 응시하기 위해, 척추 부속 신경(뇌신경 XI), 머리널판근(두판상근)과 머리긴근(두최장근)(**그림 8.2**)에서 제공된 등세모근(승모근)을 양방향에서 수축시켜라.
- 바닥을 밀 때, 압톱니근(전거근)(**그림 10.6**)이 견갑근을 뻗게 하는 것을 느끼고, 어깨세모근(삼각근)과 회전건판 근육(**그림 10.4**)이 어깨 관절을 고정시키는 것을 인식하라.

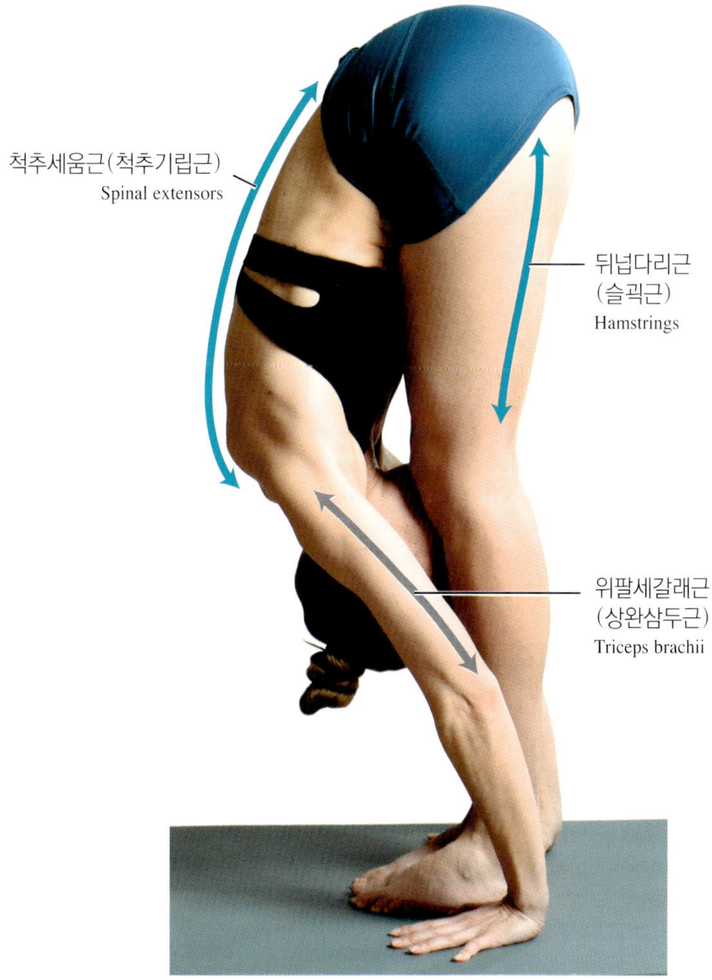

전환 1: **앞으로 굽히기 자세 (Forward Folds)**

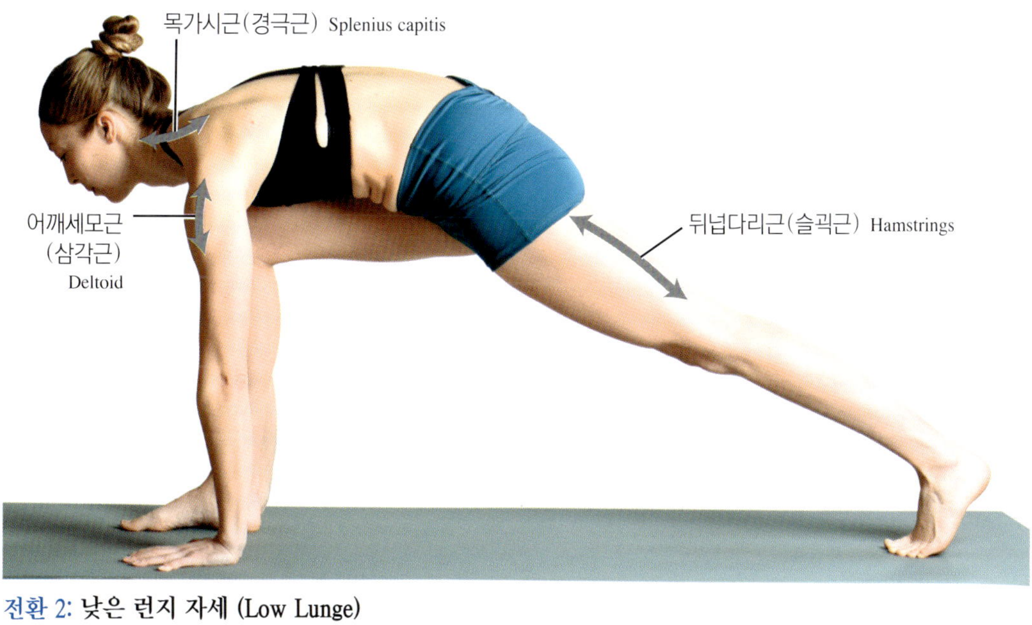

전환 2: **낮은 런지 자세 (Low Lunge)**

최종 자세: 전사 자세 I (Warrior Pose I)

- 숨을 들이쉴 때 몸통을 좌우 측면으로 풀기 위해 왼쪽 복사근(**그림 9.7**)과 척추세움근(척추기립근)을 정적으로 수축시킴으로써 뒷발을 45° 각도로 회전시키고 몸을 들어 올려라.
- 왼쪽 무릎을 펴기 위해 왼쪽 다리 뒤의 넙다리네갈래근(대퇴사두근)을 작동하라. 낮은 런지 자세에서 발목 위에 오른쪽 무릎을 두는 구부린 자세를 유지하라.
- 양쪽 넓적다리를 안쪽으로 내전시키기 위해 두덩정강근(박근)(**그림 11.3**)을 포함한 내전근을 사용하라.
- 숨을 들이쉬고, 양팔을 머리 위로 펴라, 이때 삼각근의 쇄골(겨드랑이 신경에 의해 신경이 분포된) 부분과 위팔두갈래근(상완이두근)(근피신경이 분포된)을 사용하라. 복사근에서의 스트레칭을 느껴라.
- 양팔의 삼두근이 팔을 신전할 때, 견갑근을 중간 및 아래로 당기기 위해서 등세모근(승모근)의 중간 및 돌출 근육이 작동한다(**그림 10.7**). 손가락의 신근을 수축하여 손가락을 위로 가리켜라.
- 내쉴 때, 왼발을 디뎌서 오른발이 매트의 위에 닿도록 하고 이 동작을 발 바꿔서 연속하라.

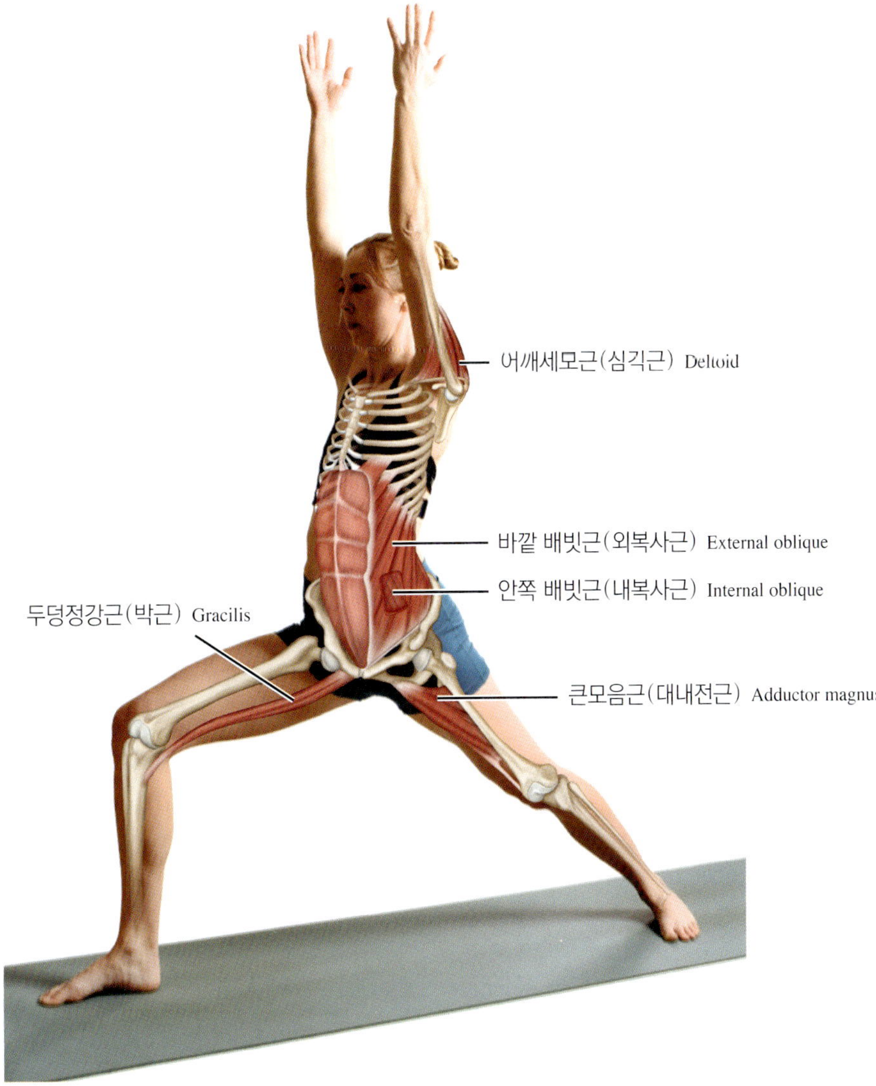

최종 자세: 전사 자세 I (Warrior Pose I)

전사 자세 II(Warrior Pose II)

(비라바드라사나 Ⅱ: Virabhadrasana Ⅱ)

자세 설명

적을 향해 포효하는 전사(Warrior)를 본받아서 이름을 지었는데, 이 자세는 힙 관절 주변의 근육과 인대뿐만 아니라 가슴과 어깨에 걸친 근육을 스트레칭한다.

변형 동작: 목에 통증이 있는 개인은 이 자세에서 목을 회전시키면 안 된다. 이 자세에서 서 있는 상태로 균형을 잡는 것이 어렵다면, 지지대로서 의자 끝에 앉아서 전사자세 Ⅱ를 시도해 보라.

동작 지도 설명

전환 1: 한 다리 들고 얼굴이 아래로 향한 개 자세(Three- Legged Down Dog)

- 얼굴이 아래로 향한 개의 자세에 있어서 둔부에서 오른쪽 넓적다리를 뻗기 위해 큰볼기근(대둔근)과 슬괵근(**그림 11.4**)을 사용하라. 이때 오른쪽 다리를 공중으로 들어 올려라.
- 오른쪽 손바닥으로 매트를 밀쳐내고 앞톱니근(전거근)이 견갑근을 밀어내면서 등세모근(승모근)(**그림 10.7**)은 견갑근의 압력을 줄임으로써 귀와 어깨 사이의 공간이 생기도록 하는 것을 느껴라.
- 양쪽 넓은네갈래근(대퇴사두근)(**그림 11.1**)이 모두 무릎을 뻗고 지면에 기초를 둔 왼쪽 다리의 뒤 부분의 근육들을 스트레칭이 되도록 느끼도록 하라.
- 오른쪽 발등을 굽히기 위해 앞정강근(전경골근)(**그림 11.14**)을 사용하고, 오른쪽 둔부의 내전을 돕기 위해 발가락을 바닥 방향으로 기울도록 하라.

전환 2: 무릎이 코에 닿기(Knee to Nose)

- 오른쪽 넓적다리를 엉덩이 위에서 풀기 위해 작은허리근(소요근)과 엉덩근(장골근)(**그림 9.6**)을 사용하고, 오른쪽 무릎을 풀기 위해 슬괵근을 사용하여, 무릎을 코 방향으로 가져가라.
- 앞으로 전환하여 양어깨가 손목 위에 겹치도록 하라.
- 양쪽 팔꿈치(**그림 10.11**)를 신전하기 위해 위팔세갈래근(상완삼두근)이 작동하고 있음에 주목하라. 팔의 균형을 위해 넓은 기저를 형성하는 후부 골간근(**그림 10.15**)을 사용하여 손가락들을 외전하라.
- 척주를 굽히기 위해 배곧은근(복직근)(**그림 9.5**)을 수축시키며, 배꼽을 중심(코어)까지 당겨라.
- 오른쪽 발을 발목에서 발바닥 굽히기하며 이때 장딴지근(비복근)과 가자미근(**그림 11,16**)의 수축을 느끼도록 하라.

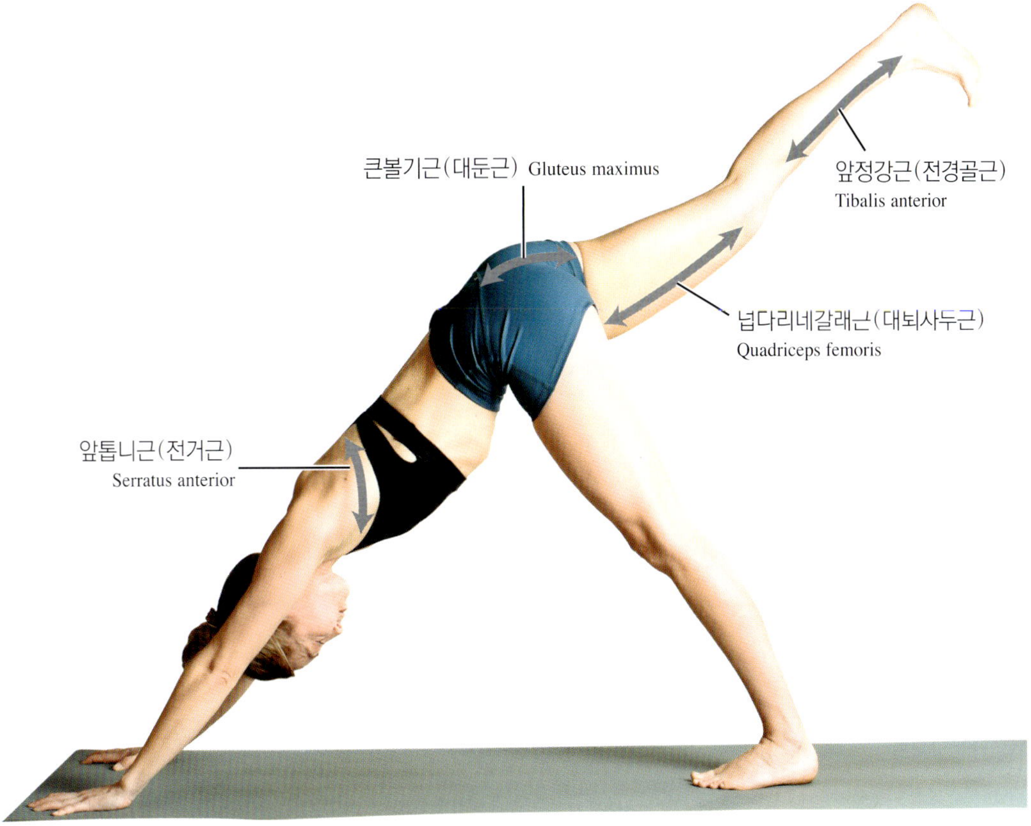

전환 1: **한 다리 들고 얼굴이 아래로 향한 개 자세 (Three-Legged Down Dog)**

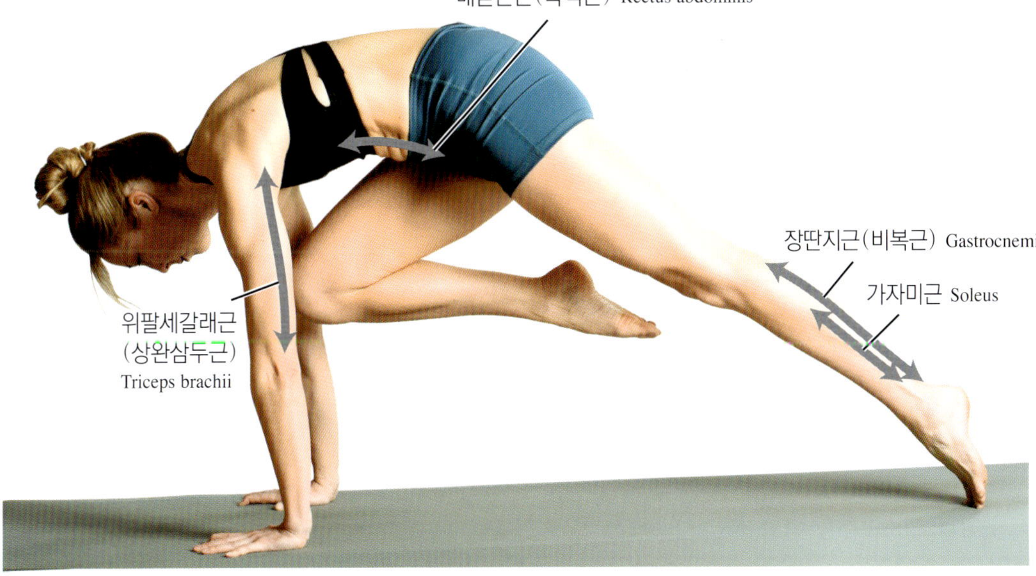

전환 2: **무릎 코에 닿기 자세 (Knee to Nose)**

전환 3: 낮은 런지 자세(Low Lunge)

- 넙다리네갈래근(대퇴사두근)을 천천히 수축시켜서 오른쪽 다리를 신전시킨다. 이때 오른쪽 발바닥을 양손바닥 사이에서 접지한다.
- 오른쪽 무릎 슬개골이 발목 위에 오도록 한다.
- 복근을 수축시켜 척주 방향으로 굽히며 배꼽을 위와 안쪽으로 오른쪽 넓적다리에서 떨어지게 한다.
- 등세모근(승모근), 머리널판근(두판상근), 그리고 머리가장긴근(두최장근)(**그림 9.2**)을 양방향으로 수축시켜 머리를 목에서 약간 신전시켜 매트 앞쪽 몇 인치 위치를 응시한다.
- 지면을 밀 때 앞톱니근(전거근)(**그림 10.6**)이 슬개골을 내뻗게 한다는 것과 어깨 관절이 삼두근과 회전근개(**그림 10.4**)근육을 안정시키는 것을 느껴라.
- 슬괵근(**그림 11.4**)들은 경골신경과 공통 비골신경에서 제공되며 그리고 큰볼기근(대둔근)(**그림 11.8**)은 하전신경에서 제공되는데 이들은 왼쪽 넓적다리를 엉덩이 쪽으로 신전하는 작용을 한다는 것에 유의하라.

최종 자세: 전사 자세 Ⅱ(Warrior Pose Ⅱ)

- 왼쪽 발을 회전시켜 발바닥을 지면에 두라. 이때 뒷발의 옆모서리가 매트의 뒤 가장자리와 평행되도록 하라. 엉덩근(**그림 11.9**)의 측방회전근이 이 동작을 보조하며 양쪽 엉덩근이 이때 외전했다는 것을 유의하라.
- 오른발의 종골이 왼발의 아치와 나란히 하도록 하라.
- 수직으로 일어나기 위해 몸통을 측방으로 외전하는데 이때 왼쪽 복사근, 척추세움근(척추기립근), 허리네모근(요방형근)(**그림 9.7**)을 등척성으로 수축시켜라.
- 가시위근(극상근)과 어깨세모근(삼두근)을 사용하여 양팔을 옆구리 방향으로 외전시켜 마치 전사 자세 II 처럼 들어 올려라.
- 손바닥을 아래로 향하게 하고 양팔을 바닥에 평행하도록 양어깨 관절이 엉덩 관절 위에 오도록 자세를 유지하라. 양 팔꿈치와 손목 그리고 손가락을 뻗어라.
- 살짝 아래로 발을 내려다 보라. 이때 엄지발가락을 볼 수 있도록 하라. 아니면, 넓적다리를 외전하여 옆으로 이동시켜 무릎이 발목 위에 오도록 하라.
- 큰허리근(대요근)을 움직여 앞 둔부의 굽힘을 유지하라. 오른쪽 슬괵근이 앞 무릎을 굽히고 있으며, 왼쪽 대퇴사두근이 무릎 뒤를 신전하고 있음을 유의하라.
- 왼쪽 목빗근(흉쇄유돌근)과 오른쪽 머리널판근(두판상근)(**그림 9.1**)이 수축하여 머리를 오른쪽으로 향하게 하고, 제3 끝마디 뼈를 응시하게 한다.
- 숨을 마실 때 마다 척주를 펴고 내쉴 때마다 더 깊게 런지 자세를 취하라.
- 내쉴 때 낮은 런지를 하고 오른쪽 발을 뒤로 움직여 왼쪽 발을 얼굴이 아래로 보는 개 자세를 취하라. 이 자세를 왼쪽에도 반복하라.

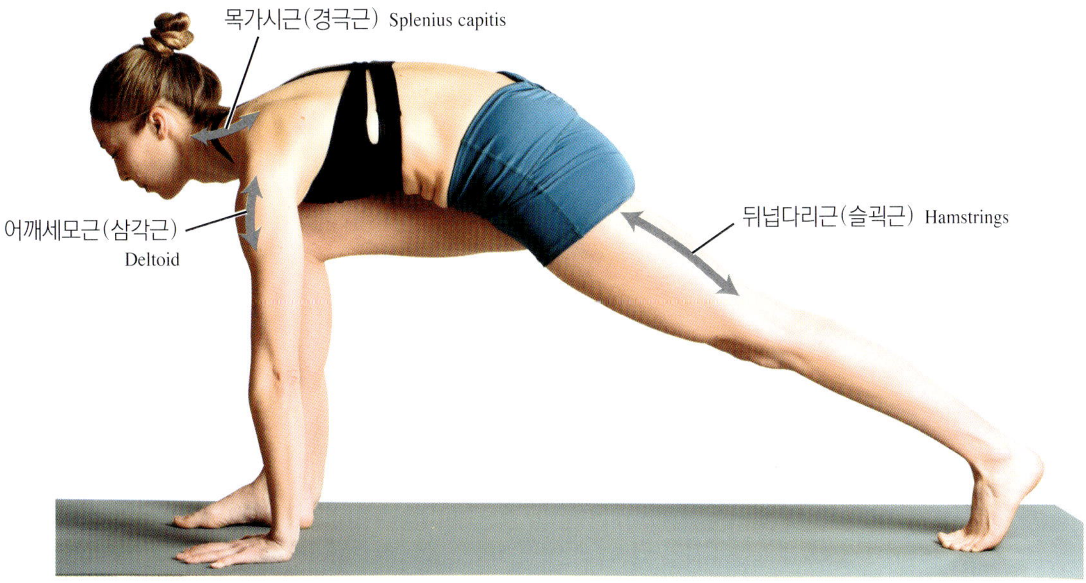

전환 3: 낮은 런지 자세 (Low Lunge)

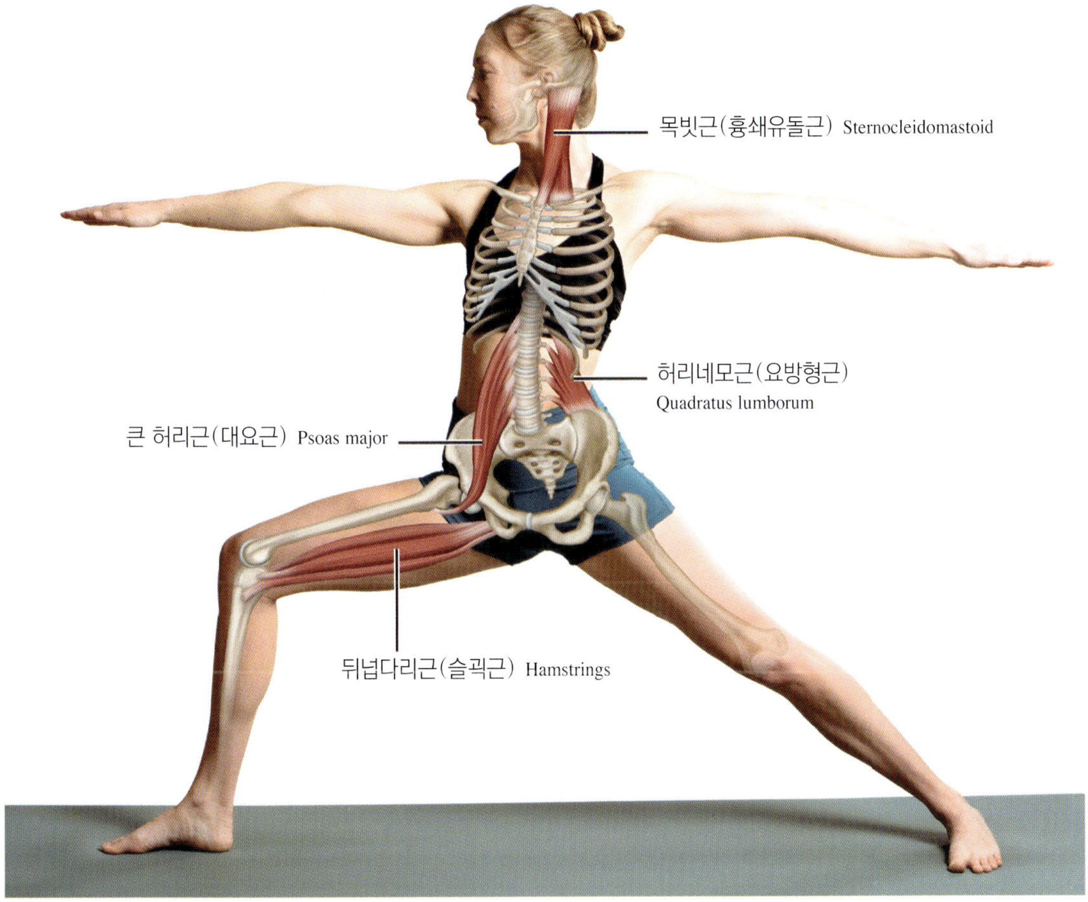

최종 자세: 전사 자세 Ⅱ (Warrior Pose Ⅱ)

삼각 자세(Triangle Pose)

(웃티타 트리코나사나:Utthita Trikonasana)

자세 설명

이 자세는 접지 동작과 들어 올림 동작 모두를 결합한다. 이것은 안쪽 넓적다리와 가슴을 스트레칭 시키며 또한 넓적다리와 몸통 중심을 강화시킨다.

변형 동작: 손바닥 아래에 받침 블록을 가져다 두던지 또는 무릎으로 작은 굽힘 자세를 유지하던지 선택하라. 목에 통증 경험이 있다면, 머리를 들어서 위를 쳐다보지 않도록 하라.

동작 지도 설명

전환 1: **전사 자세 II**(Warrior Pose 2)

- 기립 자세에서 중둔근과 소둔근(**그림 11.4**)을 사용하여 왼쪽 둔부를 외전하고 양발을 넓게 벌려라. 오른발 종골이 왼쪽발 아치 속에 둘 수 있도록 하라.
- 왼발을 회전시켜 발바닥이 지면에 닿도록 하고 발뒤축 측면 모서리가 매트의 뒷모서리와 평행이 되게 하라. 둔부의 측면 회전근(**그림 11.9**)이 이 동작을 보조하며, 이때 둔부 양측이 외전되고 있음을 유의하라.
- 앞 다리를 살짝 내려다 보라. 엄지발가락이 보일 것이다. 만약 그렇지 않다면, 넓적다리를 외전시켜 무릎을 옆으로 움직여라.
- 오른쪽 슬괵근(**그림 11.4**)들이 앞 무릎을 굽히고 왼쪽 대퇴사두근(**그림 11.1**)이 무릎 뒤를 펴는 것을 유의하라.
- 극상근(위가시근)과 삼두근이 양팔을 옆으로 외전시켜 양팔이 손바닥을 아래로 향하게 하여 바닥과 평행되게 하는 것을 느껴라.
- 어깨를 고관절 위에 두고 팔꿈치, 손목 그리고 손가락을 펴라.
- 왼쪽 목빗근(흉쇄유돌근)과 오른쪽 머리널판근(두판상근)(**그림 9.1**)을 수축하여 오른쪽 세 번째 끝마디 뼈를 지나 응시하며 머리를 오른쪽으로 회전하라.

전환 2: **횡각으로 늘린 자세**(Extended Side Angle)

- 배속, 바깥빗근(내.외복사근), 척추세움근(척추기립근), 그리고 허리네모근(요방형근)(**그림 9.7**)을 등척성으로 수축시켜 몸통을 오른쪽 옆으로 굽혀라.
- 오른 손바닥을 바닥에 또는 오른발 옆에 둔 받침 블록으로 가져가라. 또는 다른 방법으로서 오른팔을 넓적다리 위에 두라.
- 삼각근(**그림 10.3**)이 왼쪽 팔을 어깨에서 외전시킴을 느껴라. 이때 팔을 손을 천장을 향하면서 숨을 들이쉬어라.
- 오른쪽 목빗근(흉쇄유돌근)과 왼쪽 머리널판근(두판상근)을 사용하여 시선을 왼쪽팔로 돌려라.
- 숨을 들이쉴 때 머리의 정수리를 방(room)의 앞 방향으로 내밀고 숨을 내쉴 때 천장 방향으로 몸통을 비틀어라, 이때 왼쪽 어깨가 오른쪽 어깨보다 위에 있도록 하라.

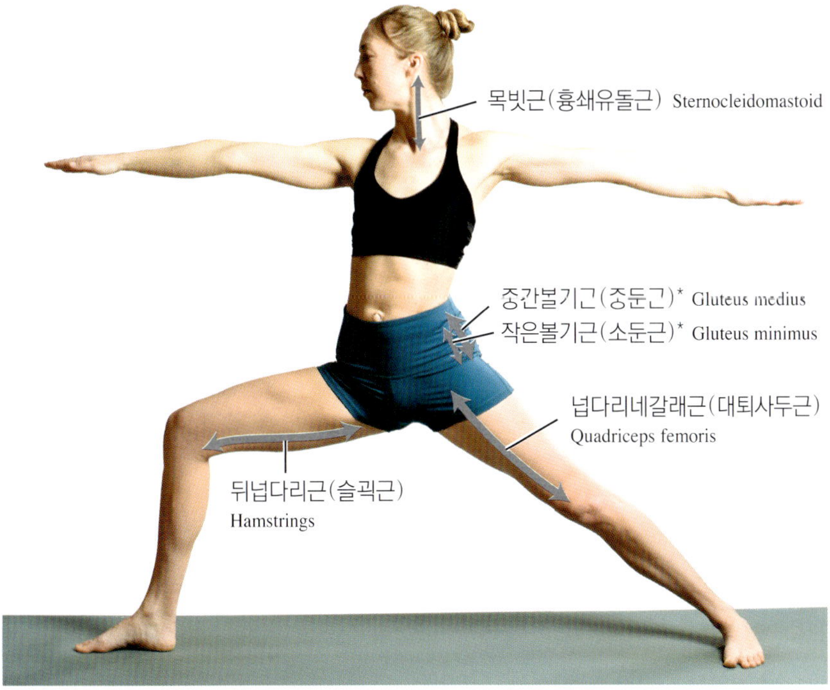

전환 1: 전사 자세 II (Warrior Pose II)

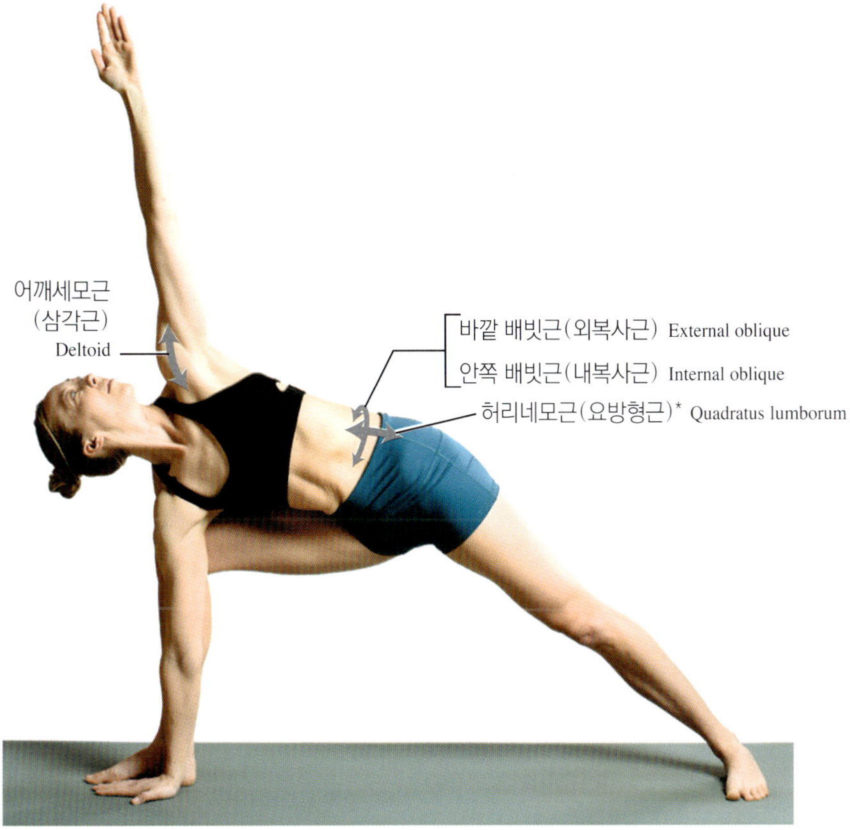

전환 2: 횡각으로 늘린 자세 (Extended Side Angle) 주의: 복사근과 허리네모근육을 잘 설명하기 위해 반대쪽에 표시하였음.

최종 자세: 삼각 자세(Triangle Pose)

- 넙다리네갈래근(대퇴사두근)(**그림 11.1**)을 활성화하는 무릎에서 오른쪽 다리를 뻗기 시작하라.
- 큰볼기근(대둔근), 궁둥구멍근(이상근), 그리고 넙다리네갈래근(대퇴사두근)으로부터 오른쪽 둔근이 외전하는 것에 유의하라. 이때 왼쪽 둔근이 고관절 내에서 비교적 중립적이다.
- 삼각근의 대흉근과 쇄골부분에 걸쳐 스트레칭을 감지하라.
- 상완삼두근(**그림 10.11**)은 작동하여 양쪽 팔굽을 뻗는다. 몸통의 양쪽 측면을 같게 연장하고 만약 필요하다면, 더욱 지지하기 위해 오른 손아래에 받침 블록을 두어라.
- 양발을 통해서 접지하라, 이때 양발의 내측 근육(**그림 11.24**)을 사용하여 매트를 꽉 잡아라.
- 숨을 들이 쉴 때 왼쪽 배속 · 배바깥 빗근(내,외복사근), 척추세움근(척추기립근), 그리고 허리네모근(요방형근)을 사용하여 몸통을 측방으로 굽힘으로써 기립자세로 복귀하라. 매트 끝에 있는 오른발까지 스텝을 하고 이것을 반대 발로 바꾸어 가며 반복하라.

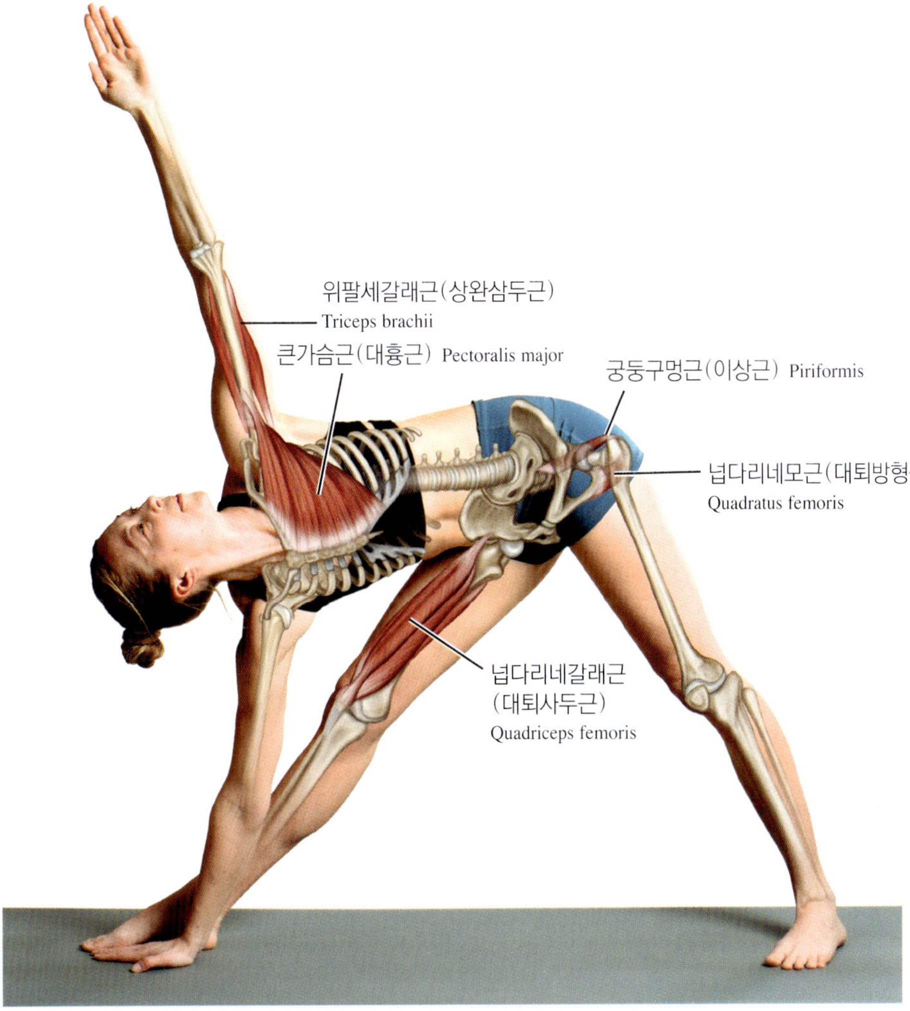

최종 자세: 삼각 자세 (Triangle Pose). 주의: 근육을 더 잘 묘사하기 위해 측방 회전근들이 지도 설명에서 표시되었다.

2 서서 균형 잡는 자세(Standing Balancing Poses)

나무 자세(Tree Pose)

(브릭사사나:Vrksasana)

자세 설명

이 자세는 균형, 초점, 그리고 인내심을 증진시킨다. 이것은 발목, 다리, 그리고 팔의 근육을 강화하는데 도움이 된다.

변형 동작: 균형이 더 잘 잡힐 때까지 벽 또는 의자를 잡고, 이 자세를 연습하라. 만약 부상 당한 발을 치유하고 있다면, 전환 3에서 소개된 받침대 종류를 사용하여 모든 체중이 발에 가해지지 않도록 하라.

동작 지도 설명

전환 1: **한 다리 들고 산 자세**(One-Legged Mountain Pose)

- 산 자세(1부, 서서하는 자세 참조)에서 양손 바닥을 모두 흉골 앞으로 내밀어라, 이때 등세모근(승모근)(**그림 10.7**)이 압력을 늦추고 슬개근을 수축하는 것을 감지하라. 체중을 왼쪽 다리로 이동하고 오른쪽 둔근에서 굽혀서 오른쪽 다리를 바닥에서 떼어 들어 올려라.
- 엉덩근(장골근), 작은허리근(소요근)(**그림 11.1**) 등을 포함하여 둔부 굴근을 작동하여, 오른쪽 무릎이 오른 쪽 둔부의 높이까지 올라가도록 하라. 이때 왼쪽 둔근은 중립 자세를 유지하도록 하라.
- 장골근이 수평이며 전방을 가리키도록 하라.
- 앞다리 근육(**그림 11.14**)을 목표로 깊은 비골신경을 신경자극함으로써 오른발을 등굽이 하라.
- 숨을 들이쉴 때 척추를 길게 하고, 복직근(**그림 9.5**)을 작동하여 숨을 내쉴 때 균형을 유지하는데 도움을 주도록 하라.

전환 2: **나무 준비 자세 I**(Tree Prep 1)

- 궁둥구멍근(이상근), 넙다리네갈래근(대퇴사두근), 그리고 바깥폐쇄근(외폐쇄근)(**그림 11.4**)을 사용하여 오른쪽 둔근을 회전시키도록 하라. 이때 오른쪽 무릎을 옆으로 가져가라.
- 오른쪽 넓적다리(**그림 11.1**)근이 오른쪽 넓적다리의 측방 회전외전을 돕고 있음을 유의하라.
- 오른쪽 무릎을 계속 굽히고 오른쪽 발목에서 등굽이 하도록 하라.
- 복직근을 작동하여 몸통근육을 안정시켜 균형을 유지하는데 도움이 되게 하라.
- 등세모근(승모근)을 당겨서 견갑근을 뒤로 당겨서 밑으로 내려 주도록 하라.

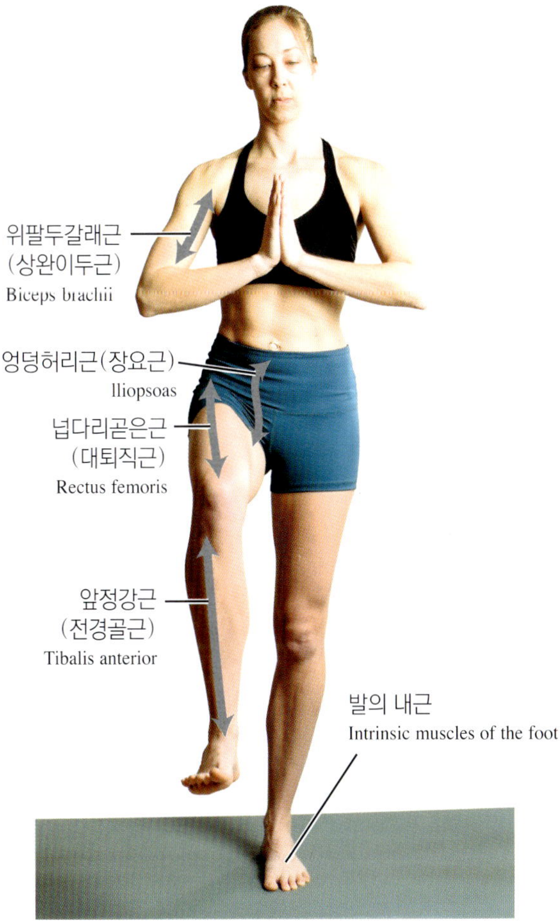

전환 1: **한 다리 들고 산 자세**
(One-Legged Mountain Pose)

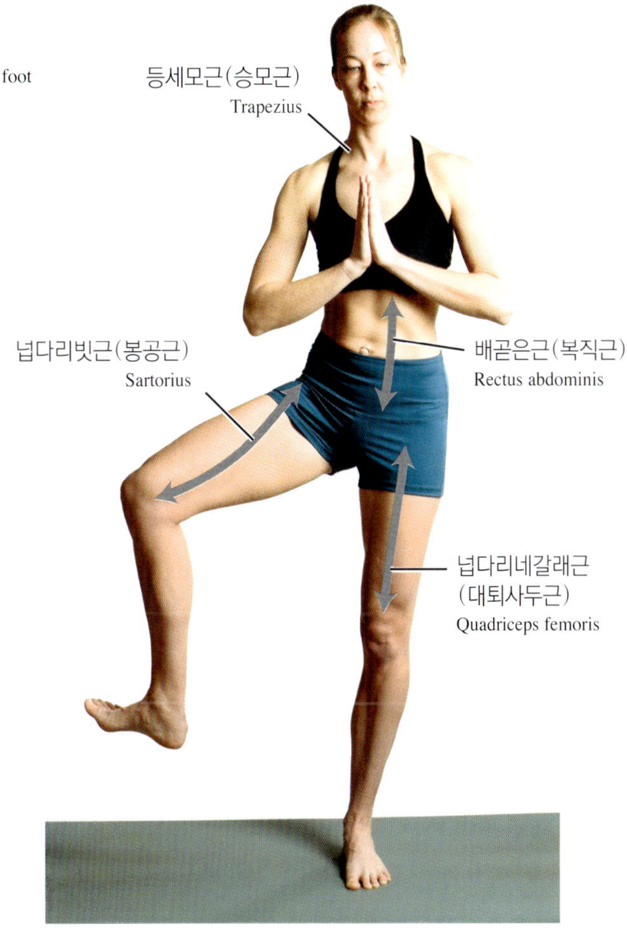

전환 2: **나무 준비 자세 I (Tree Prep I)**

전환 3: 나무 준비 자세 II(Tree Prep 2)

- 매트 위에 왼발로 선 채로 균형을 유지하고 천천히 오른쪽 다리를 굽혀서 오른 발을 왼쪽 다리 위에 두도록 하라. (1) 오른 발가락을 바닥을 차는 자세로 하고 발 뒤꿈치는 서 있는 왼발에 두라. (2) 오른발 바닥은 왼발 아래에서 무릎 관절 밑에 종아리 부위에 닿도록 한다. (3) 또는 오른 발바닥으로 왼쪽 넓적다리 중간 위에서 무릎 관절 쪽으로 누르도록 하라.
- 오른쪽 발이 왼쪽 무릎에 곧바로 가지 않도록 하라.
- 오른쪽 발이 왼쪽 하지를 균등하게 누르도록 하고 이때 왼쪽 다리는 오른쪽 발에 반대로 누르도록 하라. 넓적다리를 굽혀서 오른쪽 둔근을 외전시킴으로써 장골근 앞 방향으로 작동하도록 하라.
- 앞의 고정된 지점에 시선을 두라. 추가적인 균형 동작을 위해 시선을 위로 들어 올려라.

최종 자세: 나무 자세(Tree Pose)

- 자세의 완전한 동작을 위해서 어깨를 외전시켜 양팔을 머리 위로 올림으로써 “가지를 키우기”부터 시작한다. 이때 상척추와 삼각근을 사용한다.
- 삼두박근은 팔꿈치를 신전하기 위해 작동한다.
- 복근을 수축시켜 균형을 유지하고 오른발로 왼쪽 하지를 계속 꽉 누르도록 하라. 오른쪽 둔근이 아래로 떨어지는 것을 알게 되면, 왼쪽 중둔근과 소둔근을 수축시켜 둔근을 전두평면에서 공평하게 배치시켜라.
- 양쪽 발목에서 발등 굽이는 앞정강근(전경골근), 긴발가락폄근(장지신근), 긴엄지폄근(장무지신근)을 포함한 발의 전방근육에 의해서 실행된다는 것을 기억하라.
- 눈을 감고 관절의 고유수용에 의존하여 균형을 잡도록 도전하라.
- 흉골 쪽으로 천천히 양손을 내리면서 오른발을 매트 쪽으로 가져가라. 이 자세를 발을 바꿔서 반복 실습하라.

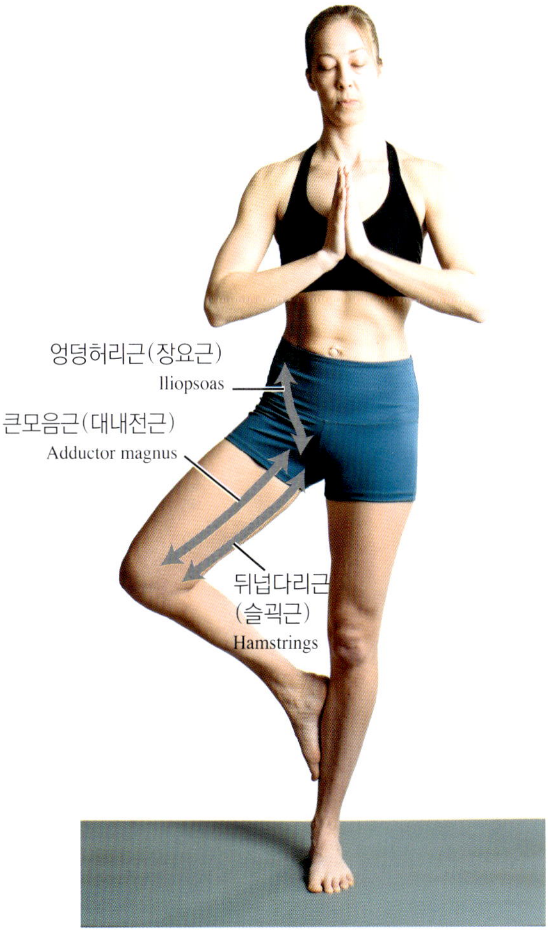

전환 3: 나무 준비 자세 II (Tree Prep II)

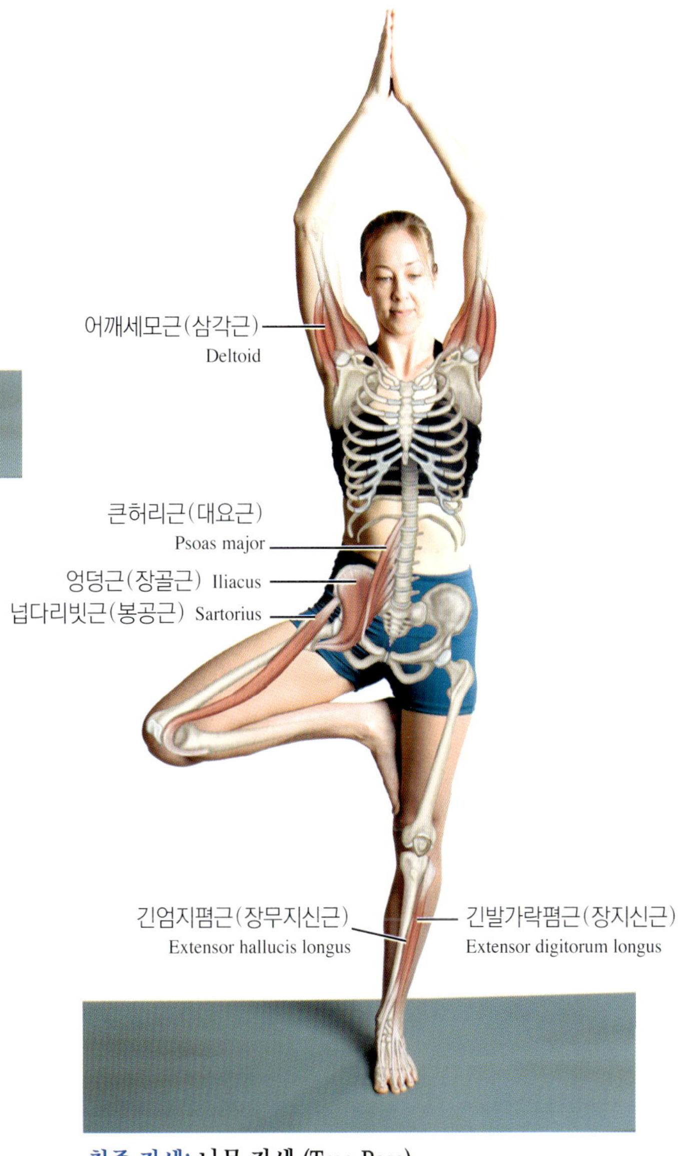

최종 자세: 나무 자세 (Tree Pose)

전사 자세 III (Warrior Pose III)

(비라바드라사나 Ⅲ: Virabhadrasana Ⅲ)

자세 설명

이 자세는 균형을 유지하기 위해 초점과 집중을 요구한다. 이것은 다리, 넓적다리, 등, 그리고 몸통 근육의 강화에 도움이 된다.

변형 동작: 양손을 받침대 블록 또는 벽면에 가져가서 지지된 변형 자세를 취하든지 또는 발을 들어서 뒤에 있는 의자에 두어 균형을 유지하라.

동작 지도 설명

전환 1: 낮은 런지(Low Lunge)

- 오른발을 앞으로 하는 낮은 런지로부터 시작하라. 슬괵근과 큰볼기근(대둔근)(**그림 11.4**)의 동작에서 왼쪽 넓적다리의 신전을 느껴라.
- 오른쪽 슬개골이 발목 위에 오도록 정렬하라.
- 복근을 수축하여 척주를 굽히고 배꼽을 당겨서 오른쪽 넓적다리로부터 멀어지게 하라.
- 척주부신경(제11뇌신경), 머리널판근(두판상근), 머리가장긴근(두최장근)(**그림 8.2**)을 이용하여 등세모근(승모근)을 양측방에서 수축하여 머리를 목에서 신전하고 매트의 앞 3~4인치를 응시하라.
- 바닥을 밀면서 앞톱니근(전거근)(**그림 10.6**)이 견갑근을 내밀고 삼각근과 회전건판(**그림 10.4**)의 근육을 이용하여 어깨 관절을 고정시키는 것을 감지하라.

전환 2: 높은 런지(High Lunge)

- 숨을 들이쉴 때 척추세움근(척추기립근)(**그림 8.3**)이 척주를 신전하는 것을 느끼도록 상체를 수직으로 들어 올려라.
- 가시위근(극강근)과 어깨세모근(삼각근)(**그림 10.2**)을 사용하여 양팔을 외전하여, 양손을 머리 위로 올려라. 위팔세갈래근(상완삼두근)과 팔꿈치근(주근)(**그림 10.11**)을 사용하여 양팔을 서로 평행하게 하여 뻗어라.
- 등세모근(승모근)(**그림 10.7**) 섬유가 견갑근을 하강하는 것을 주의하라.
- 숨을 내쉴 때 오른쪽 슬괵근을 작동하여 오른쪽 다리를 굽혀서 런지 자세를 깊게 하고 왼쪽 대퇴사두근이 뒷다리를 펴는 것을 감지하라.
- 오른쪽 둔부근을 뒤로 왼쪽 둔부근은 앞으로 당겨서 장골근이 앞 공간과 직각이 되게 하라.

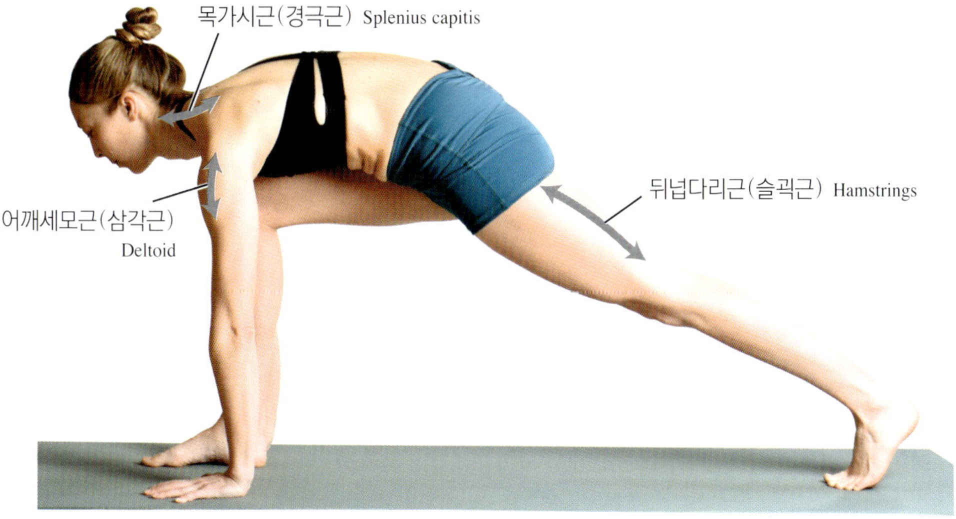

전환 1: **낮은 런지 (Low Lunge)**

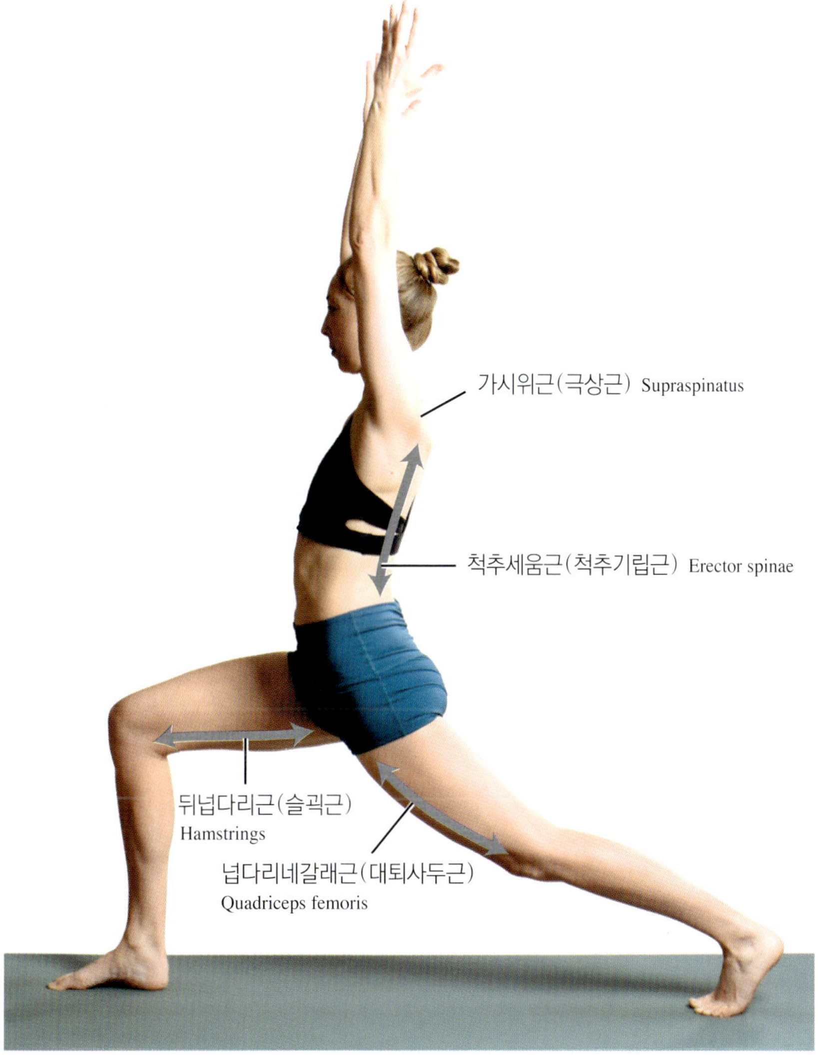

전환 2: **높은 런지 (High Lunge)**

최종 자세: 전사 자세 Ⅲ(Warrior Pose Ⅲ)

- 앞으로 자세를 바꾸고 발 속에 있는 고유근을 동작시킴으로써 체중을 오른발로 균등하게 분배하라.(**그림 11.24**)
- 오른쪽 대퇴사두근이 앞무릎을 굽히게 하고 왼쪽 슬괵근과 왼쪽 대둔근(**그림 11.4**)이 왼쪽 넓적다리를 펴게 하도록 동시에 수축시킴으로써 오른쪽 다리에 균형을 두라.
- 발의 앞부분(**그림 11.14**) 근육을 사용하여 왼쪽 발목을 굴곡이 되도록 하라. 왼쪽 발가락이 아래를 가리키도록 하여 좌우 둔부가 자세를 취하는 데 도움을 주어라. 이때, 중간볼기근(중둔근), 작은볼기근(소둔근), 넙다리근막긴장근(대퇴근막장근), 큰모음근(대내전근)(**그림 11.11**)을 사용하여 왼쪽 넓적다리의 내전을 증진시킨다.
- 양팔을 뻗고 양손을 앞 방향으로 향하게 하던지 또는 흉골 앞에서 양손을 함께 모아서 압박하도록 하기 위해 넓은등근(광배근)과 양팔을 뻗는다.
- 척추를 뻗기 위해 척추세움근(척추기립근)과 등배 고유 근육을 사용하라. 이때 양팔을 앞으로 뻗는다면, 왼쪽 종골에서 양손의 지골까지 일직선을 이룬다.
- 몸통 근육을 고정시키기 위해 복근을 수축하고 골반골을 수평이 되게 하라.
- 숨을 내쉴 때, 매트 위에서 오른쪽 발에 맞추기 위해 왼쪽 발을 내림으로써 앞으로 굴절하는 자세(제3부에서 앞으로 굽히기 참조)를 풀어라.

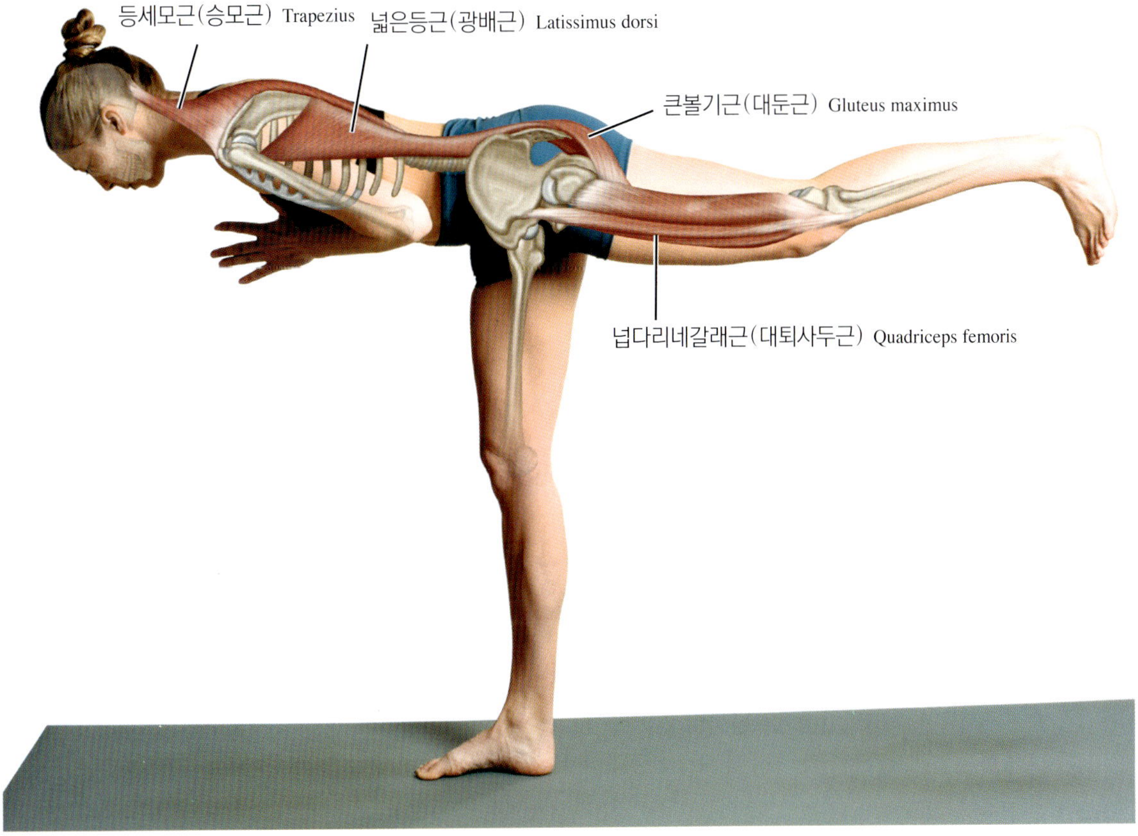

최종 자세: 전사 자세 Ⅲ (Warrior Pose Ⅲ)

독수리 자세(Eagle Pose)

(가루다사나: Garudasana)

자세 설명

이 자세는 새의 제왕인 독수리를 본떠서 이름 지은 것이다. 이 자세는 다리, 둔근, 그리고 몸통 근육을 강화하는 한편, 신체의 모든 주요 관절을 강화한다.

변형 동작: 어깨의 통증을 겪고 있다면, 완전한 독수리 휘감기 자세보다 곰 껴안기 자세를 택하라. (양손 바닥으로 반대 어깨를 껴안는다.)

동작 지도 설명

전환 1: 한 다리 들고 산 자세(One-Legged Mountain)

- 해부학적 자세에서 양손 바닥을 흉골 앞으로 하여 함께 모아서 승모근이(**그림 10.7**) 풀어지고 견갑근이 원상복귀 하는 것을 느껴라.
- 왼쪽 다리로 체중이 이동하도록 하고, 오른쪽 둔근이 신전하여 오른쪽 다리를 바닥에서 떼도록 하라.
- 엉덩근(장골근)과 큰허리근(대요근)(**그림 11.1**)을 포함한 둔부 굴근 작동을 계속하여 오른쪽 둔부 높이와 같은 높이로 오른쪽 무릎을 올려라. 왼쪽 둔부는 중립을 유지하도록 한다.
- 앞다리(**그림 11.14**)근육을 대상으로 깊은 비골신경의 신경조직을 통하여 오른쪽 발을 배측굴곡을 하라.
- 숨을 들이쉴 때 척주를 통하여 길게 하고, 내쉴 때, 균형을 유지하는 데 도움이 되도록 복근(**그림 9.5**)을 작동하라.

전환 2: 독수리 준비 자세 I(Eagle Prep I)

- 왼쪽 발을 고정시켜 세우고 슬괵근(**그림 11.4**)을 수축시켜 왼쪽 무릎을 굽히고 미골(꼬리뼈)을 매트 쪽으로 내리기 위해 넓적다리와 대퇴직근을 사용하여 양쪽 둔부를 굽혀라.
- 오른쪽 넓적다리를 들어서 왼쪽 넓적다리 위에 걸쳐라. 오른쪽 발가락을 바닥, 벽돌을 차듯이 세우든지 또는 오른쪽 발가락으로 왼쪽 종아리를 감싸도록 하라.
- 내전근(**그림 11.5**)들이 넓적다리를 조이기 위해 양측에서 작동한다.
- 양쪽 무릎을 중간선으로 가져갈 때, 정강이뼈를 내전시키기 위해 대퇴박근이 수축하고 있음을 유의하라.

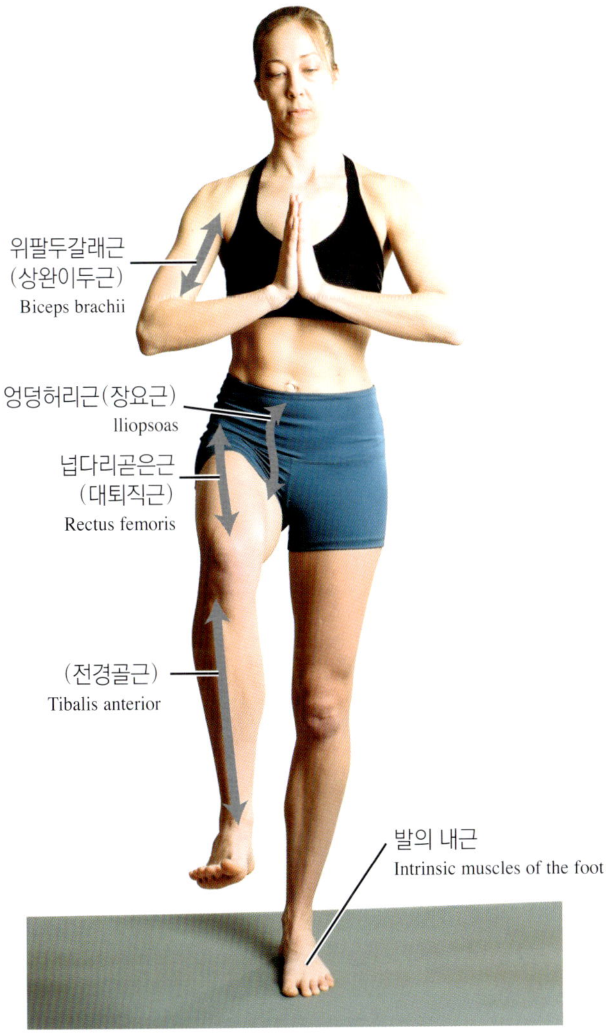

전환 1: **한 다리 들고 산 자세 (One-Legged Mountain)**

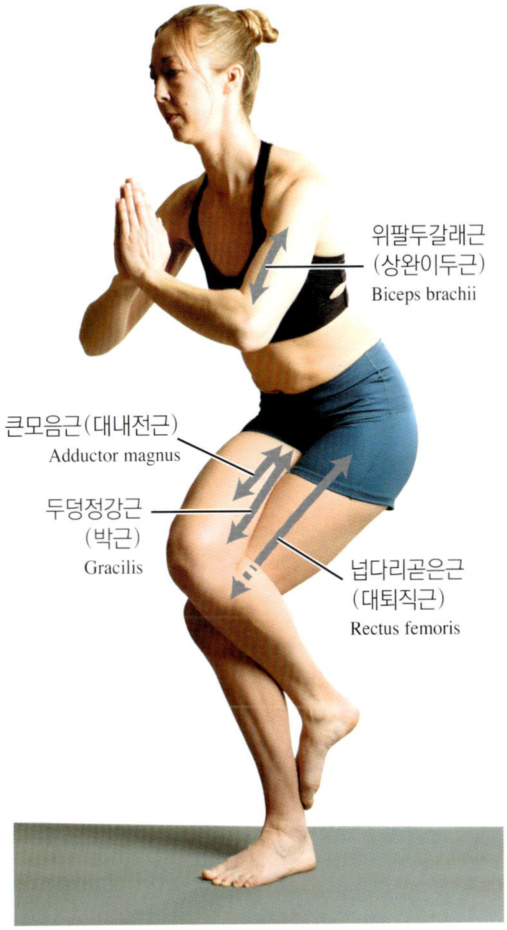

전환 2: **독수리 준비 자세 I (Eagle Prep I)**

전환 3: 독수리 준비 자세 II (Eagle Prep II)

- 일단 독수리 자세에서 안정을 느끼면, 삼각근의 견봉 끝부분과 상척추(**그림 10.2**)를 사용하여 양팔을 외전하고, 광배근을 사용하여 양팔을 알파벳 T자 모양을 이루도록 펴라.
- 삼각근(**그림 10.3**)의 후방섬유들은 또한 이 어깨의 외전에 도움이 된다.
- 좌우 삼두박근과 팔꿈치근(**그림 10.11**)이 양쪽 팔꿈치를 굽히는 것을 인식하라.
- 중앙구획에 있는 내전근을 사용하여 양쪽 넓적다리 내부를 함께 근접시키는 내전을 계속하라.
- 숨을 들이쉴 때, 천골(엉치뼈)에서 두개관(머리덮개뼈)까지 이르는 척주를 쭉 펴고, 숨을 내쉴 때 둔근을 굽혀 더 깊이 가라앉히는 자세를 취하라.

최종 자세: 독수리 자세(Eagle Pose)

- 독수리 준비2 자세에서 양팔을 내전하고 이두박근과 상완신근(**그림 10.10**)을 수축하여 오른쪽 팔꿈치를 굽혀라. 이때, 왼팔꿈치 아래에 오른쪽 팔꿈치를 휘두른다. 손등 표면을 계속 잡고 있던지, 또는 손목을 감고 양손바닥을 함께 두 번 접촉하게 한다.
- 묶음 속에서, 정중신경에 의해 지지되는 원형회내근과 방형내전근(**그림 11.4**)에 의해 지지되는 양팔이 내전한다는 것에 유의하라.
- 팔꿈치를 어깨 높이로 들어 올리고, 척주를 어깨가 둔부 위에 오도록 하라.
- 내전을 계속하고 넓적다리를 안쪽으로 회전시켜라. 이 자세에서 둔근의 굽힘을 유지하기 위해 중둔근과 소둔근(**그림 11.4**)이 작동하고 있음을 유의하라.
- 내쉴 때, 팔과 다리를 풀어서, 관절 주변의 근육에 혈액이 흐를 수 있게 하라. 왼쪽 다리가 오른쪽 다리의 꼭대기를 감고, 왼쪽 팔꿈치가 오른쪽 팔꿈치 아래를 감싸도록 반대로 하여 되풀이하라.

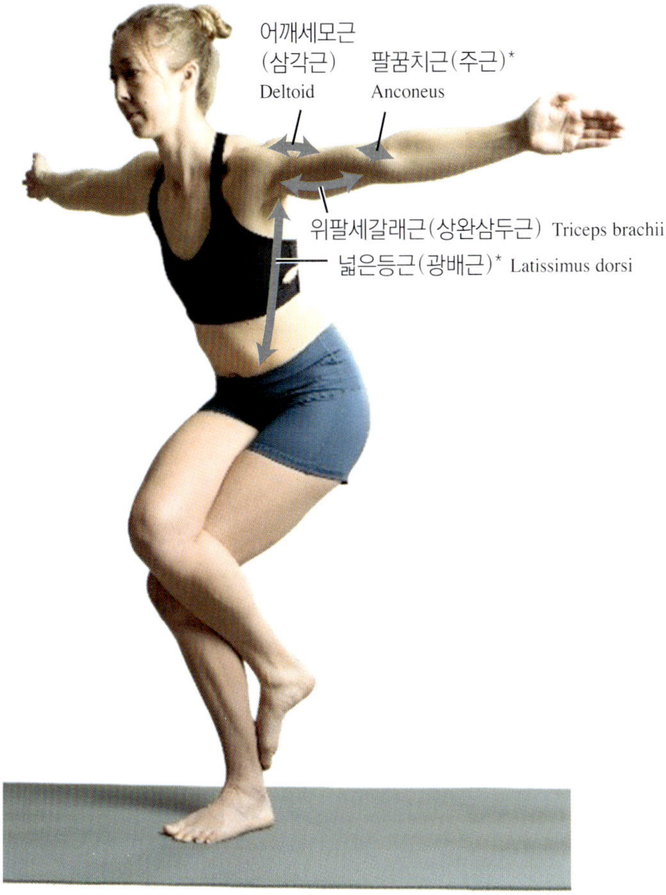

전환 3: 독수리 준비 자세 II (Eagle Prep II)

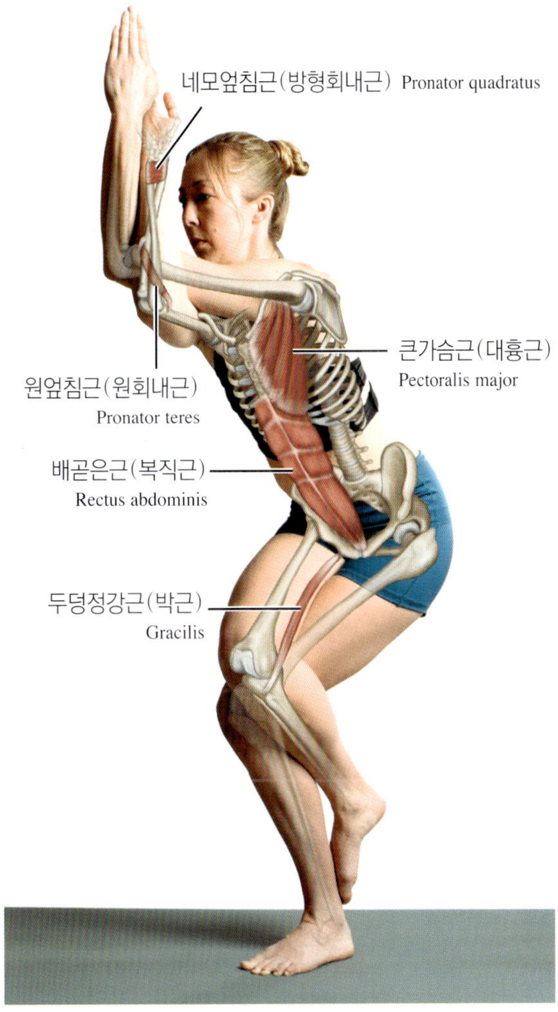

최종 자세: 독수리 자세 (Eagle Pose)

반달 자세 II(Half Moon II)

(아르다 찬드라사나 II: Ardha Chandrasana II)

자세 설명

해와 달의 균형 잡힌 에너지를 본떠서 이름을 지은 것이다. 이 자세는 사타구니(서혜부), 슬괵근, 그리고 가슴을 스트레칭할 때, 복부, 넓적다리, 척주를 강화한다. 이것은 기초체력 향상과 감각을 깨우는 두 가지 모두를 증진한다.

변형 동작: 몸통 양 옆구리를 공평하게 강화하기 위해 보조 기구로서 손바닥 아래에 벽돌 한 개를 두어 사용하라.

동작 지도 설명

전환 1: **전사 자세 II**(Warrior II)

- 해부학적인 자세를 시작하라. 중둔근과 대둔근(**그림 11.4**)을 사용하여 왼쪽 둔부를 외전시키고 발을 넓게 벌려서 전사 자세 II(제1부 서서하는 자세를 참조하라)를 취하라. 오른발의 종골을 왼발의 아치 중앙에 정렬하라.
- 오른쪽 슬괵근(**그림 11.4**)들이 오른쪽 무릎을 굽히고, 왼쪽 대퇴사두근이 무릎 뒤를 신전하는 것을 유의하라.
- 가시위근(극상근)과 삼각근(**그림 10.2**)이 양팔을 옆으로 외전시키는 것을 감지하라.
- 양팔과 손목과 손가락들을 펴서 바닥과 평행되게 하라. 이때 손바닥을 아래로 하고 어깨 관절 둔부관절 위에 정렬하라.
- 왼쪽 흉쇄유돌근과 오른쪽 두판상근을 수축함으로써 시선이 오른쪽 세 번째 손가락을 지나감을 감지하라.

전환 2: **횡각으로 늘린 자세**(Extended Side Angle)

- 오른쪽 내부 및 외부 사선근, 척추기립근, 그리고 허리네모근(**그림 9.6**)을 등척성으로 수축시켜 몸통을 오른쪽으로 굽혀라.
- 오른쪽 손바닥을 지면 또는 벽돌에 위치시키던지, 아니면 오른쪽 발에 두라. 대신에 오른쪽 팔을 넓적다리에 두라.
- 삼각근(**그림 10.3**)이 왼쪽 팔을 어깨에서 외전하는 것을 느끼고, 들이쉴 때 손을 천장으로 향하도록 하며, 손가락을 지절간관절에서 펴라.
- 시선을 왼손 방향으로 전환하라. 이때 오른쪽 지절간관절과 왼쪽 두판상근을 사용하라.
- 들이쉬는 동안, 머리의 정수리를 방의 앞면 방향으로 뻗고, 내쉬는 동안 몸통을 천장으로 비틀며, 왼쪽 어깨를 오른쪽 어깨 위에 두어라.

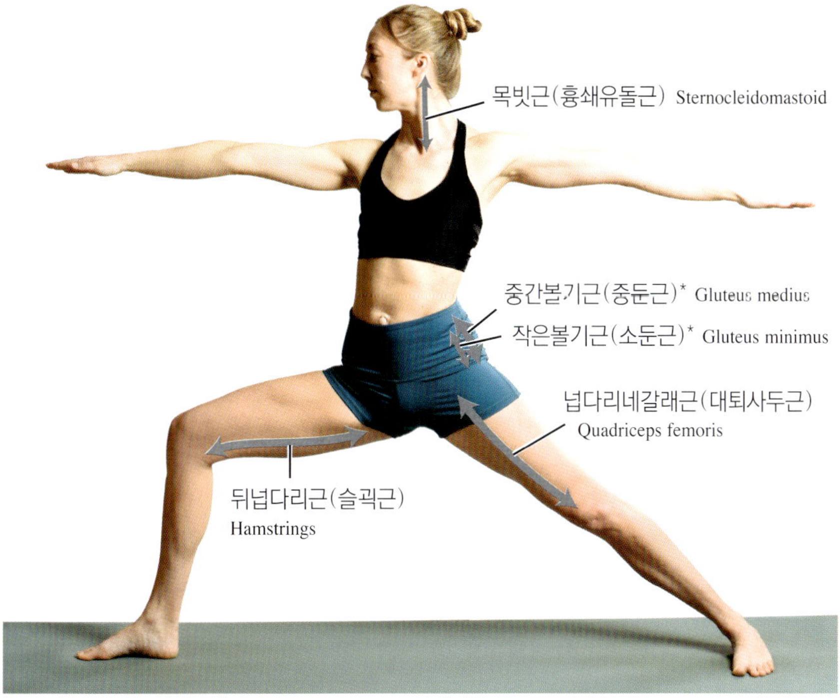

전환 1 : **전사 자세 II (Warrior II)**

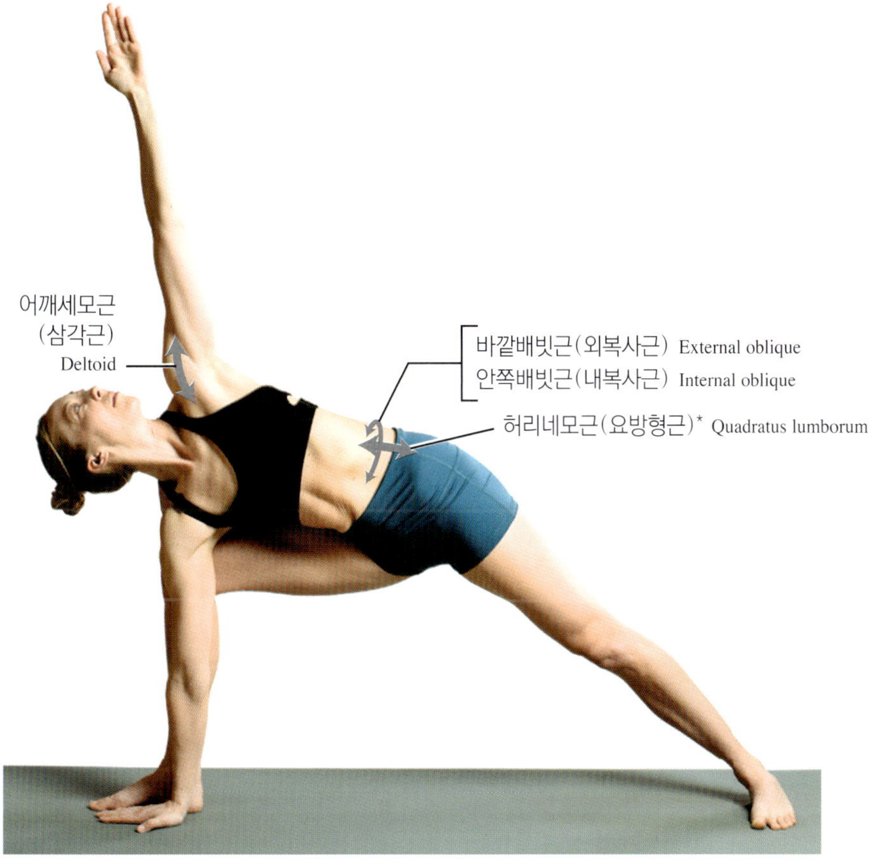

전환 2 : **황각으로 늘린 자세 (Extended Side Angle)**

최종 자세: 반달 자세(Half Moon)

- 오른쪽 손가락 끝을 매트 또는 오른쪽 발 약 6인치 앞에 준비한 받침 블록을 이용한다. 왼쪽 발을 외전하여 들어 올려 매트에서 떨어지게 한다. 이때 대퇴근막장근을 수축시키고 왼쪽 발의 배측굴곡을 유지한다. 왼쪽 경골을 왼쪽 배측굴곡(**그림 11.14**)과 함께 왼쪽 전경골을 사용하여 뒤의 벽을 차고 있음을 상상하라.
- 서서 왼쪽 다리를 들어 올린 상태에서 대퇴 사두근이 무릎을 확장하는 것을 관찰하라.
- 매트 또는 받침 블록을 지지하고 뻗는 동안 L1-L3 척추신경과 엉덩근, 대퇴신경(L2-L4)에 의해 지원 받은 오른쪽 대요근(**그림 11.1**)이 작동하여 둔근에서 굽혀진다.
- 만약 편하다면 시선을 아래로 매트 쪽으로 하거나, 또는 왼쪽 손가락 끝을 올려 보아 균형을 잡아라.
- 숨을 내쉴 때 천천히 걸어서 왼쪽 발을 매트 뒤로 하고 몸통을 세워서 전사 자세 II 로 돌아가라. 매트 위에서 양발로 함께 스텝을 밟아서 다른 쪽으로 이 동작을 반복하라.

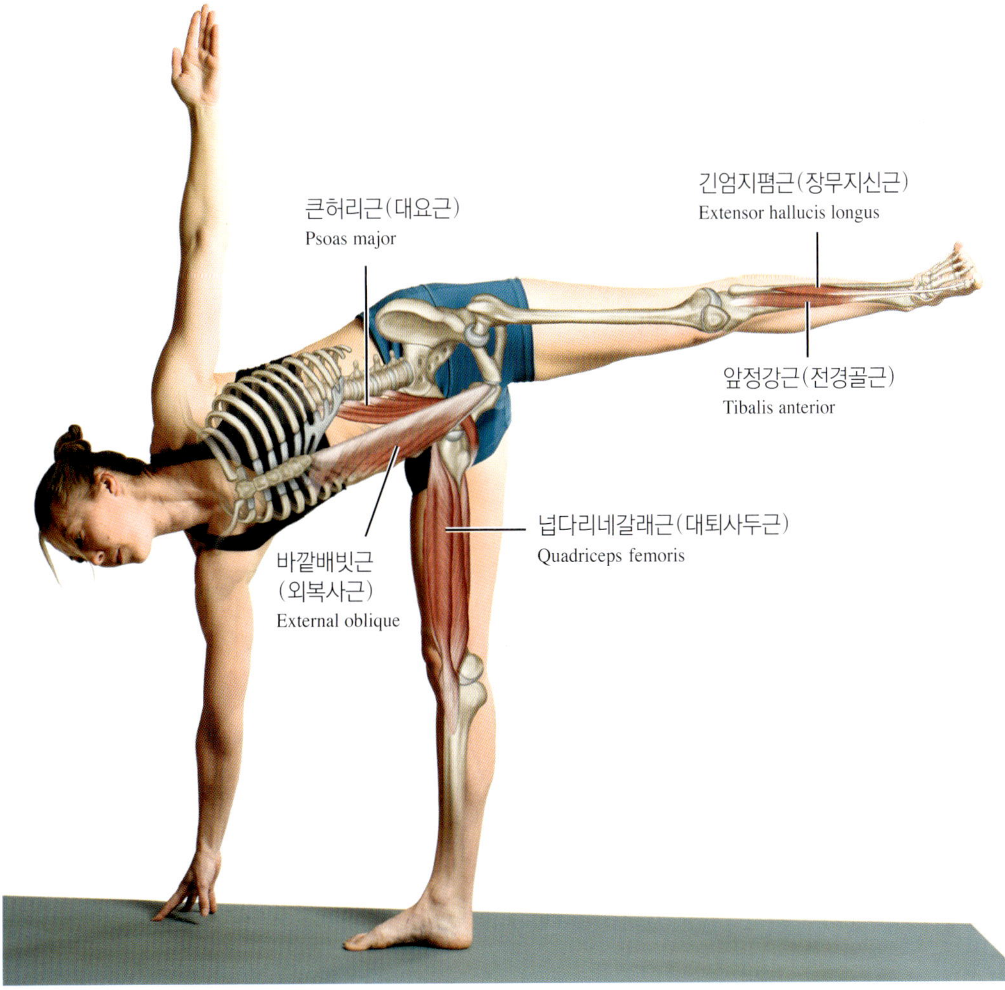

최종 자세: **반달 자세 (Half Moon)**

춤추는 쉬바 신 자세/킹 댄스(King Dancer)

(나타라자사나:Natarajasana)

자세 설명

이 자세 절차는 깊은 뒤굽이를 동작하는 것으로서, 척주의 긴장근을 강화하며, 흉곽과 어깨의 근육을 강화한다. 기립한 다리의 확장근과 발의 고유근이 강력하게 수축하여 균형을 유지하고 자기수용감각을 증진시킨다.

변형 동작: 자유로운 손의 손바닥을 벽 쪽으로 또는 안전한 의자를 이용해서 할 수 있다.

동작 지도 설명

전환 1: **댄스 준비 자세 I (Dancer Prep 1)**

- 해부학적인 자세를 시작한다. 왼쪽 슬괵근을 수축하여 왼쪽 다리를 굽히고, 왼쪽 발측면 중간에 왼손을 갖다 댄다. 이때, 소원근과 극하근(**그림 10.2**)을 사용하여 왼쪽 어깨를 외전한다.
- 대내전근(**그림 11.1**)을 수축시켜 넓적다리와 무릎을 함께 하도록 하라.
- 왼쪽다리 뒷부분(**그림 11.16**)을 수축시킴으로써 경골신경(정강신경)이 왼쪽 발이 발바닥굽이를 하도록 하는 것에 유의하라.
- 삼각근의 쇄골부분과 부리위팔근(**그림 10.5**)을 사용하여, 오른쪽 어깨를 굽힘으로써, 오른쪽 손이 천장을 향하게 하여 들이쉬어라.

전환 2: **댄스 자세(Dancer)**

- 앞 방향으로 향하여 시작하라. 이때, 왼쪽 발을 왼손으로 잡고, 오른쪽 손가락 끝을 앞 방향으로 향하게 하여 뻗어라.
- 왼쪽 무릎이 옆으로 뜨지 않게 하기 위해서 중둔근과 소둔근, 그리고 대퇴근막장근(**그림 11.1**)을 사용하여 둔부에서 왼쪽 넓적다리를 내전시켜라.
- 비장근과 비복근(종아리)의 동작을 가시화하여 왼쪽발의 등굽이를 계속하라.
- 오른발의 고유근을 작동시켜 발의 네 모퉁이로 매트를 꽉 잡음으로써 균형을 잡음을 인식하라.
- 왼쪽다리를 뒤로 잡을 때, 대둔근, 대요근, 그리고 대퇴직근(**그림 11.1**)이 길어진다는 것을 관찰하라.
- 왼쪽 대흉근과 왼쪽 삼각근의 쇄골부분에서 스트레칭을 감지하라.
- 왼쪽 견갑근을 측방과 전방으로 움직여서 흉부를 매트와 사각형을 이루도록 하라. 앞톱니근(**그림 10.6**)의 세 부분이 모두 이 동작을 지원한다.

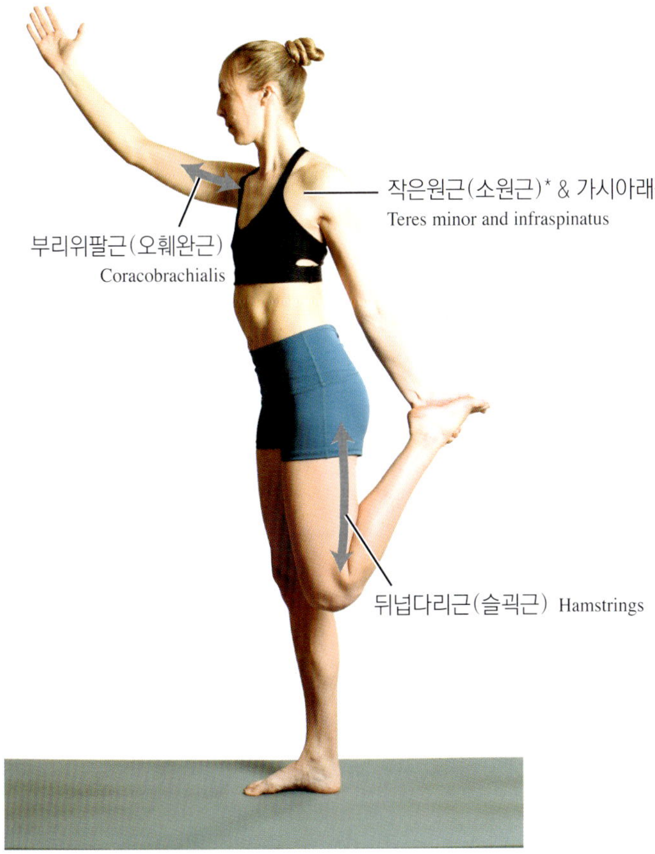

전환 1: **댄스 준비 자세 I (Dancer Prep I)**

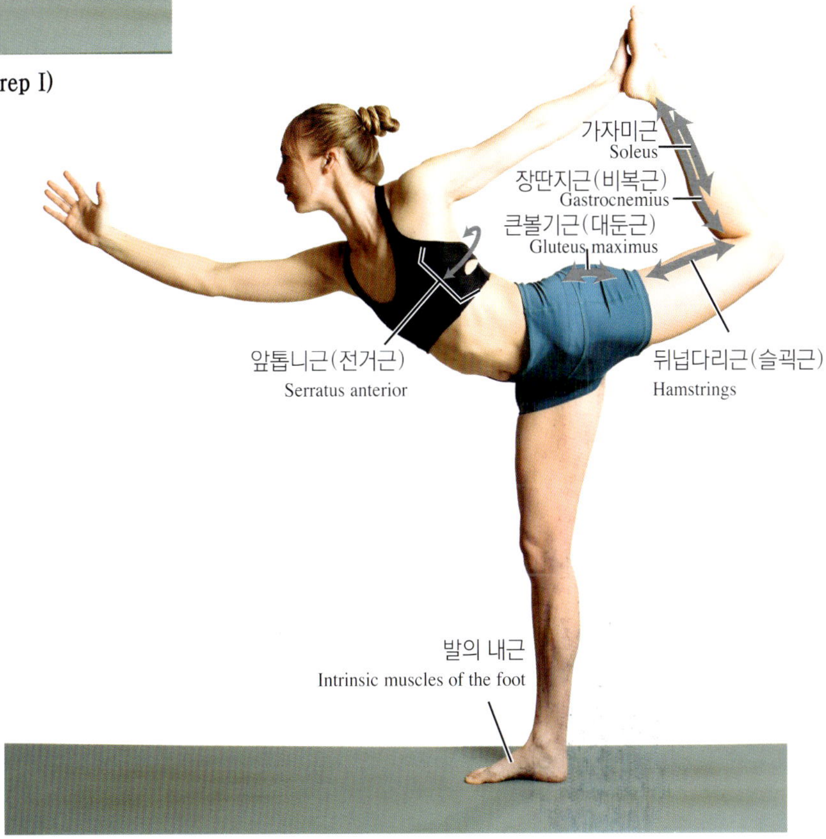

전환 2: **댄스 자세 (Dancer)**

최종 자세: 킹 댄스 (King Dancer)(끈 이용)

- 이 자세의 설명을 더 깊이 하기 위해 왼쪽 발의 발등 주위를 끈으로 묶어라.
- 한 쪽 손으로 끈을 잡고, 삼각근을 사용하여 어깨를 외전하고, 양팔을 머리위로 뻗어라.
- 양손으로 끈을 잡고 머리 위와 뒤로 양팔의 팔굽을 굽혀서 상완근(**그림 10.10**)을 사용하도록 하라.
- 왼쪽 발을 끈에서 차는 동작으로 시작하며, 이때 몸통을 앞 방향으로 지렛대 역할을 하도록 하라.
- 숨을 들이 쉴 때, 등근육이 척주를 확장하며 비장근과 비복근을 사용하여 왼발을 강력하게 등굽이 시키는 것을 감지하라.
- 숨을 내쉴 때 몸통을 뒤로 들어 올려라. 이때, 왼발을 끈에서 멀어져서 매트로 되돌아오게 하라. 이 절차를 다른 쪽에도 반복하라.

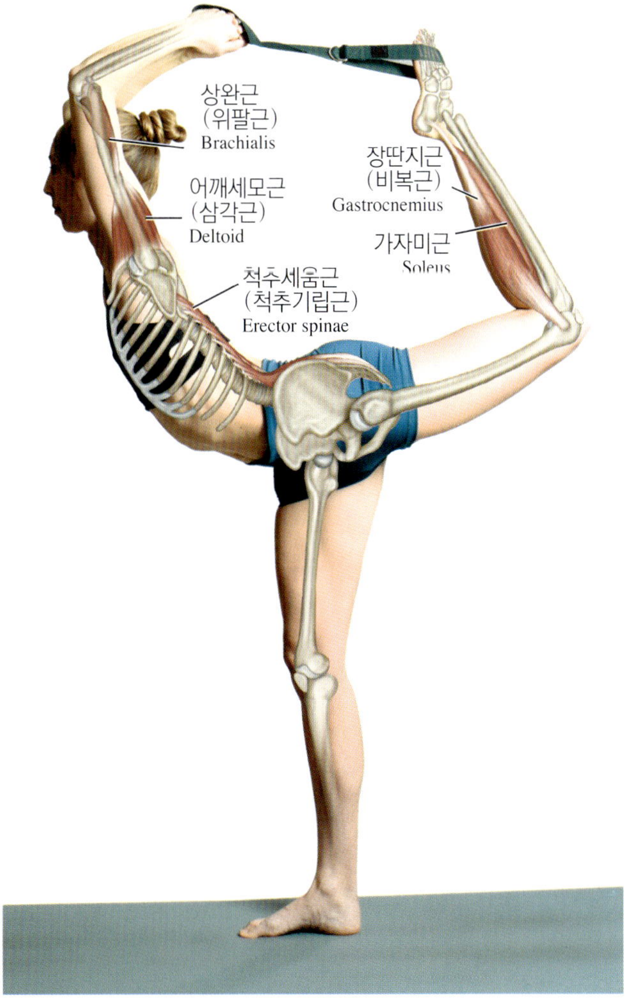

최종 자세: 킹 댄스 (King Dancer)

3 앞으로 굽히기(Forward Folds)

앞으로 굽히기 및 고릴라 자세(Forward Fold and Gorilla)

(웃타나사나 및 파다하스타사나:Uttanasana and Padahastasana)

자세 설명

앞으로 굽히기는 장딴지, 슬괵근, 등배, 그리고 목을 스트레칭하며, 마음을 진정시키는데 도움이 된다.

변형 동작: 슬괵근이 긴장되어 있다면, 무릎을 앞으로 부드럽게 굽혀라. 또는 손바닥 아래에 받침 블록을 이용하는 방법을 선택할 수도 있다.

동작 지도 설명

전환 1: 앞으로 굽히기(Forward Folds)

- 해부학적 자세에서 척주를 굽히고 앞으로 구부리기 위해 복근을 수축시켜라. 이때, 가슴을 넓적다리 가까이로 가져가라. 엄지발가락의 접촉을 지속하던지 또는 양발을 엉덩이 넓이만큼 떨어지게 하던지 선택하라.
- 머리와 목을 느슨하게 하고 머리를 넓적다리에 가까이 당겨라. 이때, 양 다리 사이를 응시하라. 단지 편한 만큼 깊게 구부려라.
- 대퇴사두근(**그림 11.1**)을 수축시킴으로써 슬개골을 중앙 가까이로 들어 올려서 슬괵근에서의 깊은 스트레칭을 감지하라.
- 이 굽힘에서 척주가 가볍게 굴신하고 척추신근(**그림 8.2**)이 신장된다.
- 매트 위로 또는 벽돌 위로 양손을 둘 때, 삼두박근(**그림 10.11**)이 작동하여 팔굽관절을 신장시키는 것을 유의하라.

전환 2: 상체 반 들어 올리기(Halfway Lift)

- 앞굽이로부터 들이쉬고 척추기립근이 척주를 절반 정도 들어 올려 확장하는 것을 느껴라. 손가락 끝으로 매트를 누르던지, 또는 손바닥을 정강이(경골)쪽으로 가져가라.
- 대퇴사두근들을 활성화하여 슬개골을 중앙가까이로 들어 올려라.
- 이 자세에서 상전신경 감응을 통하여, 중둔근 및 소둔근 그리고 대퇴근막장근(**표 11.4**)을 사용하여 양쪽 넓적다리를 내전시킨다.
- 미골에서부터 둔부와 어깨 관절을 거쳐 머리의 정수리에 이르기까지 하나의 선을 만들어라. 승모근(**그림 8.1**)이 양쪽 슬개골을 등 중간에서 아래로 당기는 데에 도움을 주는 것을 유의하라.
- 두판상근을 사용하여 목을 신전하고, 시선을 앞 몇 인치 위치에 두라.
- 숨을 내쉴 때 들어 올림을 풀고 등을 앞으로 굽히기 위해 복근을 사용하라.

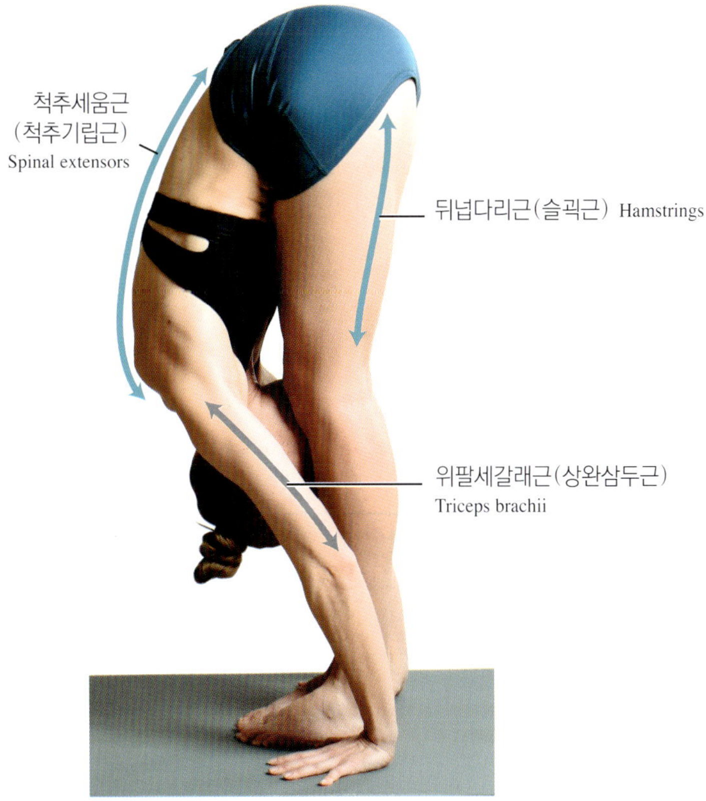

전환 1: 앞으로 굽히기 (Forward Folds)

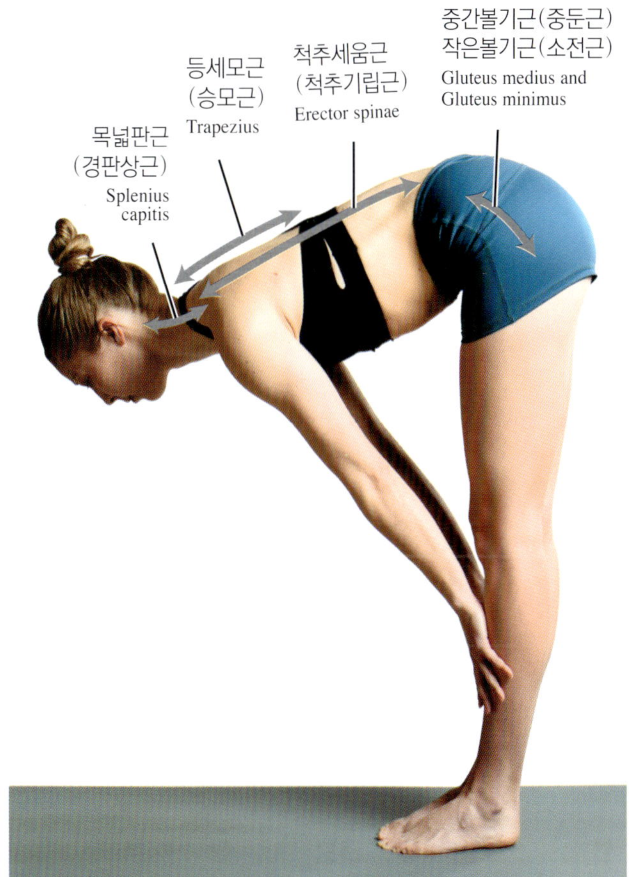

전환 2: 상체 반 들어 올리기 (Halfway Lift)

최종 자세: 고릴라 자세(Gorilla)

- 양손을 양발 앞에 두고 밟아서 양 손등을 매트에 부착하고 손가락을 발끝으로 향하게 하여 눌러라. 무릎을 굽힌 상태에서 시작하여 천천히 편할 때까지 펴라.
- 양손을 발바닥 아래로 발끝이 굴근지대(굽힘근지지띠)에 닿을 때까지 끼워 넣어라.
- 이두박근, 상완근, 상완신근, 그리고 상완요근(**그림 10.12**)을 사용하여, 양팔을 굽혀라. 이때 팔굽을 옆으로 가리키도록 하여 가슴이 넓적다리 쪽으로 더 가까워지도록 끌어 당긴다.
- 숨을 내쉬고, 양발의 중족골두로 체중을 더욱 가져가라.
- 손목터널과 팔 앞부분의 굽힘힘줄(굴곡건)을 마사지하기 위해 발끝으로 손목을 눌러라.
- 해부학적 자세로 환원하기 위해 척주를 통해 양손을 풀고 천천히 일어나라.

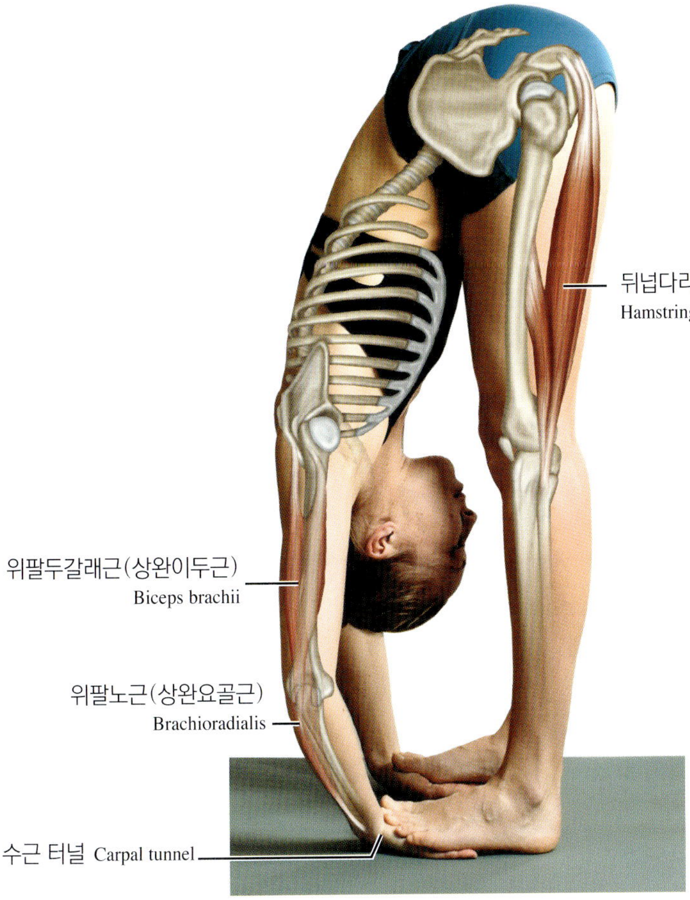

최종 자세: **고릴라 자세 (Gorilla Pose)**

측면 늘리는 자세(Pyramid Pose)

(파르스봇타나사나:Parsvottanasana)

자세 설명

이 자세는 등배, 어깨, 그리고 슬괵근을 스트레칭하며, 이때 갑상선을 자극한다.

변형 동작: 앞 방향으로 굽히기 전에 양손바닥 아래에 받침 블럭을 준비한다. 등배 또는 슬괵근에 통증이 있다면, 무릎 관절을 구부려 주도록 한다.

동작 지도 설명

전환 1: **낮은 런지 자세(Low Lunge)**

- 해부학적 자세에서 매트 뒤로 왼쪽 발을 옮겨라. 오른쪽 슬괵근을 사용하여 무릎을 굽히고, 이것이 바로 오른쪽 슬괵근 바로 위를 추적하도록 하라.
- 양손바닥을 오른발 양측면에 두고, 삼각근의 쇄골부분(**그림 10.1**)이 어깨의 굽힘을 돕는 것에 유의하라.
- 척주를 굽히기 위해 복근(**그림 9.5**)을 위로 당겨 넣어서 배꼽으로부터 멀어지도록 하라.
- 머리를 목에서 약간 내밀어서 매트 몇 인치 앞을 응시하기 위해 두판상근과 두최장근(**그림 8.3**)을 양옆에서 수축시켜라. 이 깊은 등배 근육들이 등배 가지에 의해서 신경감응이 되었음을 상기하라.
- 지면을 밀 때, 앞톱니근(**그림 10.6**)이 견갑근을 밀어내며 슬괵근, 대둔근(**그림 11.4**)이 왼쪽 넓적다리를 신전한다.

전환 2: **피라미드 준비 자세(Pyramid Prep)**

- 왼쪽 발을 매트 끝 가까이로 몇 발 디뎌서 자세를 짧게 하고, 이때 뒷발은 45° 각도를 이룬다. 앞,뒤 발꿈치뼈(종골)를 정렬하라.
- 대퇴신경의 지원을 받는 대퇴삼두근을 사용하여 양쪽 무릎을 신전하라.
- 양발뒤꿈치를 바닥으로 내려서 비복근과 비장근(**그림 11.16**)을 포함한 다리 뒷부분의 스트레칭을 감지하라.
- 삼두박근(**그림 10.11**)을 사용하여 양팔굽을 신전시키고, 손가락 끝 올리면서 들이쉬어라. 이때 머리 정수리를 방의 앞 방향으로 뻗어라. 만약 매트에 닿을 수 없다면, 각 팔 아래에 벽돌을 준비하라.
- 승모근 섬유를 내려서 견갑근의 압력을 풀고, 어깨를 양쪽 귀로부터 멀어지게 하라.
- 등배를 펴고 두 번 호흡을 하는 동안 이 자세를 유지하라.

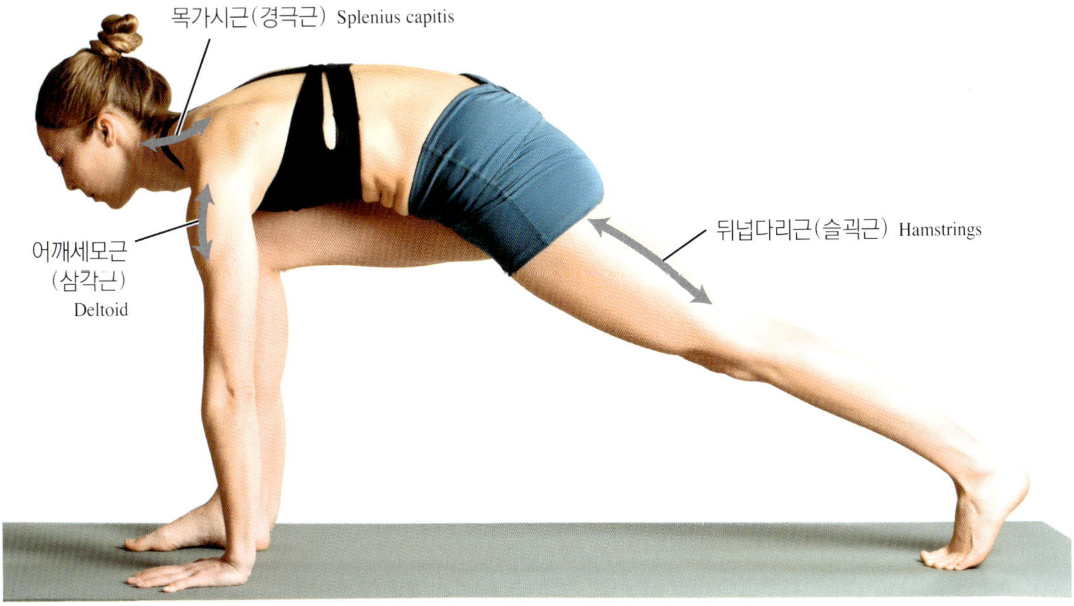

전환 1: **낮은 런지 자세 (Low Lunge)**

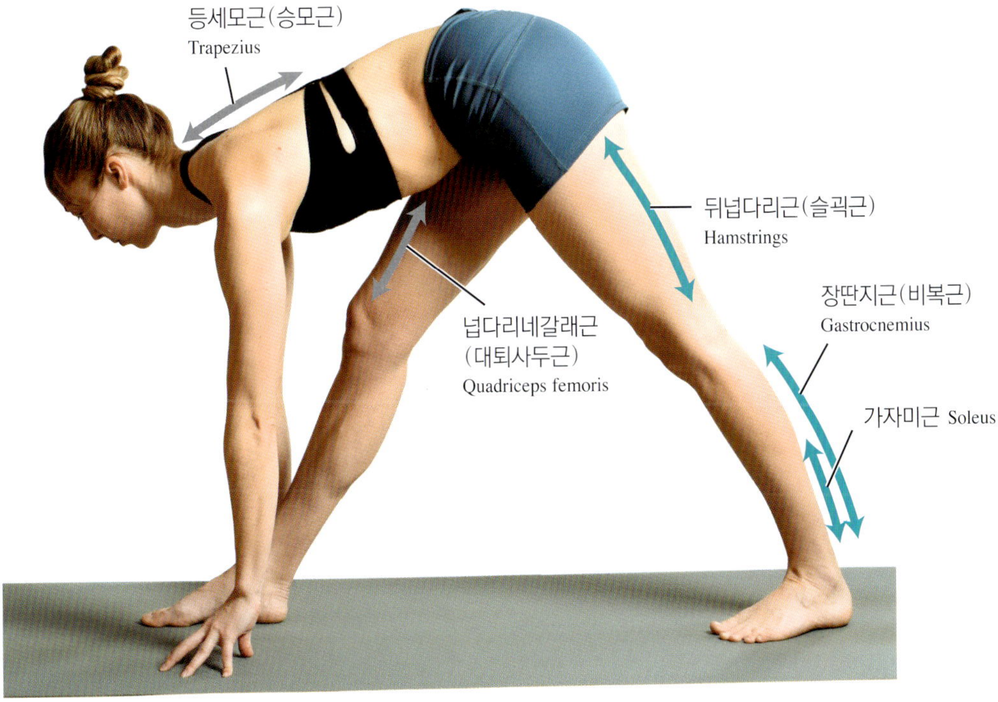

전환 2: **피라미드 준비 자세 (Pyramid Prep)**

최종 자세: 피라미드 자세(Pyramid Pose)

- 숨을 내쉴 때, 오른쪽 다리 위에서 몸통을 활처럼 굽히기 위해서 둔근을 굽히고 복직근을 수축시키기 시작하라. 편안한 대로 머리를 무릎 위에 두거나 또는 하악골(아래턱뼈)을 정강이뼈 쪽으로 당겨라.
- 양쪽 무릎관절 사이에서 신전을 유지하고, 양쪽 슬괵근에서 스트레칭을 감지하라.
- 팔근육과 전완요골(**그림 10.12**)을 수축하여 팔굽을 굽혀라. 이때 가슴을 오른쪽 넓적다리로 가져가는 것을 돕도록 한다.
- 중둔근과 소둔근이 양쪽 둔부의 굽힘과 내전을 돕는 것을 유의하라.
- 자세를 풀기 위해서, 앞굽이 자세에서 왼발을 옮겨서 오른발에 가져가라. 내쉬고 오른 발을 뒤로 옮겨 낮은 런지 자세로 하고, 이 동작을 다른 쪽에도 반복하라.

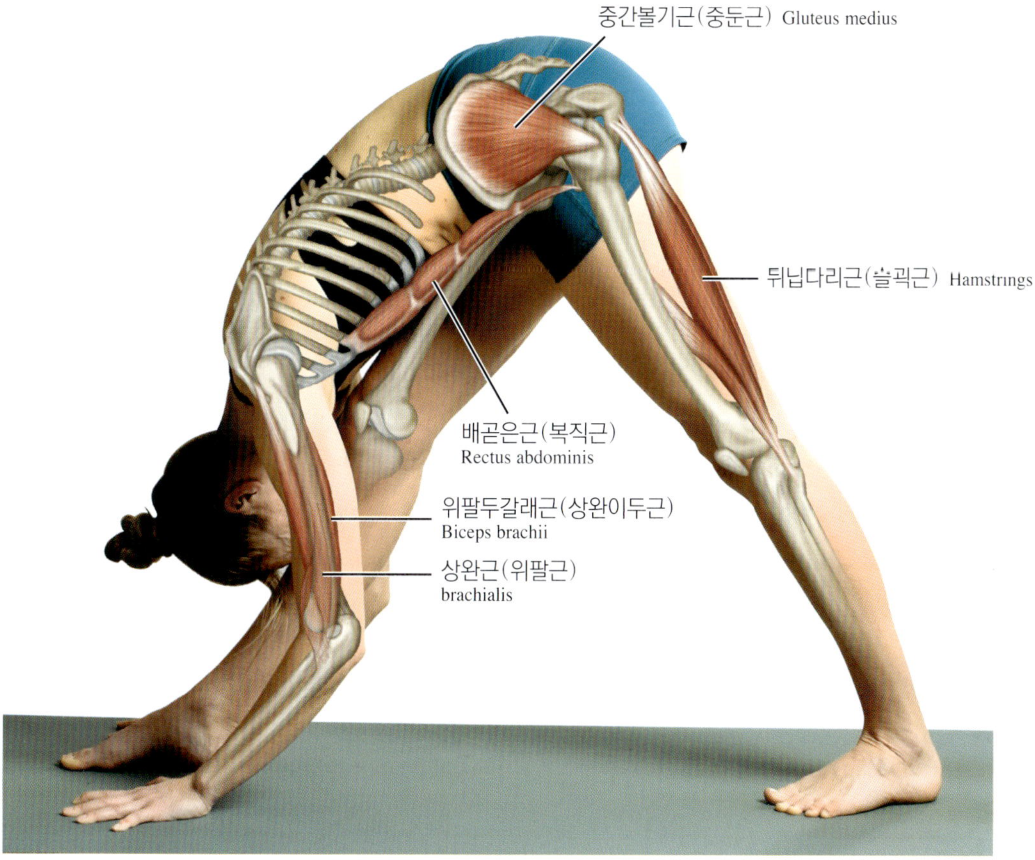

최종 자세: **피라미드 자세 (Pyramid Pose)**

무릎에 머리 대기 자세(Seated Head to Knee)

(자누 시르사사나: Janu Sirsasana)

자세 설명

이 자세는 마음을 진정시키고, 하등배 근육과 슬괵근을 스트레칭 하는데 도움이 된다. 이것은 두통, 스트레스, 그리고 불면증을 해소한다고 믿어진다.

변형 동작: 이불 위에서 윗몸일으키기를 하여 전방골반경사 근력을 증진시켜라. 보조 지지를 위해서 벽돌을 굽힌 무릎 아래에 준비하라.

동작 지도 설명

전환 1: 막대 자세(Staff Pose)

- 앉은 자세에서 양 다리를 앞에 가져가라. 이때, 대퇴사두근(**그림 11.12**)을 사용하여 양쪽 무릎을 펴라.
- 양손으로 양측면 골반에 있는 매트를 밀어라. 이때 삼두박근(**그림 10.11**)이 양쪽 팔굽을 신전시킨다.
- 전방 전골(**그림 11.14**)을 수축시켜 양발을 등굽이 시키고 양발 끝을 천장으로 가리키게 하고, 이 근육이 깊은 신경섬유에 의해 신경감응 한다는 것을 상기하라.
- 좌골결절을 지면으로 내리고, 척추기립근(**그림 8.3**)을 사용하여 몸통과 목을 길게 펴라.

전환 2: 무릎에 머리 대기 자세(Seated Head to Knee)

- 왼쪽 슬괵근(**그림 11.4**)을 사용하여 왼쪽 무릎을 굽히고 왼쪽 발바닥을 오른쪽 넓적다리 중간에 가져가라. 오른쪽 다리를 뻗고 있어라.
- 좌폐쇄근과 우폐쇄근(**그림 11.5**)들을 둔부를 외전시킨다.
- 치골근과 대내전근(**그림 11.1**)이 오른쪽 둔부를 내전시키는 것을 돕고, 내전은 대내전근, 중둔근 그리고 소둔근에 의해 도움을 받는 다는 것에 유의하라.
- 양발의 배측굴곡을 하기 위해 다리의 전반부분의 근육 사용을 계속하라.
- 대칭축 신전을 유지하는 동안, 복직근(**그림 9.7**)을 수축시킴으로써 복직근을 신전된 오른발의 위로 굽히기 시작해라. 오른발 둘레에 끈을 이용하여 더 깊이 굽히도록 보조하라.

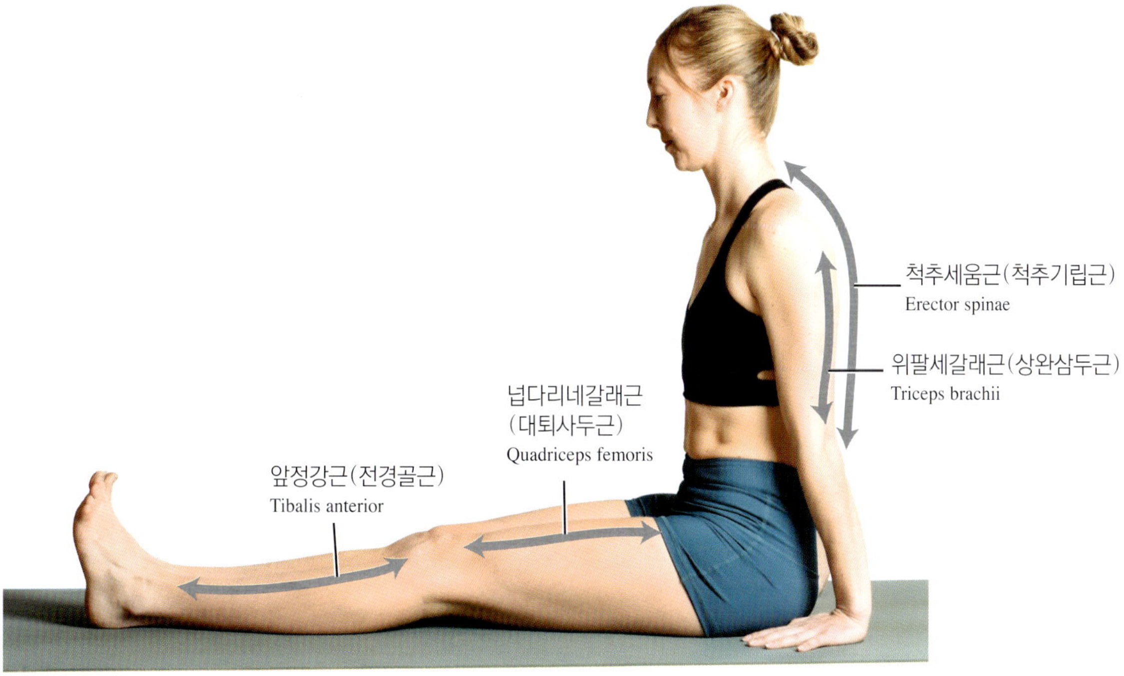

전환 1: 막대 자세 (Staff Pose)

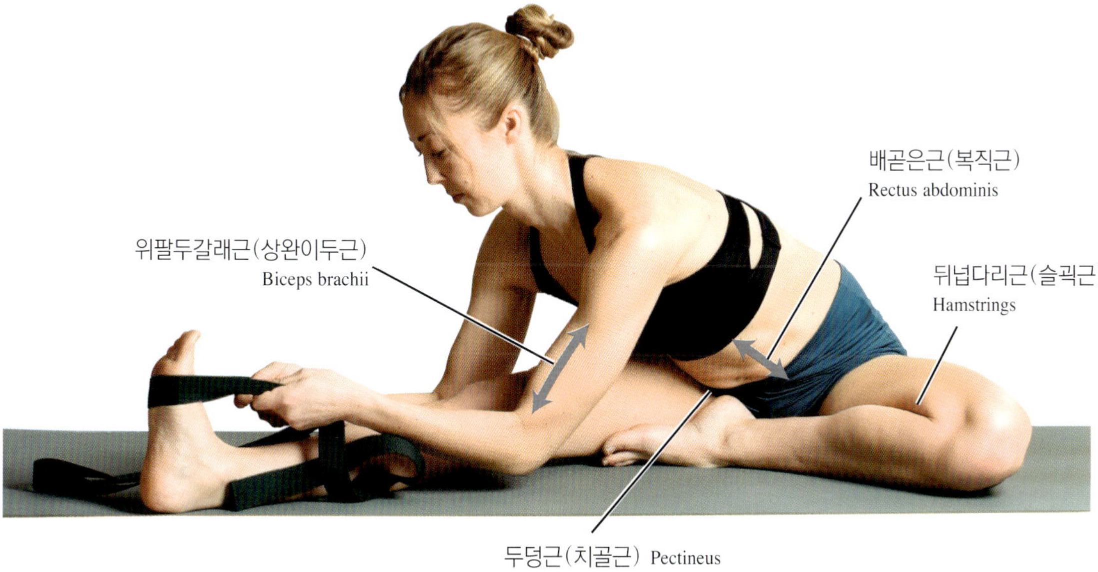

최종 자세: 무릎에 머리 대기 자세(Seated Head to Knee)

- 들이쉴 때, 일어나 앉기 위해 척주를 펴고, 양팔을 머리 위로 외전하기 위해 삼각근을 사용하라. 이때, 양어깨를 외전한다.
- 몸통을 약간 회전하기 위해 복부사근을 사용하라, 그래서 신전된 오른쪽 다리를 바로 향하게 한다.
- 숨을 내쉴 때 둔근을 굽혀서 몸통을 오른쪽 다리를 향하여 내리도록 한다. 양손을 양발, 발목, 또는 정강이 중에 가능한 곳까지 위치시켜라. 만약 편하다면, 앞머리를 오른쪽 무릎까지 끌어 당겨라.
- 굽힐 때 왼쪽 허리네모근(**그림 8.2**)을 포함하여 하등배에 스트레칭을 감지하라.
- 왼쪽 둔근에 외전하여 굽히기를 계속하고 이때, 대퇴근에 의해 도움을 받는 봉공근(**표 11.5**)을 사용한다.
- 이 자세에서 벗어나기 위해 척주를 펴서 척추기립근을 수축시켜 앉은 자세로 되돌아온다.

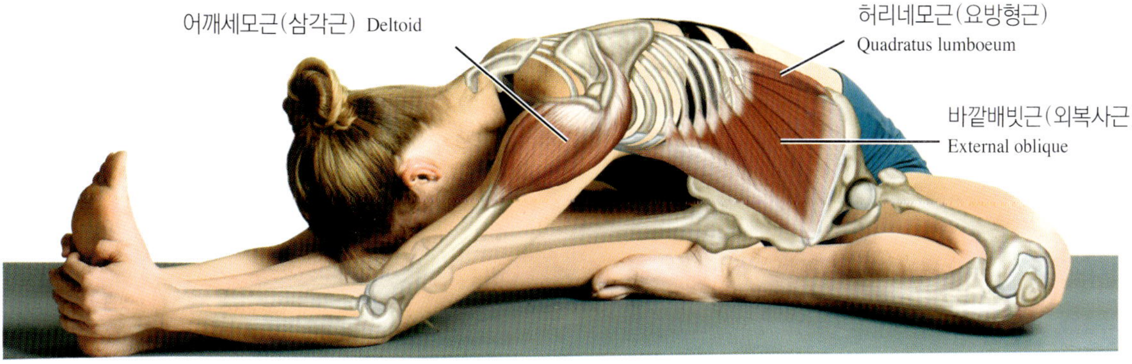

최종 자세: 무릎에 머리 대기 자세 (Seated Head to Knee)

나비 자세(Bound Angle)

(밧다 코나사나:Baddha Konasana)

자세 설명

때때로 나비 또는 코블러 자세로 불리기도 하는 이것은 앉아서 앞으로 숙이는 자세와 동시에 둔근과 등배를 스트레칭한다.

변형 동작: 둔근이 긴장된다면, 이불 위에 앉아서 전방골반의 경사를 증진시키는 데 이것은 이 자세에서 더욱 깊이 굽힐 수 있도록 해 준다. 전방으로 굽힐 때 앞머리나 앞 팔뚝을 쉬게 하라.

동작 지도 설명

전환 1: 막대 자세(Staff Pose)

- 앉아 있는 자세에서, 양 다리를 앞으로 신전하라. 이때, 대퇴사두근(**그림 11.12**)을 사용하여 양쪽 무릎을 신전하라.
- 두 손을 골반의 양쪽과 닿아 있는 매트 속으로 집어넣어라. 이때 삼두박근(**그림 10.11**)이 양쪽 팔꿈치를 신전한다.
- 전방경골(**그림 11.14**)을 수축시켜 양발의 배측굴곡을 하고 발끝을 천장으로 향하게 하라.
- 좌골결절을 통하여 지면을 눌러라. 그리고 척추기립근(**그림 8.3**)을 사용하여 척추와 목을 길게 신전하라.

전환 2: 나비 준비 자세(Bound Angle Prep)

- 봉공근과 슬괵근(**그림 11.13**)을 수축시켜 양쪽 무릎을 굽혀라. 이때, 발바닥을 끌어당겨 접촉하라.
- 발가락들을 엄지발가락 주위로 엮어라, 그리고 승모근과 능형근(**그림 8.1**)을 사용하여 견갑골에 대한 압박을 늦추고, 원상복귀 시켜라.
- 둔근의 넓적다리가 측방회전근 즉, 이상근과 상쌍자근 그리고 하쌍자근(**그림 11.4**)의 동작으로부터 외전하는 것을 감지하라.
- 넓적다리를 마루 바닥 방향으로 슬개골을 측방으로 움직임을 천천히 작동하라. 만약 필요하다면 추가적인 지지대를 위해 벽돌을 각 무릎 아래에 준비하라.
- 계속하여 척추가 엉치뼈로부터 외부 후두결절에 걸쳐 신전하게 하고 어깨가 둔부 위에 정렬되도록 하라.

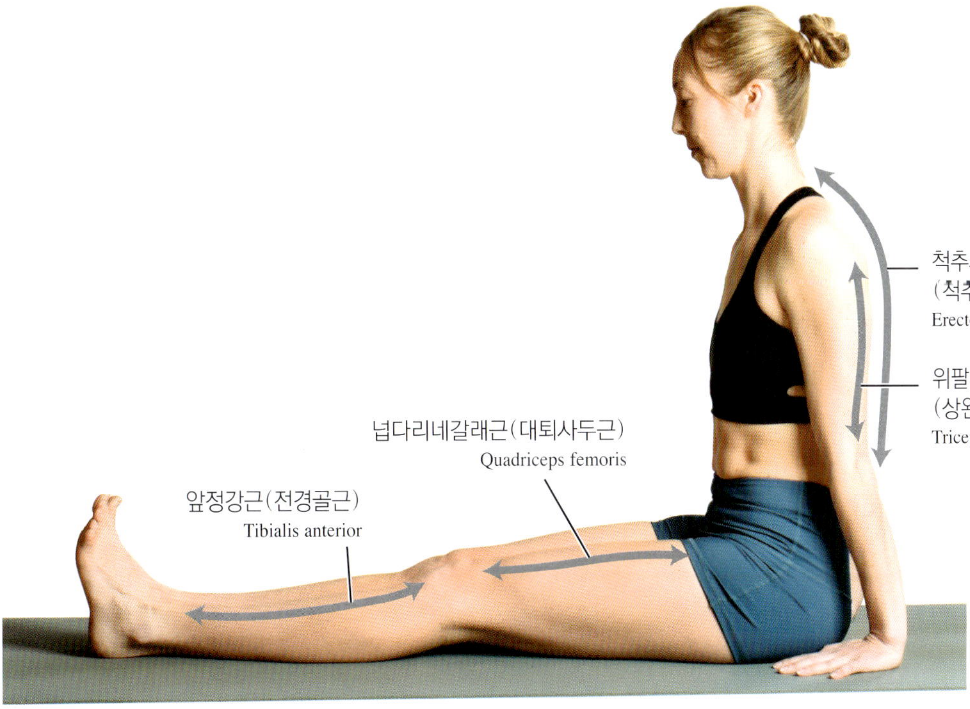

전환 1: **막대 자세(Staff Pose)**

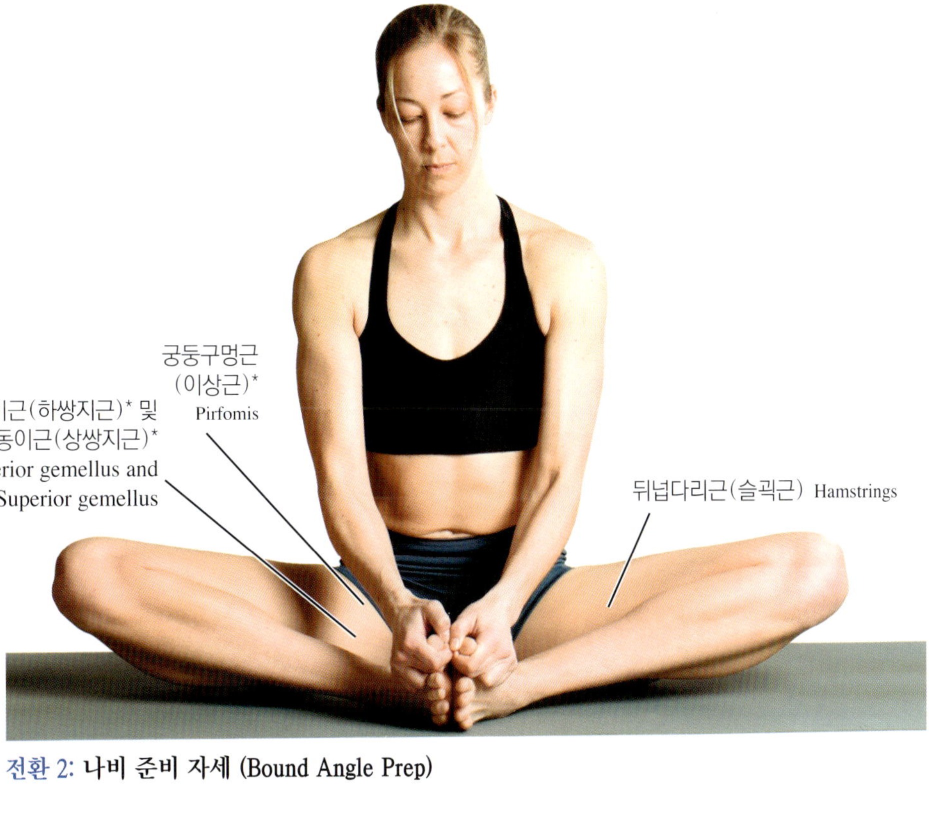

전환 2: **나비 준비 자세 (Bound Angle Prep)**

최종 자세: 나비 자세(Bound Angle Pose)

- 나비 준비 자세에서 숨을 내쉬면서 척주를 다리 앞 방향으로 굽혀라.
- 승모근과 능형근을 사용하여 견갑골의 압력을 빼고, 원상복귀 시켜라.
- 척주기립근(장늑근, 최장근, 그리고 가시근)을 계속하여 작동시켜서, 척주를 신전시키고 목과 등배를 둥글게 하지 않도록 하라.
- 삼각근 앞 부분에 걸쳐 스트레칭을 감지하고, 이것은 겨드랑신경의 감응이라는 사실을 이해하라.
- 이렇게 접은 상태에서 숨고르기를 3~4회 정도 하는 동안 머무르고, 척주를 통해 신전을 하여 선 자세로 복귀하라.

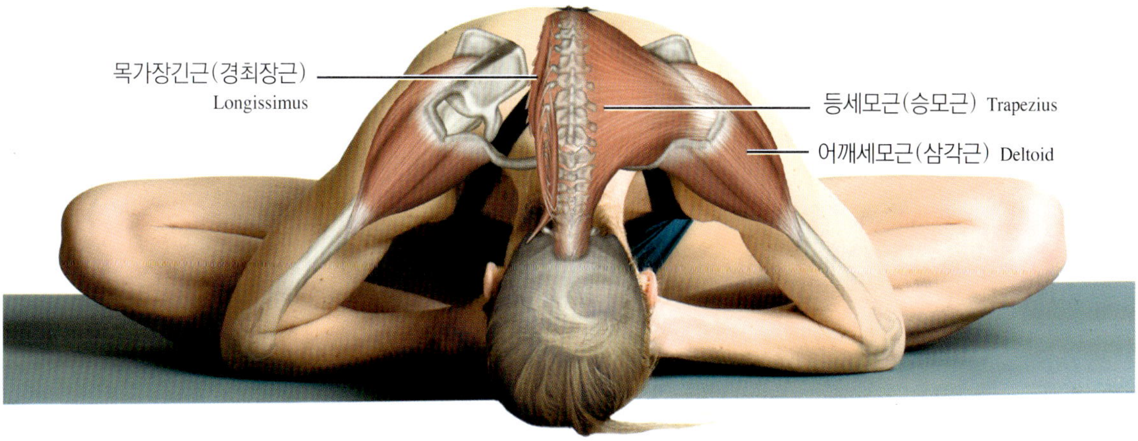

최종 자세: 나비 자세 (Bound Angle)

한 다리 접은 왕비둘기 자세(King Pigeon)

(에카 파다 라자 카포타사나: Eka Pada Raj Kapotasana)

자세 설명

이 자세는 굽혀진 앞다리의 둔근과 신전된 뒷다리의 둔부굴근을 스트레칭시킨다. 이것은 강렬한 둔부 열기 장치이며, 내성(자기성찰)을 증진시킨다고 말한다.

변형 동작: 둔근을 수평으로 하는데 도움을 주기 위해, 벽돌이나 둘둘 말은 이불을 굽혀진 다리의 넓적다리 아래에 두고 사용하라. 앞으로 굽힐 때 추가적인 지지를 위해 앞머리를 매트, 양팔, 벽돌, 또는 이불 위에 두라. 이 자세에서 무릎 통증을 느낀다면, 반듯이 누운 비둘기 자세를 취하여 양발을 매트에 두고 등을 대고 누워라. 이때, 왼쪽 무릎을 굽히며, 한편 오른쪽 발목을 왼쪽 넓적다리 위에 걸쳐라. 왼쪽 무릎을 가슴 쪽으로 당기는 선택 방안도 있다.

동작 지도 설명

전환 1: 세 발로 얼굴이 아래로 향한 개 자세(Three-Legged Down Dog)

- 얼굴을 아래로 향한 개 자세에서, 대둔근과 슬괵근(**그림 11.4**)을 사용하여, 둔부에서 오른쪽 넓적다리를 신전하며, 이때 오른쪽 다리를 공중으로 들어 올린다.
- 양손으로 바닥을 밀어내고, 앞톱니근이 견갑근과 승모근(**그림 8.1**)을 신전하는 데, 이때 견갑근에 압력을 빼고, 귀와 어깨 사이에 공간이 생기게 한다는 것을 감지하라.
- 대퇴사두근(**그림 11.12**)으로써 무릎을 신전하고 땅바닥에 있는 왼쪽 다리의 앞 부분 근육을 따라 스트레칭을 감지하라.
- 전경골근(**그림 11.14**)을 사용하여 오른쪽 발등을 배측굴곡을 하고 발끝을 땅으로 향하게 각도를 주어 오른쪽 다리가 내전하는데 도움을 주도록 하라.

전환 2: 낮은 런지 자세(Low Lunge)

- 둔부 신근을 사용하여, 오른쪽 무릎을 코 방향으로 가져가서 대퇴사두근을 천천히 수축시켜 오른쪽 다리를 신전시키며, 이때 오른발의 발바닥을 양손바닥 사이의 지면에 둔다.
- 오른쪽 무릎의 슬개골을 발목 위에 정렬하라.
- 복근(**그림 9.5**)을 수축시켜 척주를 굽히고, 배꼽을 위와 안으로 당겨서 오른쪽 넓적다리와 멀어지게 한다.
- 승모근, 두판상근, 그리고 두최장근(**그림 8.3**)을 수축시켜, 머리를 목에서 약간 신전시켜 앞의 매트에서 4~5인 쯤 응시하라.
- 땅바닥을 밀 때, 앞톱니근(**그림 10.6**)이 견갑골을 길게하는 것을 느끼고, 오금근과 대둔근들이 왼쪽 넓적다리를 둔부에서 신전하기 위해서 작동하고 있음을 유의하라.

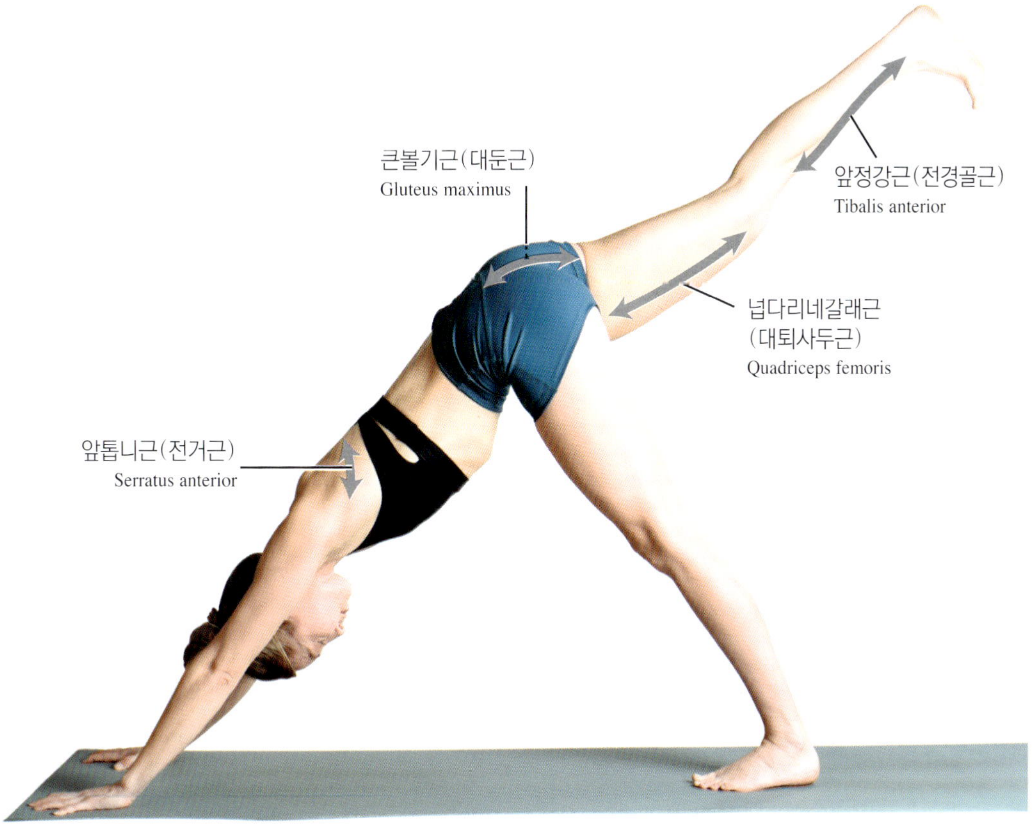

전환 1: **세 발로 얼굴이 아래로 향한 개 자세 (Three-Legged Down Dog)**

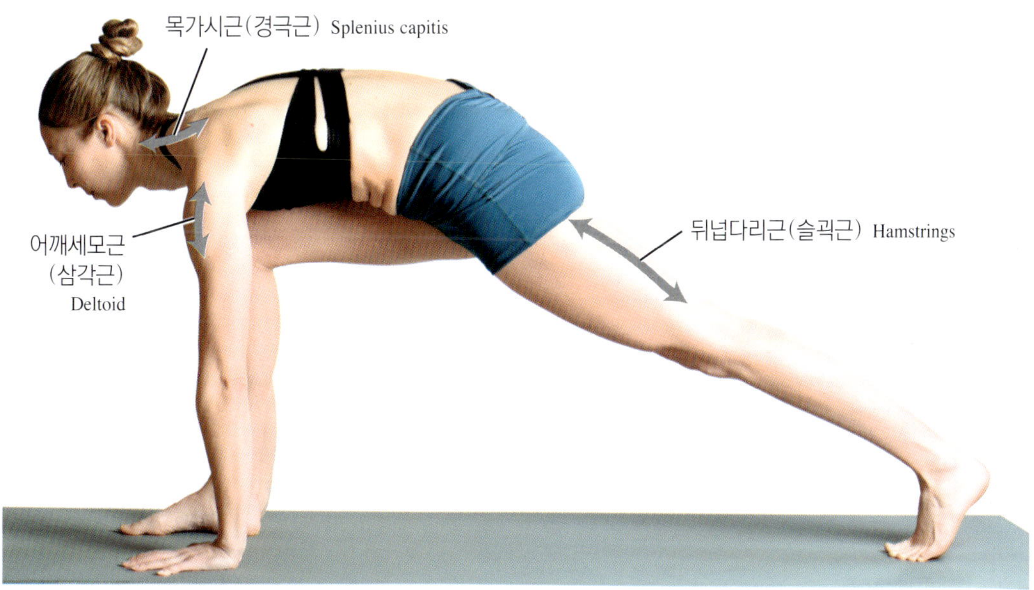

전환 2: **낮은 런지 자세 (Low Lunge)**

전환 3: 비둘기 준비 자세(Pigeon Prep)

- 봉공근과 둔부(**그림 11.5**)의 측면회선근을 사용하여 오른쪽 넓적다리를 외전시켜라. 오른쪽 다리의 측면부를 앞에 있는 마루에 부드럽게 갖다 놓아라.
- 전면 장골극을 매트 앞부분과 정렬시켜서, 둔부를 사각형으로 만들고 천골(엉치뼈)를 수평으로 유지시켜라. 척추기립근(**그림 8.3**)을 사용하여 척주를 신전시켜라.
- 오른쪽 둔근 부분과 왼쪽 둔부 신근을 걸쳐 스트레칭을 감지하라.
- "비둘기가 잠자게 하라" 는 자세를 선택하여, 먼저 몸통을 굽혀서, 앞 다리 위에 굽혀라, 그리고 나서, 삼각근과 부리위팔근의 쇄골부분을 수축시켜 지면과 나란히 앞으로 양팔을 굽혀라.

최종 자세: 왕 비둘기 자세(King Pigeon Pose) (끈 사용)

- 앞 방향으로 구부렸다면, 척추기립근 작동을 천천히 시작하여 척주를 신전시켜 몸통을 위로 들어 올려라.
- 왼쪽 슬괵근을 수축시켜 다리를 구부리거나 또는 광배근과 삼각근의 척추 부분(**그림 10.2**)을 사용하여 왼쪽 팔을 매트의 뒤로 신전시켜라. 손가락으로 왼쪽 복사뼈 주위를 감싸고, 발을 몸통 가까이로 당겨라.
- 손을 복사뼈 중간에 두거나, 또는 몇 개 중의 한 방법을 선택하여, 이 자세에서 스트레칭을 계속하라. (1) 왼쪽 발 주변에 끈을 이용하여 고리 모양을 만들고 한 손 또는 양손으로 끈(다음 페이지의 이미지에서 보이는 것처럼)을 잡는다. (2) 발을 왼쪽 팔꿈치구멍(주근) 쪽으로 가져가서 손가락을 얽히게 하라. (3) 또는 양손으로 발 주변을 둘러싸고, 발을 머리 정수리 방향으로 당겨라.
- 장골근을 매트 앞 쪽으로 향하게 하고 앞 둔부 근육을 수평 정렬을 계속 유지하면서, 골반저부 근육을 수축시켜 이 자세에서 도움이 되게 하라. 골반저의 작동은 몇몇 요가 철학에서 물라반다(mula bandha), 또는 뿌리 자물쇠라고 알려져 있다.
- 숨을 내쉬고, 왼쪽 팔을 천천히 풀어서 앞의 자세로 되돌아가라.
- 세 다리로 얼굴 아래로 보는 개 자세로 되돌아가서 오른쪽 넓적다리를 순환 운동시킨다. 이 절차를 다른 쪽에 반복하기 전에 반대 운동으로서 가벼운 둔부 원형을 만들어라.

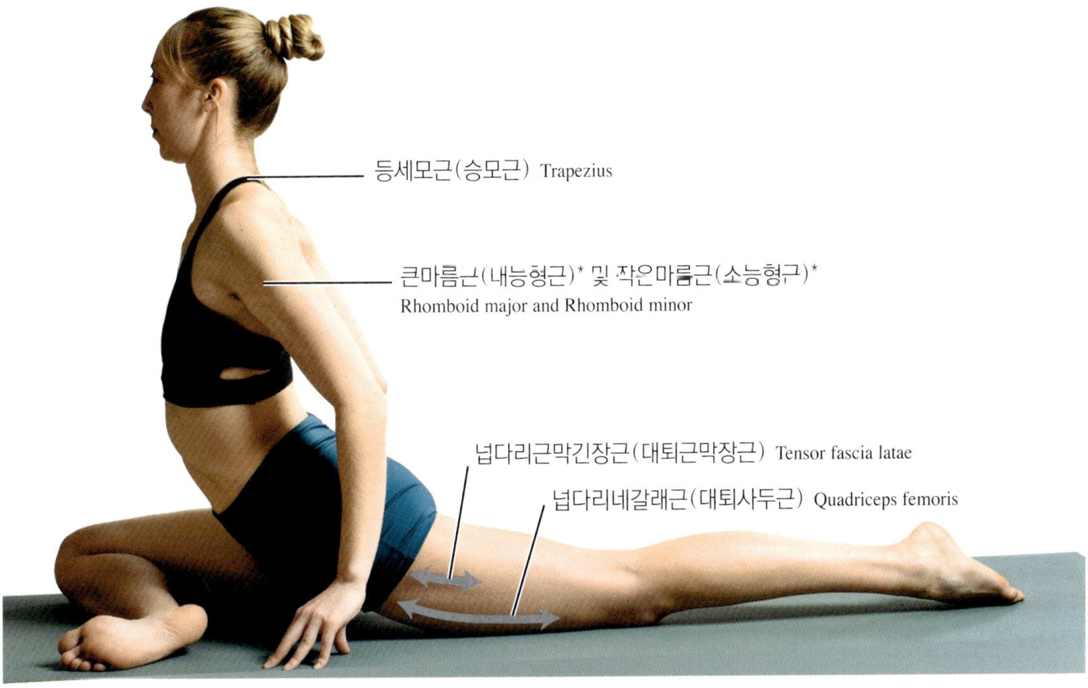

전환 1: **비둘기 준비 자세 (Pigeon Prep)**

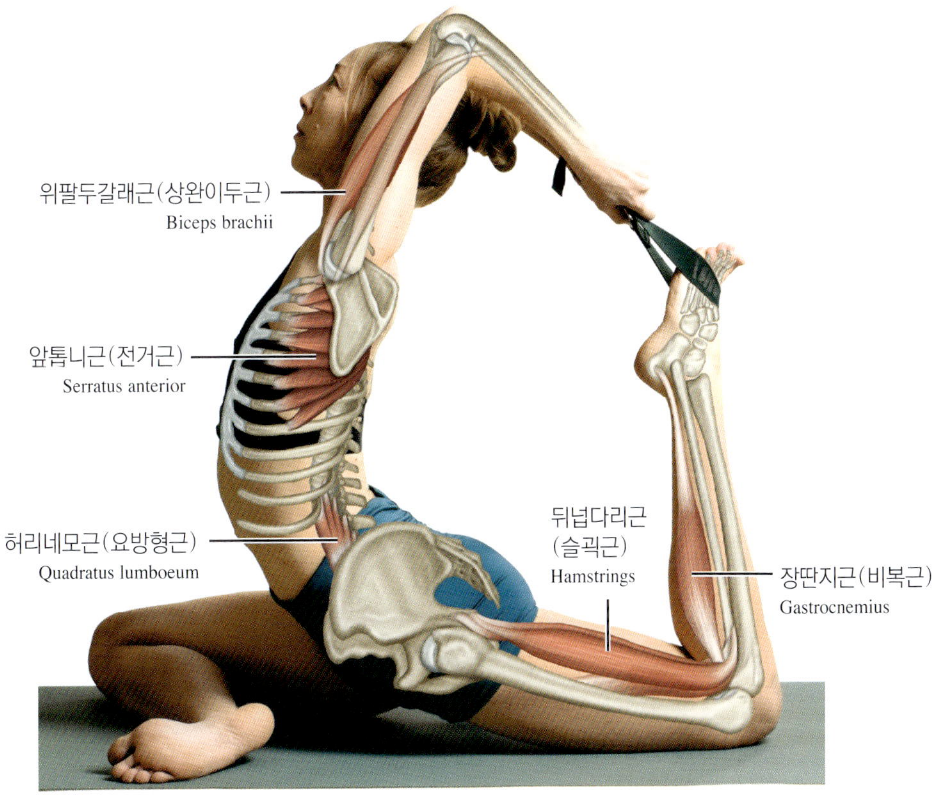

최종 자세: **왕 비둘기 자세 (King Pigeon Pose)**

4 뒤로 구부리기 자세(Backbends)

코브라 자세 & 메뚜기 자세(Cobra and Locust)

(부장가사나 & 살라바사나:Bhujangasana and Salabhasana)

자세 설명

이 자세는 배근(등근육)을 강화시키며, 흉부와 상 복부를 스트레칭시킨다.

변형 동작: 이 자세에는 많은 변형이 있다. 어깨 열림을 더 많이 하기 위해서 등 뒤에서 손가락을 서로 맞물리게 하는 선택 방법도 있다. 또한 손가락 끝을 머리 뒤통수에 가져갈 수도 있고, 팔꿈치를 천장으로 들어 올릴 수도 있다.

동작 지도 설명

전환 1: **코브라 준비 자세**(Cobra Prep)

- 널빤지 자세(제 4부 참조, 위로 향한 개 자세, 전환 1 참조)에서 이두박근, 오훼상박근, 그리고 팔근육(모두 근피신경으로부터 신경감응을 받음)을 수축시켜 양팔을 굽혀, 복부로 내려라. 양팔꿈치를 매트 뒤 방향으로 향하게 하고 갈비뼈 가까이 내려서 유지하라. 양손을 어깨관절 아래로 바로 내려서 걸어라.
- 숨을 들이 쉴 때, 척추기립근(**그림 8.2**)을 작동시켜 목부분과 상부 흉추를 신전하며, 이때 머리와 가슴을 들어 올려 매트로부터 떨어지게 한다.
- 손에 아무런 무게를 두지 않거나 또는 매트로부터 양손을 들어 올린다. 시선을 아래로 하여 매트를 응시하여 목을 보호하도록 하라. 대능형근과 소능형근(**그림 10.8**)을 사용하여 견갑골을 중간으로 끌어당겨라.
- 대퇴사두근(**그림 11.1**)을 작동시켜, 다리를 완전히 신전하라. 이때 흉부를 약간 들어 올려라. 비복근과 비장근의 도움을 받아 양발을 배측굴곡을 하여 발등으로 매트를 눌러라.
- 약 두 번 정도 호흡 기간에 이 자세를 유지하라. 숨을 내쉴 때, 등을 흉부로 내려라.

전환 2: **코브라 자세**(Cobra)

- 엎드린 자세에서 손바닥으로 누르고, 가슴을 높이 쳐들어라. 삼두박근(**그림 10.11**)을 사용하여 팔꿈치를 신전하라.
- 기본적으로 등배근은 여전히 작동하여 특히 흉부와 허리에서 척추를 신전한다.
- 견갑골을 원복시켜 압력을 풀어라. 팔꿈치를 흉곽에 가까이 하라.
- 가슴의 높이에 따라, 대요근과 복직근(**그림 9.7**)에서 스트레칭을 느낄 수 있다.

- 넓적다리와 다리를 통하여 활동 상태를 유지하라. 이때 대내전근이 신전하며 둔부를 내전시킴을 관찰한다.
- 양팔이 이 자세에서 내전되며 방형회내근과 원형회내근(**그림 10.12**)이 모두 사용된다.
- 숨을 내쉴 때 하등배를 가슴과 몸통으로 내려라.

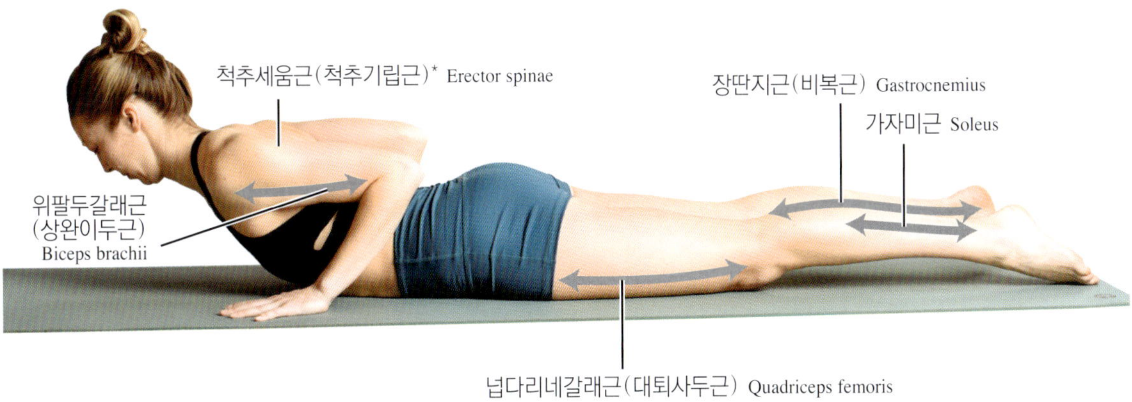

전환 1: **코브라 준비 자세 (Cobra Prep)**

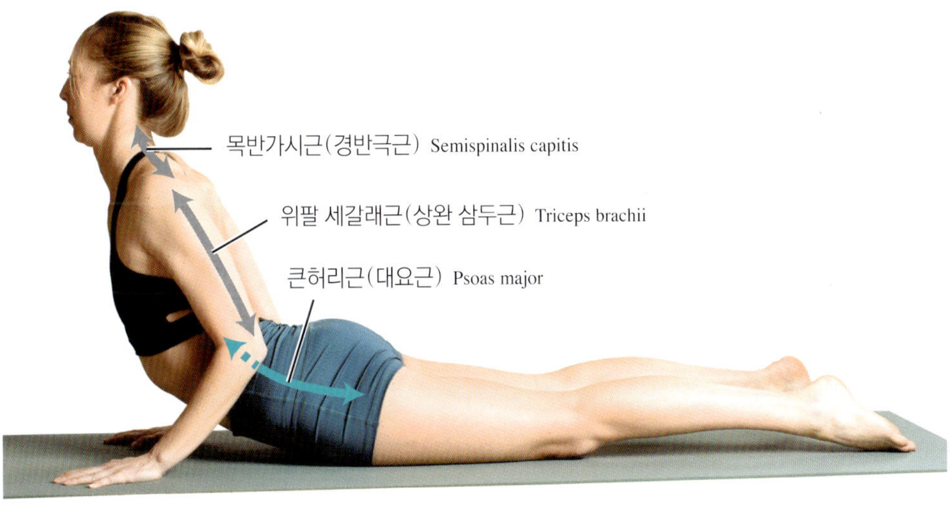

전환 2: **코브라 자세 (Cobra Pose)**

최종 자세: **메뚜기**(Locust)

- 엎드린 자세로 매트 위에 누워서 양팔을 옆구리를 따라 신전시켜라. 앞머리를 매트 쪽으로 가져가라.
- 다음 숨을 들이 쉴 때 척추 신근을 작동시켜 가슴까지 들어 올리고 이때 양팔과 다리, 그리고 발을 동시에 들어 올려서 매트에서 떼어내라. 만약 편하다면, 삼두박근을 사용하여 양쪽 팔꿈치를 신전하고 손가락들로 종골에 닿도록 뻗어라.
- 이 변형 방법에서 하복부근과 골반을 사용하여, 몸을 매트에 버팀목처럼 고정시켜라.
- 앞톱니근(**그림 10.6**)을 사용하여 견갑골을 위로 회전시키고 승모근을 원복시키고 견갑골의 압력을 해제하라.
- 슬괵근과 대둔근이 양쪽 둔근의 신전을 유지하고 있음을 인지하라. 비복근과 비장근(**그림 11.16**)을 포함하여 다리 앞부분의 근육을 사용하여 양쪽 발을 매트 뒤를 향해 구부려라.
- 4~5회 정도 숨을 쉴 동안 이 자세를 유지하고, 숨을 내쉴 때 매트 아래로 도로 해제하라.

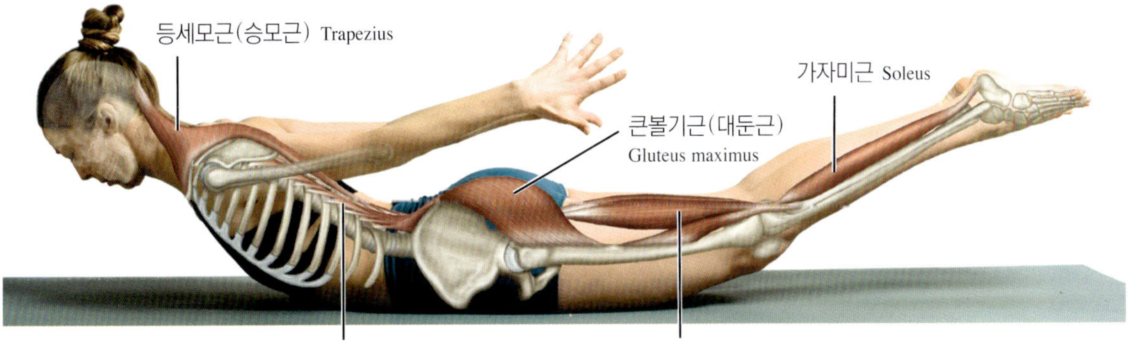

최종 자세: **메뚜기 자세 (Locust Pose)**

얼굴이 위로 향한 개 자세(Upward Facing Dog)

(우르드바 무카 스바나사나:Urdhva Mukha Svanasana)

자세 설명

이 자세는 요가의 빈야사 형태에서 중요한 자세이며 흉부와 복부를 스트레칭하며 한편 손목, 양팔, 그리고 양 어깨를 스트레칭한다.

변형 동작: 하등배에 통증이 있다면, 이 자세를 코브라 준비자세(이전의 자세 절차를 참조)로 수정하도록 하라.

동작 지도 설명

전환 1: **널빤지 자세(Plank)**

- 테이블 자세(제 4장 낙타, 전환 1을 참조)에서 양발로 뒷걸음 질하라. 이때 슬괵근(**그림 11.4**)을 사용하여 양쪽 둔근을 신전하고 대퇴사두근(**그림 11.1**)을 사용하여 양쪽 무릎을 신전하여 발끝으로 뒤의 매트를 눌러라.
- 전경골, 장지신근, 그리고 장무지신근을 포함한 다리의 앞부분 근육을 사용하여, 다리 발목은 배측굴곡을 하라.
- 어깨를 손목 위에 두고 손바닥을 통해 강력하게 눌러, 견갑골을 길게 하라. 이때, 장흉신경을 사용하여 앞톱니근(**그림 9.5**)을 작동시켜라.
- 목 길이를 유지하면서 약간 앞을 보기 위해 판상근을 양측으로 수축시켜라.
- 회전근(**그림 10.4**)들은 어깨 관절의 안정을 돕는다.
- 몸통근육 강화를 시작하여 골반 뒤 기울기를 인식하라. 이때, 치골을 매트 끝으로 끌어당기고 복직근과 복횡근을 작동시키도록 한다.

전환 2: **사지 막대 자세(Four-Limbed Staff)**

- 양 손바닥에 똑같은 무게를 유지하면서 숨을 들이쉬면서 전방 경첩을 발끝으로 옮겨라. 숨을 내쉬면서 이두박근과 양팔을 절반 정도 내리고 양 팔꿈치를 흉곽 가까이에 두면서 90° 각도 또는 그 이하로 굽혀라.
- 상완골의 내전에 대흉근이 도움을 준다는 것을 유의하라.
- 복직근이 몸통 근육을 강화시키고 슬괵근이 양쪽 둔근을 신전시키며, 대퇴사두근이 양쪽 무릎을 신전시키도록 계속 작동시켜라.
- 넓적다리의 활성 상태를 유지하여 대내전근(**그림 11.3**)이 내전하여 둔근을 안쪽으로 회전시키는 것을 관찰한다.
- 만약 불안정을 느낀다면 슬개골 무릎을 구부려 주라.

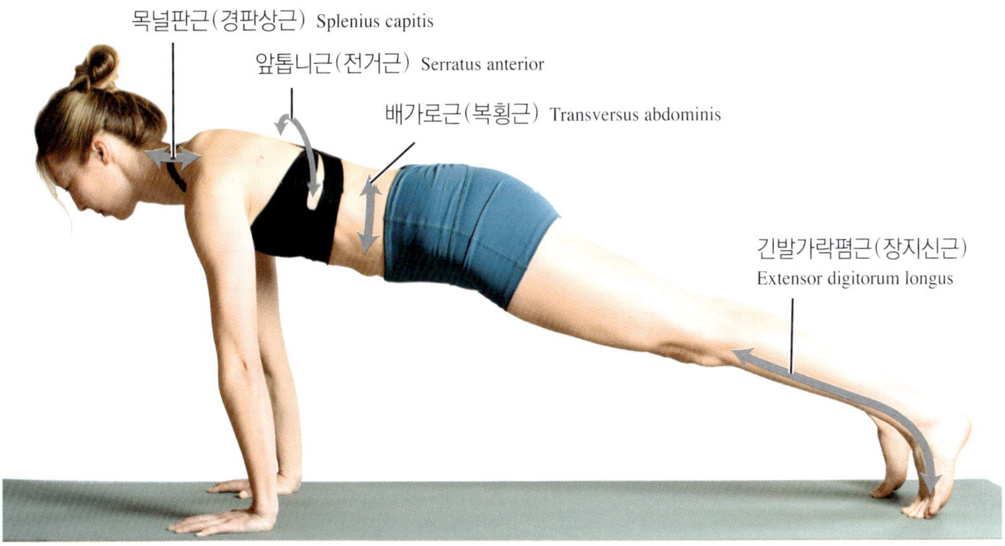

전환 1: **널빤지 자세 (Plank Pose)**

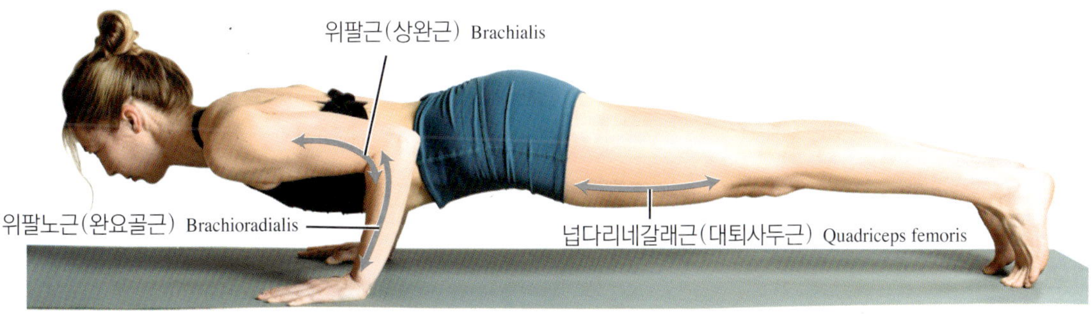

전환 2: **사지 막대 자세 (Four-Limbed Staff)**

최종 자세: 얼굴이 위로 향한 개 자세(Upward Facing Dog)

- 앞으로 방향을 바꾸어서 양발을 발바닥 굽히기 자세를 취하여 발등을 매트로 향하게 하라. 이 동작은 장비골근과 단비골근(**그림 11.15**)을 포함한 다리의 뒷부분(**그림 11.16**)과 측방부분 근육을 수축시키는 것을 유의하라.
- 손바닥을 눌러서 팔꿈치를 신전요골신경이 이두박근을 신경감응 시킴을 인식하라.
- 흉추를 약간 뒤로 젖혀 아치형을 만들어라, 이때 다열근(**그림 8.2**) 등 척추 신근을 작동시킨다. 만약 편하다면 경추에 까지 더욱 신전시키며, 시선을 위로하여 응시한다.
- 대퇴사두근을 작동시켜 넓적다리를 매트에서 떨어지게 들어 올려라. 대내전근에 의한 둔근의 내전과 내부회전에 초점을 두라.
- 승모근 섬유를 들어 올림으로써 견갑골의 압력을 해제하라.
- 상체를 앞으로 굴리지 말라. 극하근과 소원근(**그림 10.2**)을 사용하여 어깨를 외전하고, 승모근의 중간 섬유와 능형근을 사용하여 견갑골을 원위치 시키고, 가슴을 더욱 스트레칭 시켜라.
- 숨을 내쉴 때 둔근을 들어 올림으로써 이 자세를 해제하고 발목을 배측굴곡을 함으로써 발끝 바닥 표면을 매트로 복귀시키며 다시 눌러서 아래로 향한 개 자세(제5부 양팔 균형 참조)로 복귀하라.

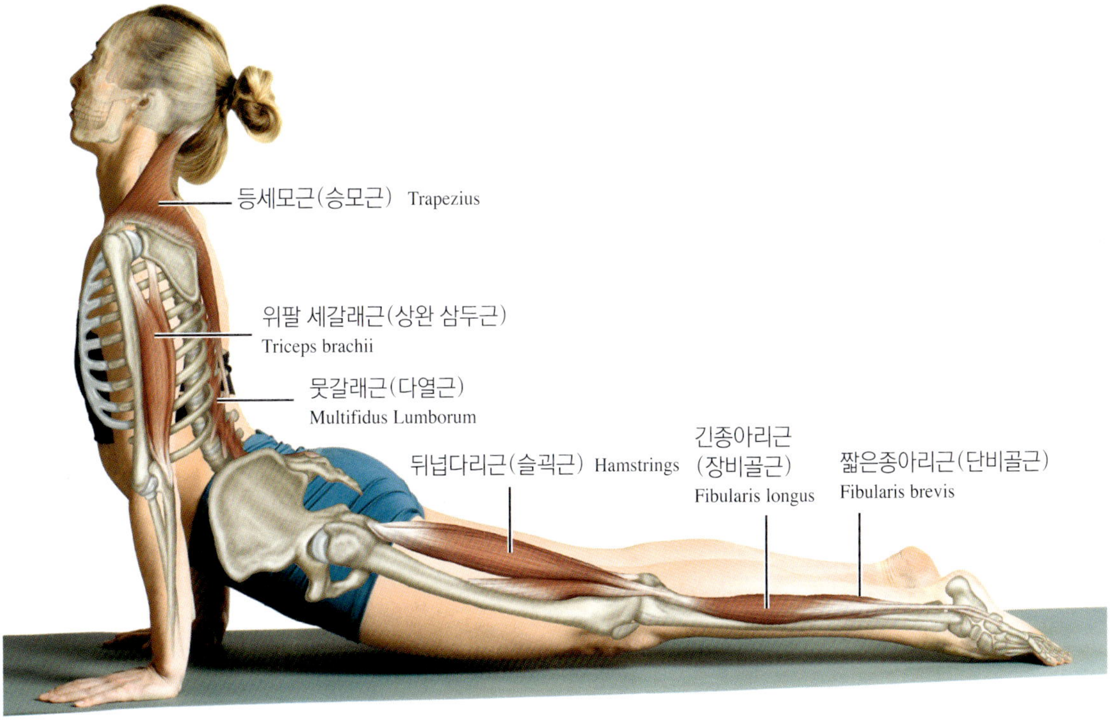

최종 자세: 얼굴이 위로 향한 개 자세 (Upward Facing Dog)

낙타 자세(Camel Pose)

(우스트라사나:Ustrasana)

자세 설명

배측굴곡 동작은 가슴 열기를 활성화시킨다. 이것은 척추신전근을 강화시키며 복부를 스트레칭시킨다.

변형 동작: 배측굴곡 동작을 지속하면서 자세가 편하지 않다면 그 아래에 발끝을 집어넣어라 (전환 3 참조). 발목 주변에 받침 블록을 두어서 이 등을 뒤로 펴주는 자세의 최종 전환을 돕게 하라.

동작 지도 설명

전환 1: **테이블 탑 자세(Table Top)**

- 앉은 자세로부터 양손바닥을 매트에 고정시켜 두고 다리를 몸 뒤로 신전하라. 이때 어깨를 손목 위에 두도록 하고, 둔근은 무릎 위에 두도록 하라.
- 삼두박근(**그림 10.11**)을 사용하여 양쪽 팔꿈치를 신전하고 손등골간(**그림 10.15**)을 외전시키고 손가락을 넓게 펴서 견고한 기초를 만들도록 한다.
- 슬괵근이 양쪽 무릎을 굽히기 위해서 신전하는 것을 유의하라.
- 6인치 앞을 바라보라. 승모근(**그림 10.7**)이 척주의 중립을 만들기 위해 수축된다.

전환 2: **낙타 준비 자세 I(Camel Prep 1)**

- 양쪽 넓적다리를 둔부 넓이만큼 서로 떨어지게 하고 무릎으로 일어나라. 이때 근육이 척추를 연하여 몸통을 신전하는 것을 감지한다.
- 중둔근과 소둔근(**그림 11.9**)의 동작을 통해 양쪽 대퇴골을 내전시키고 내전근과 박근(**그림 11.3**)을 사용하여 내부 넓적다리를 중간선 방향으로 조이도록 하라. 이 내전을 증진시키기 위해 양쪽 넓적다리 사이에 벽돌을 위치시키는 방안을 선택하라.
- 상완과 이두박근(**그림 9.5**)을 사용하여 양쪽 팔꿈치를 구부리고 양손바닥을 천골 위에 두고 손가락폄근(지신근, **그림 10.13**)을 사용하여 손가락을 아래로 향하도록 하라.
- 복직근(**그림 9.5**)을 작동하여 척추를 신전시켜 어깨를 둔근과 무릎 위에 겹칠 수 있게 돕도록 한다. 견갑배신경으로 신경감응을 한 능형근(**그림 10.8**)을 수축시켜 견갑골을 원위치 시키도록 한다.
- 발끝을 구부리고 발뒤꿈치를 들거나 또는 양발의 등표면을 매트 지표면에 닿도록 하는 방법을 선택할 수도 있다.

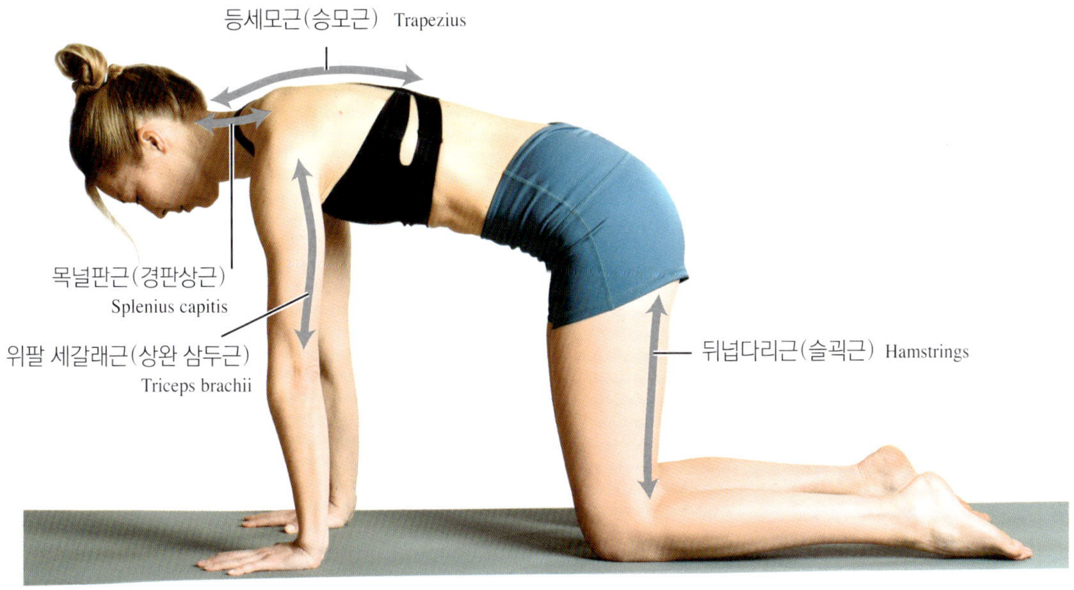

전환 1: 테이블 탑 (Table Top)

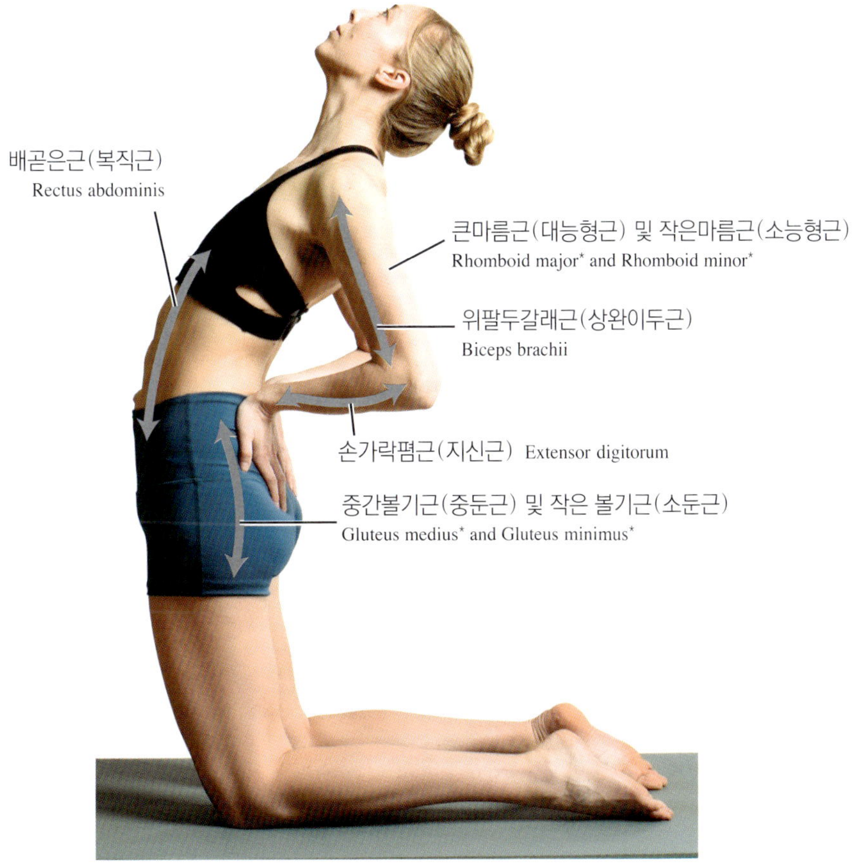

전환 2: 낙타 준비 자세 I (Camel Prep I)

전환 3: 낙타 준비 자세 II (Camel Prep II)

- 숨을 내쉴 때 척주를 통하여 신전을 계속하며 가슴을 위로 그리고 뒤로 들어 올리며 시선은 천장 방향으로 옮겨라. 오직 편한 정도까지만 하라.
- 뒤로 젖히는 자세에서 숨은 조금만 들이키라. 손바닥을 천골 위에 두거나 또는 오른쪽 어깨를 외전시켜 깊숙이 넣어라. 이때 극하근(**그림 10.4**)을 사용한다. 삼두박근과 함께 오른팔을 신전시켜서 오른쪽 종골 또는 벽돌에 닿도록 하라.
- 척추를 통해 신전할 때 척추기립근(**그림 8.2**)의 부분을 시각화하고 허리네모근(**그림 9.6**)이 등배를 더욱 신전시키기 위해 수축하는 것을 인식하라.
- 균형 잡기에 도전하기 위해 왼쪽 손을 흉골 쪽으로 가져가라.

최종 자세: 낙타 자세(Camel Pose)

- 양발의 배측굴곡 자세를 계속하거나 또는 다리(**그림 11.16**)의 뒷부분 근육을 활성화시켜서 발목을 바닥 굽히기 하며 이때, 발등을 매트 위에 둔다.
- 상체를 뒤로 펴주는 자세를 더 심화시키기 위해 숨을 들이쉬면서 척주를 통해 신전시키며 가슴까지 들어 올린다. 숨을 내쉴 때 왼쪽 삼두박근을 사용하여 앞 팔을 신전시켜 왼쪽 종골 또는 벽돌에 닿게 한다.
- 척추신전을 위해 척추기립근과 허리네모근의 작동을 계속하고 가슴 들어 올리기를 유지하며 복직근이 하등배를 지지하기 위해 작동하고 있음을 감지하라.
- 목뼈를 통해 신전할 때, 흉쇄유돌근이 스트레칭하며 확장된다.
- 이러한 깊은 등을 펴주는 동안 숨을 약간만 들이쉬면서 숨을 몇 번 쉬는 동안 머물러라.
- 이 자세를 해제하기 위해 양손바닥을 하등배로 가져가서 전환 2 자세로 되돌아가고, 턱을 집어넣으며 복부를 수축시켜 척주를 천천히 굽혀서 일어선다.
- 어린아이가 척추를 완전히 구부리는 것처럼 자세를 바꾸어라.

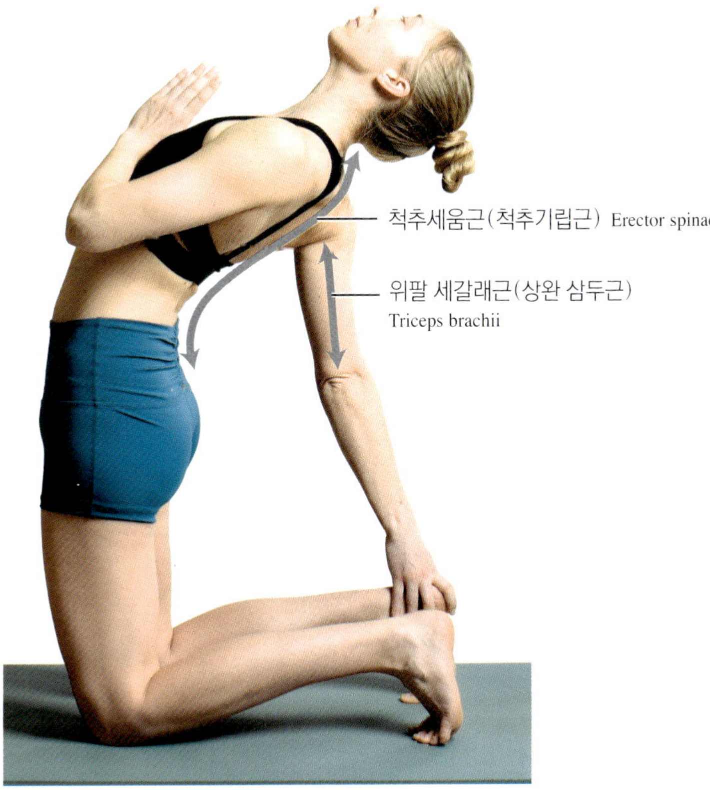

전환 3: 낙타 준비 자세 II (Camel Prep II)

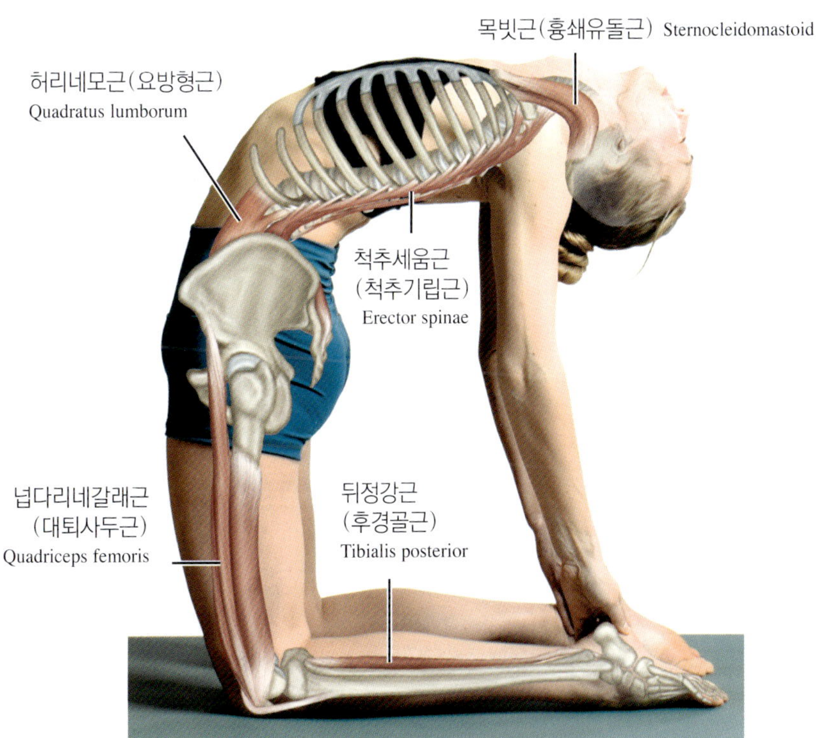

최종 자세: 낙타 자세 (Camel Pose)

활 자세(Bow Pose)

(다누라사나:Dhanurasana)

자세 설명

이 자세는 궁수의 활에서 이름을 딴 것이다. 이 자세는 신체의 앞 부분을 스트레칭하는 것이며 그러는 동안 신체의 뒷부분을 강화시킨다.

변형 동작: 준비 자세 중 하나 상태로 머무르든지 아니면 만약 이 자세의 완전한 표현에서 발목에 닿을 수 없다면, 발목관절 둘레에 끈, 스카프, 또는 벨트를 사용하라.(앞의 자세 절차를 참조)

동작 지도 설명

전환 1: 코브라 준비 자세(Cobra Prep)

- 널빤지 자세(제4부 위를 향한 개 자세, 전환 1을 참조)에서 이두박근, 부리위팔근, 그리고 상완근을 수축시켜 양팔을 굽혀서 복부까지로 내려라. 양팔꿈치를 바로 뒤를 가리키게 하여 아래로 내려 흉곽에 가까이 있게 하라. 양손을 양어깨 관절 바로 아래에 위치시켜라.
- 숨을 들이쉬면서 척추기립근(**그림 8.2**)을 작동시켜 목과 상부흉추를 신전시켜라. 이때, 머리와 흉부를 들어 올려서 매트에서 떨어지게 하여라.
- 양손에 거의 무게를 두지 않거나 매트에서 손을 떼어 올려라. 시선을 아래로 매트쪽으로 향하게 하여 목을 보호하라. 대능형근과 소능형근(**그림 10.8**)을 사용하여 견갑골을 중간으로 당겨라.
- 대퇴사두근(**그림 11.1**)을 작동시켜, 다리를 완전히 신전시키고 흉곽을 약간 위로 하라. 비복근과 비장근의 도움을 받아 양발을 발바닥 굽히기 하라. 이때, 이 둘은 모두 경골신경의 감응으로 양발의 등을 매트에 대고 누른다.
- 두 번 호흡하는 동안 이 자세를 유지하라. 숨을 내쉬며 매트로 복귀하라.

전환 2: 한 다리 잡기 활 자세 (One-Legged Bow)

- 오른 팔을 바로 앞에 두고 팔꿈치를 땅바닥으로 능동적으로 밀어라, 이때 앞톱니근(**그림 10.6**)을 사용하여 견갑골을 길게 하라.
- 척주를 통하여 신전을 계속하면서 왼손을 뻗어서 왼발 또는 발목을 꽉 잡아라, 그리고 손바닥을 위로(외전)하여 왼팔을 잡아라. 이때, 슬괵근은 왼쪽다리를 구부린다.
- 오른발의 발바닥 굽이 반대 동작과 왼발의 배측굴곡을 감지하라.
- 숨을 들이쉬면서 척주를 연하여 신전을 계속 감지하라. 이 자세에서 해제할 준비가 되었으면 숨을 내쉬면서 척주를 내리고 이 전환 자세를 오른쪽에도 반복하라.

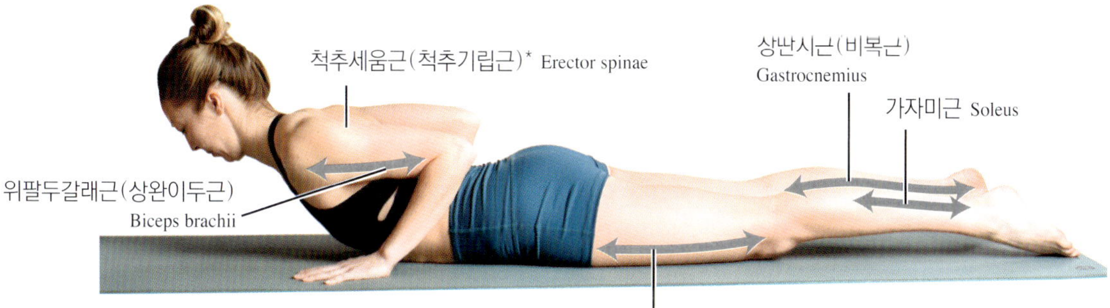

전환 1: **코브라 준비 자세 (Cobra Prep)**

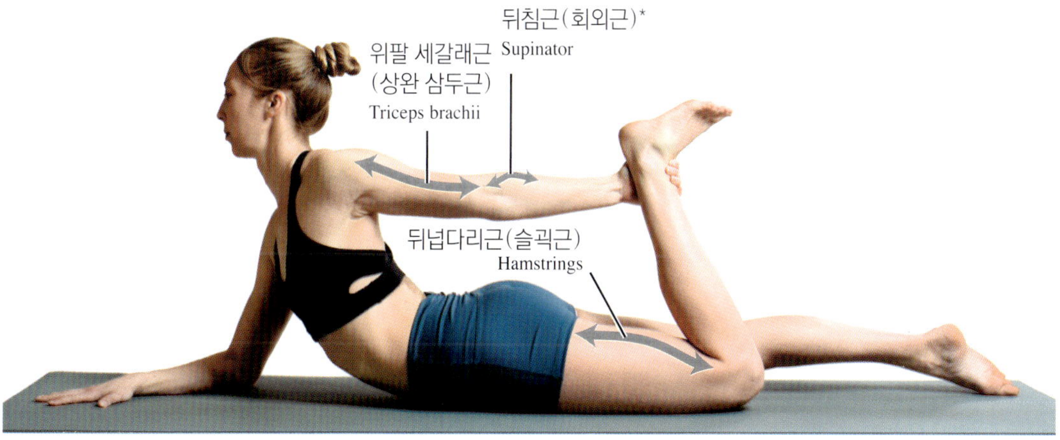

전환 2: **한 다리 잡기 활 자세 (One-Legged Bow)**

최종 자세: 활 자세(Bow Pose)

- 숨을 들이쉴 때 슬괵근을 양쪽으로 수축시켜 양쪽 무릎을 구부려서 다리를 땅에서 떼어내어 들어 올려라.
- 광배근과 삼각근을 사용하여 양팔을 신전시키고 삼두박근을 사용하여 양팔을 신전시키며 이때, 손가락으로 발목관절에 닿도록 하라. 양발 또는 발목을 꽉 잡고 매트 앞 몇 인치 방향을 응시하라.
- 능형근과 승모근(**그림 10.7**)의 중간 섬유를 작동시켜 견갑골을 움츠리도록 하라. 대흉근과 전 삼각근(**그림 10.3**)의 스트레칭과 복근의 작동이 하등배를 지지한다는 것을 감지하라.
- 장지신근(**그림 11.14**)을 포함한 다리 앞부분 근육을 사용하여 양발의 등굽이를 하라.
- 척추기립근과 다열근을 계속 작동시켜라. 숨을 내쉬면서, 천천히 낮추어서 자세를 해제하라. 뒤로 굽힘 동작의 대항 행동으로서 무릎을 굽힌 채로 발을 왼쪽에서 오른쪽으로 떨어뜨려라.

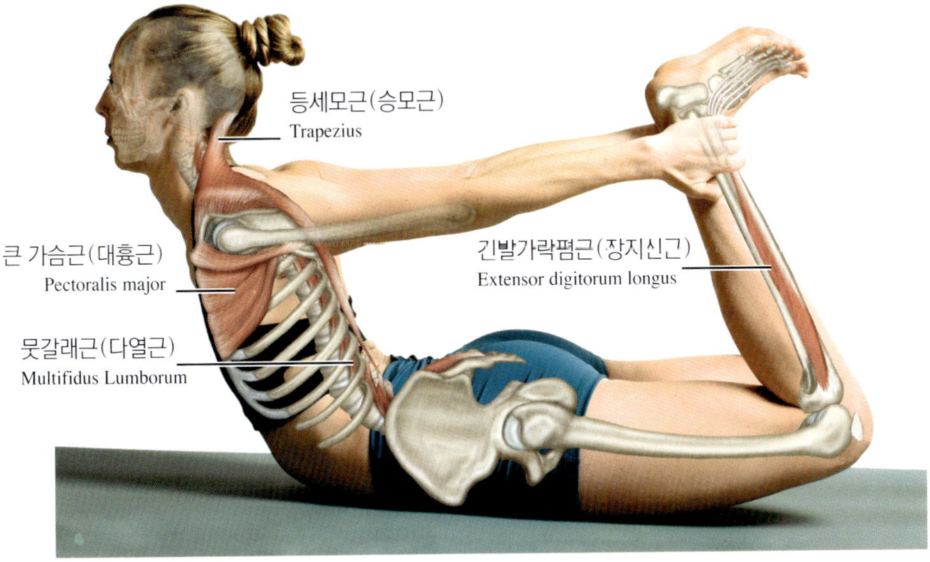

최종 자세: 활 자세 (Bow Pose)

수레바퀴 자세/위로 향한 활 자세(Wheel)

(우르드바 다누라사나:Urdhva Dhanurasana)

자세 설명

이 도전적인 척추를 펴주는 자세는 가슴, 복부, 그리고 어깨를 스트레칭하며 이때 넓적다리와 다리를 강화한다.

변형 동작: 이 자세의 최종 설명을 끝내기 전에 힘을 강화하기 위해 다리 자세를 취한다.
하지 근육이 외전하는 것을 막기 위해 양 넓적다리 사이에 벽돌을 사용하도록 하라.
만약 필요하다면, 준비 자세에서 천골 아래에 벽돌 한 개를 위치시켜라.

동작 지도 설명

전환 1: **다리 자세(Bridge)**

- 바로 누운 자세로 시작한다. 삼두박근이 신체 양옆에 의해 지면을 따라 양팔과 전완을 신전시킨다. 그리고 사두회내근과 원형회내근(**그림 10.12**)을 사용하여 팔뚝을 내전시킨다. 이때 양손바닥으로 매트를 누른다.
- 슬괵근(**그림 11.4**)을 사용하여 무릎을 신전시켜 양발을 지면으로 가져가서 둔근 가까이에 두라. 양발을 둔부 넓이 만큼 서로 떨어지게 하고 무릎 관절이 발목관절 바로 위에 오도록 하라.
- 무릎을 눌러서 둔부를 들어 올려라. 이때 천골에서 흉추에 이르도록 굴린다.
- 승모근과 능형근(**그림 10.2**)을 수축시켜 견갑골을 원복시키고, 극하근과 소원근의 도움을 받은 양팔을 외전시켜라. 만약 편안하다면 손가락을 교착시켜라.
- 둔근을 느슨하게 하고 오금줄을 작동시켜 둔부를 신전하여 들어 올려라. 복부근육(**그림 9.5**)을 사용하여 몸통근육을 안정시켜라.
- 숨을 내쉴 때 목뼈에서 꼬리뼈까지 한 번에 한 개씩의 척추를 통해 등배를 느슨하게 하라. 이 자세에서 양쪽 무릎을 좌우로 교대하여 부드럽게 아래로 떨어뜨려라.

전환 2: **수레 바퀴 준비 자세(Wheel Prep)**

- 양팔을 머리 위로 굽히고, 상완근(**그림 10.10**)을 이용하여 팔뚝을 굽혀서 손바닥을 지면의 귀 옆에 가져가서 손가락을 어깨 방향으로 향하도록 하라. 배측골간근(**그림 10.15**)을 사용하여 손가락을 외전시켜라.
- 양팔을 누르고 천골에서 경추(**그림 10.15**)에 이르기까지 굴려라. 둔부를 들어 올리고, 양손과 팔을 눌러서 머리 꼭대기가 매트에 위치하도록 하라.
- 대흉근을 수축시켜 양팔을 내전시키도록 하며, 이때 팔꿈치는 바로 위로 향하게 하고, 대내전근(**그림 11.3**) 넓적다리를 내전시키도록 한다.
- 박근과 외전근을 활성화시킴으로써 양 넓적다리가 여전히 평행을 유지하도록 하라. 이때, 폐쇄공을 통하여 폐쇄신경이 통과하면서 이러한 근육들을 신경감응 시키는 경로를 시각화한다.

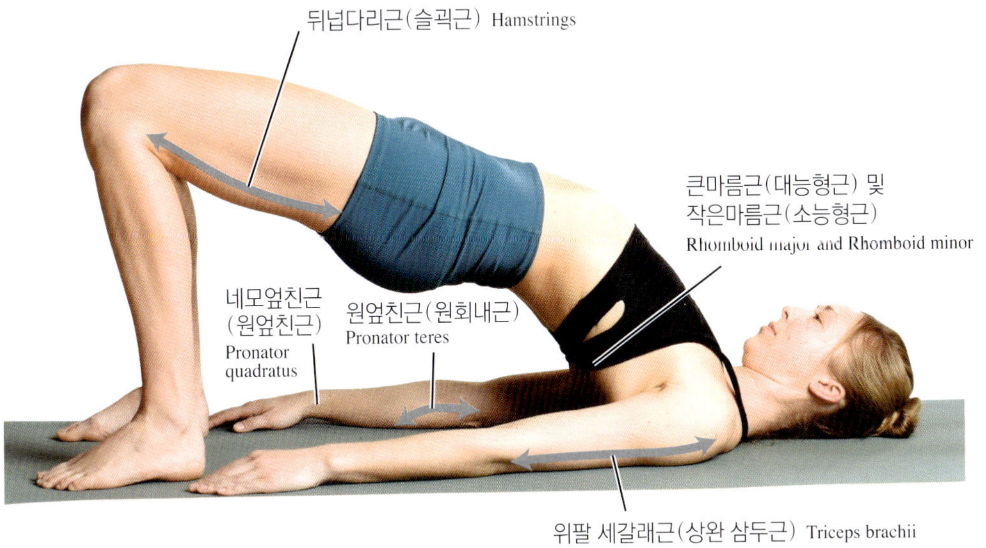

전환 1: **다리 자세 (Bridge Pose)**

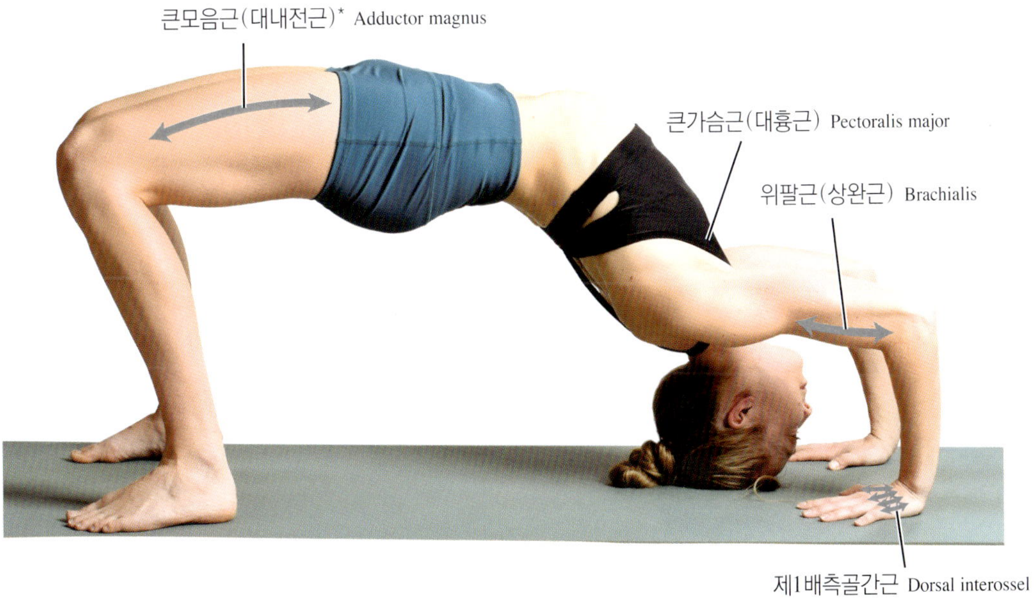

전환 2: **수레 바퀴 준비 자세 (Wheel Prep)**

최종 자세: 수레바퀴 자세(Wheel Pose)

- 숨을 들이쉬면서, 양손으로 밀어내어라. 이 때 삼두박근(**그림 10.11**)을 사용하여 팔뚝을 신전시키고, 흉부를 천장으로 들어 올려라.
- 양팔을 평행으로 유지하고, 천천히 작동시켜 양 어깨 관절을 팔굽 관절 위에 오도록 하라. 삼각근이 작동하여 어깨를 신전하고, 대둔근이 둔부를 신전시키는 것을 감지하라.
- 척추기립근을 계속 수축시켜 척주의 모든 부분이 신전하도록 하라.
- 소원근과 극하근이 양팔(**그림 10.4**)을 외전시키며, 그동안 중둔근과 소둔근(**그림 11.9**) 넓적다리를 외전시키는 것을 이해하라.
- 사근을 포함하여, 삼각근(**그림 10.3**)과 복근에 걸쳐 스트레칭을 감지하라.
- 숨을 내쉬면서 양팔뚝과 양다리를 굽혀서 아래로 내려라. 첫째, 머리를 바닥에 대고, 목뼈로부터 꼬리뼈에 이르기까지 각 척추를 통하여 아래로 굴려라.
- 발바닥을 이 자세 시작을 위해, 그리고 무릎을 이 자세에 측방으로 대항 행동을 하기 위해 가져가라.

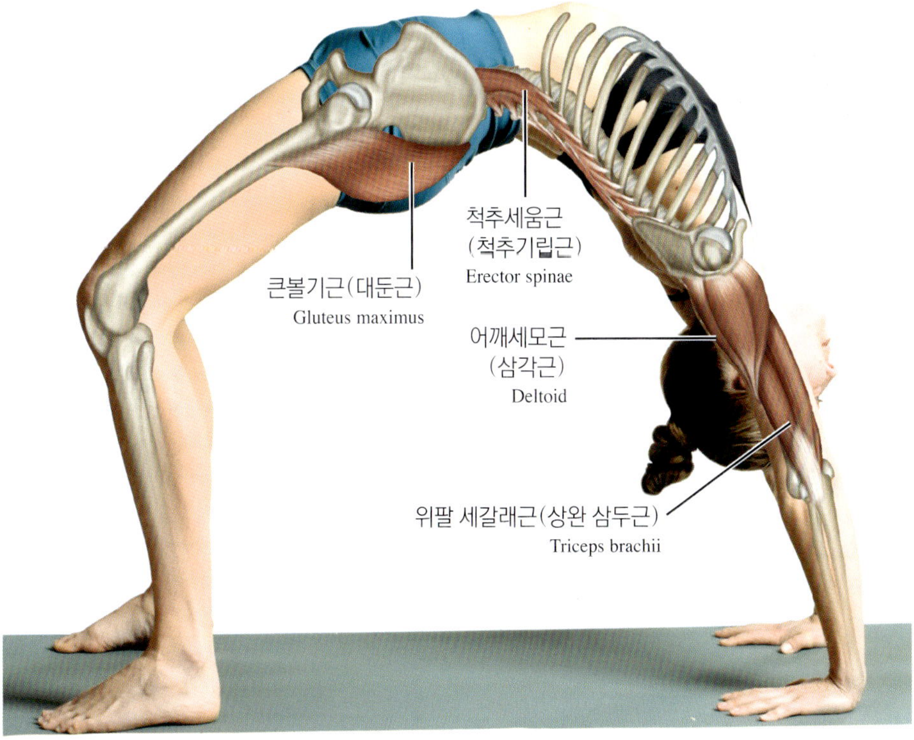

최종 자세: 수레 바퀴 자세 (Wheel Pose)

5 팔 균형 자세(Arm Balances)

얼굴이 아래로 향한 개 자세(Downward Facing Dog)

(아도 무카 스바나사나:Adho Mukha Svanasana)

자세 설명

이것은 요가 실습에 있어서 중요한 전환과 휴식 자세이다. 이것은 후방 넓적다리와 다리를 스트레칭하는데 도움이 되며, 또한 양팔과 견대(어깨띠)를 강화시킨다. 이것은 다른 역전(동작 전환)을 위한 훌륭한 준비자세이기도 하다.

변형 동작: 만약 손목 통증의 경험이 있다면, 양손 아래에 받침 블록을 준비 하라. 이 절차의 두 번째 전환 동안에 무릎을 내리고 어깨를 손목 위에 올리며 완전한 표현을 유지하는데 필요한 몸통근육의 힘을 기를 때까지 복근을 수축시켜라.

동작 지도 설명

전환 1: 테이블 탑 자세(Table Top)

- 양어깨를 손목 위에, 둔부를 무릎 위에 올려 두고 테이블 탑 자세를 시작한다.
- 삼두박근(**그림 10.11**)을 사용하여 양팔을 신전하고 양손의 배측골간근(**그림 10.15**)을 사용하여 내전하며, 손가락을 넓게 펴서 강력한 베이스(기초)를 구축하라.
- 흉복부신경(T7-T12)의 신경감응으로부터 복부 근육을 수축시켜 코어 근육을 안정시켜라.
- 슬괵근(**그림 11.13**)들이 작동하여 양쪽 무릎을 구부린다는 것에 유의하라.
- 수 인치 앞 지점을 바라보아서 승모근이 수축 함으로써 목을 신전시키도록 하라.

전환 2: 널빤지 자세(Plank Pose)

- 슬괵근을 사용하여 양쪽 둔근을 신전하고 대퇴사두근(**그림 11.12**)을 사용하여 양쪽 무릎을 신전시키며 이때 양쪽 발끝을 뒤의 매트로 밀어라. 양발 뒤꿈치를 발끝 위에 정렬시키고 양어깨는 양 손목 위에 정렬시켜라.
- 양발 뒤꿈치를 뒤로 밀어내고 전경골근, 장지신근 그리고 장무지신근(**그림 11.14**)을 포함하여 다리 앞 부분의 근육을 보강하는 발목을 통하여 배측굴곡을 하라.
- 양손바닥을 통하여 강력하게 눌러서 앞톱니근(**그림 10.6**)을 사용하는 견갑골을 연장시켜라. 두판상근(**그림 8.2**)을 수축시켜 목의 길이를 유지하면서 약간 앞을 바라보아라.
- 회선건판(**그림 10.4**) 근육들은 어깨관절을 안정시키는 데 도움이 된다.
- 몸통근육 강화를 시작하여 치골을 매트 꼭대기로 끌어 당김으로써 전방골반경사를 찾고 복직근과 복횡근(**그림 9.7**)을 작동시킨다.

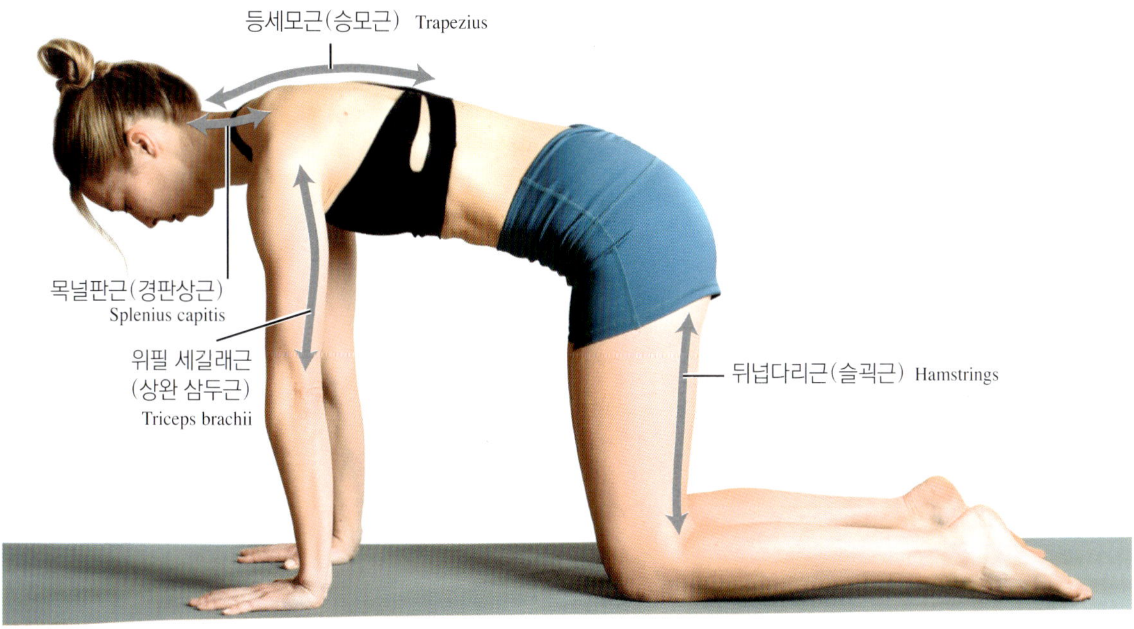

전환 1: **테이블 탑 자세 (Table Top)**

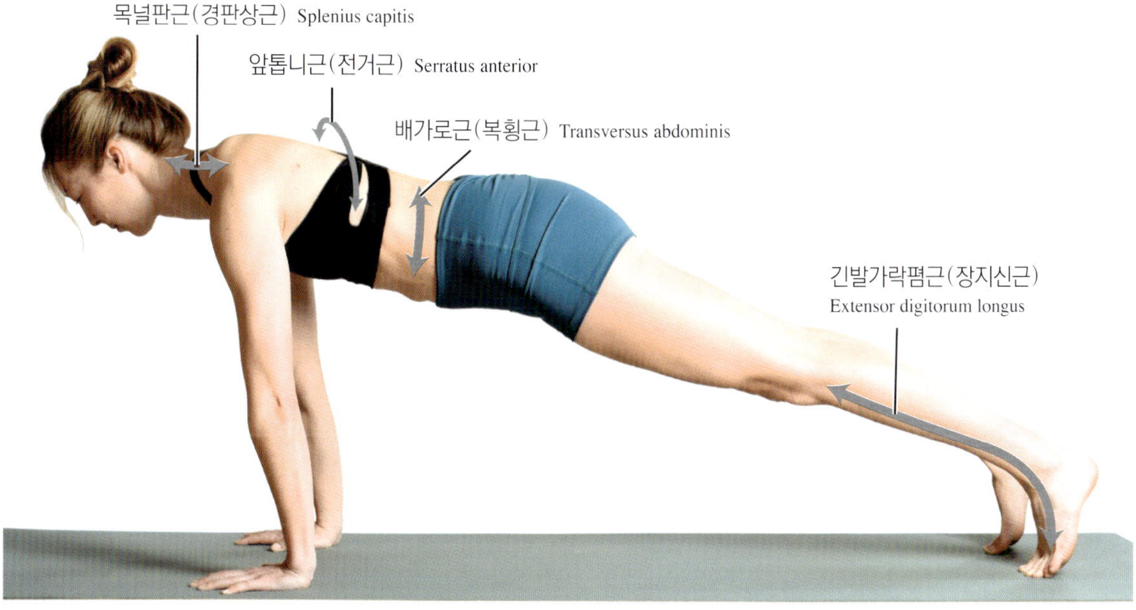

전환 2: **널빤지 자세 (Plank Pose)**

최종 자세: 얼굴이 아래로 향한 개 자세(Downward Facing Dog)

- 양손의 위치를 유지하면서 손바닥을 밀어서 둔부를 들어 올려라. 넓적다리 앞면으로 가까워지도록 가슴을 가져가라. 무릎을 미세하게 움직여서 좌골결절이 위로 향하도록 하라.
- 삼각근(**그림 10.3**)과 이두박근(**그림 10.10**)을 사용하여 어깨를 구부려라. 삼두박근을 작동하여 팔굽을 신전하라.
- 양손바닥, 특히 엄지손가락에 의해서 형성된 각 손바닥 옆을 꽉 눌러라. 양쪽 팔뚝이 모두 내전되고 양팔은 옆으로 회전하는 것에 유의하라.
- 양 대퇴골의 추가적인 내전을 증진시키기 위해 양 발끝을 살짝 틀어라. 대내전근(**그림 11.2**)은 이 추가적인 내부 회전과 내전을 도울 것이다.
- 슬괵근과 비복근(**그림 11.16**)이 자세에서 스트레칭하는 것을 감지하라. 이 자세가 몸에 배기 전에 대퇴골 근육을 스트레칭하기 위해 한쪽 무릎을 깊게 굽히고 다음에 다른 무릎에 하도록 하라.
- 숨을 내쉬면서 무릎을 굽혀서 자세를 해제하라. 이때 슬개골을 매트로 복귀시켜 테이블 탑 자세를 취하도록 하라.

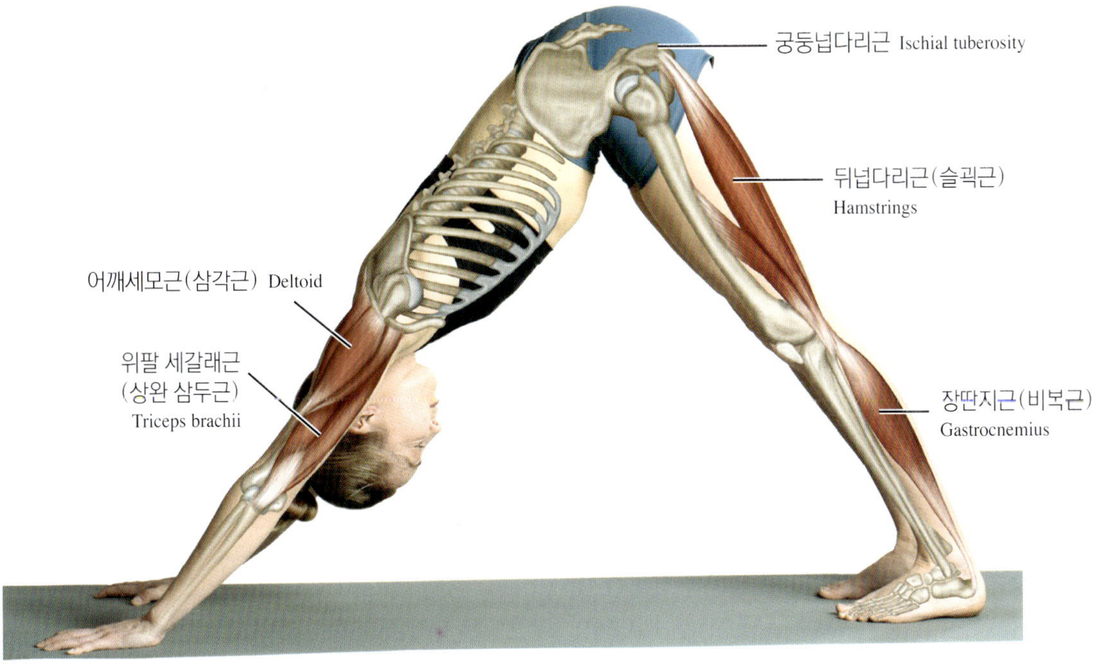

최종 자세: 얼굴이 아래로 향한 개 자세 (Downward Facing Dog)

사지 막대 자세(Four-Limbed Staff)

(차투랑가 단다사나: Chaturanga Dandasana)

자세 설명

이 동작은 많은 아사나 요가 순서에서 사용된다. 이 자세는 양팔, 몸통근육, 그리고 다리를 강화한다.

변형 동작: 널빤지 자세 및 네 다리 막대 자세에서 양 무릎을 지면에 두면서 이 자세를 완전히 표현하는 힘을 천천히 강화한다.

동작 지도 설명

전환 1: **테이블 탑 자세** (Table Top)

- 앉아 있는 위치에서 손바닥을 매트 위에 고정시키고 다리를 뒤로 신전시킨다. 이때 어깨를 손목 위에 둔부를 무릎 위에 위치시킨다.
- 삼두박근(**그림 10.11**)을 사용하여 양 팔굽을 신전시키고 손의 배측골간근(**그림 10.15**)을 사용하여 손가락을 외전하고 넓게 펼쳐서 견고한 베이스를 구축한다.
- 슬괵근(**그림 11.13**)이 작동하여 양쪽 무릎을 굽히는 것에 유의하라.
- 천골에서 머리 정수리까지 신장시키고 복근을 수축시켜 안정성을 기르도록 하라.
- 척추부속신경(CN XI)의 도움을 받은 승모근을 수축시킴으로써 6인치 전방을 주시하고, 중립적인 척주를 만들어라.

전환 2: **널빤지 자세**(Plank Pose)

- 슬괵근을 사용하여 둔근을 신전시키고, 수축과 대퇴사두근(**그림 11.12**)을 사용하여 양쪽 무릎을 신전시켜라. 이때, 뒤의 매트를 발끝으로 눌러라. 발뒤꿈치는 발끝에, 어깨는 손목 위에 정렬시켜라.
- 발뒤꿈치를 뒤로 향하게 하고 발목은 배측굴곡을 하게 하라. 이때 전방경골, 장지신근, 그리고 장무지신근(**그림 11.14**)포함한 다리의 앞 부분 근육을 사용한다.
- 앞톱니근을 사용하여 견갑골(**그림 10.6**)을 신장시키기 위해 강하게 눌러라. 두판상근(**그림 8.2**)을 수축시켜 약간 앞을 주시하고, 목의 길이를 유지하라.
- 회선근개 근육(**그림 10.4**)은 어깨 관절을 안정시키는데 도움을 준다.
- 치골을 매트 꼭대기로 당겨서 후방골반을 경사지게 하는 것을 알고 몸통 근육을 강화하기 시작하라. 이때 복직근과 복횡근을 작동시킨다.

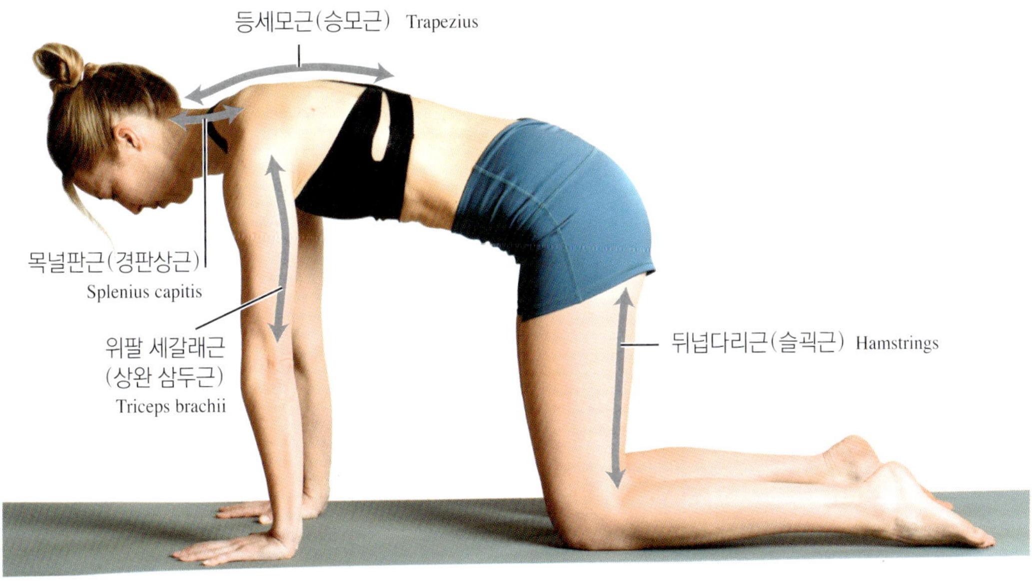

전환 1: **테이블 탑 자세 (Table Top)**

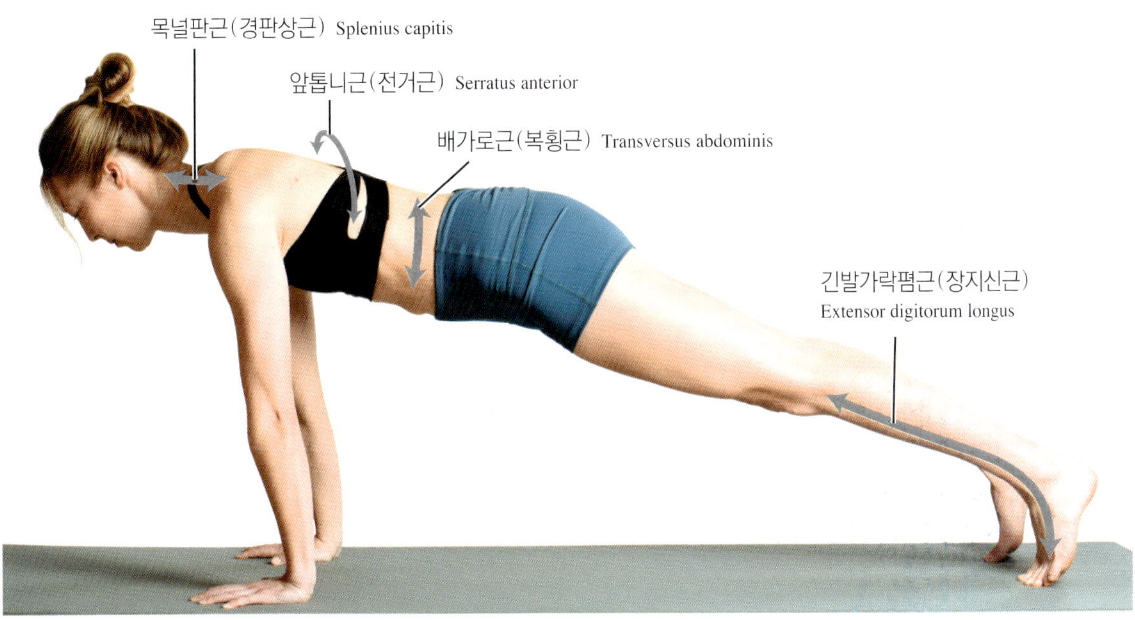

전환 2: **널빤지 자세 (Plank Pose)**

최종 자세: 사지 막대 자세(Four-Limbed Staff Pose)

- 숨을 들이쉬면서 앞으로 경첩을 두어서 양 어깨를 손목 위에 두라. 숨을 내쉬면서 삼두박근과 완근(**그림 10.10**)을 반쯤 내려서 양 팔꿈치를 흉곽에 가까지 두고 구부리되, 90° 각도를 넘지 않도록 유지하라. 시선은 매트 앞 몇 인치 위치로 향하게 하라.
- 복직근을 작동시켜 코어 근육을 더욱 강화시키고, 슬괵근이 둔근을 신전하게 하고 대퇴사두근은 양 무릎을 신전시키도록 하라.
- 대능형근과 소능형근을 사용하여 견갑골을 계속 환원시키기 위해 양팔꿈치로 껴안아라.
- 넓적다리를 통해 활동을 유지하며, 대내전근이 내전하는 것과 둔부를 내적으로 회전시키는 것을 관찰하라.
- 여기에서 만약 불안정을 느끼면, 슬개골 무릎을 구부려 주라.
- 숨을 내쉬면서 이 자세를 해제하기 위해 (1) 앞 방향으로 전환하고 발끝위로 굴려서 위로 향한 개 자세(제4장 참조)로 하던지 또는 (2) 무릎을 구부려서 어린이 자세로 발뒤꿈치 위에 앉아라.

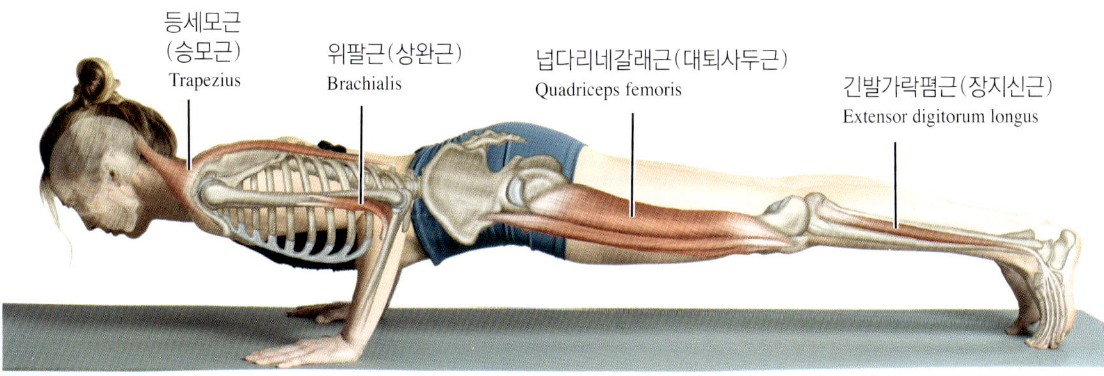

최종 자세: 사지 막대 자세 (Four-Limbed Staff Pose)

측면 널빤지 자세(Side Plank Pose)

(바시스타사나:Vasisthasana)

자세 설명

이 변형 자세는 널빤지 자세의 이점에 추가하여 복부 외복사근을 강화하며 균형과 정렬에 도전을 제공한다.

변형 동작: 최종 자세를 위한 충분한 힘을 얻을 때까지 지원된 측면 널빤지 자세(전환 2)로 머물러라. 이 자세에서 균형을 잡는 동안 필요하다면 벽을 상대로 실습을 하라.

동작 지도 설명

전환 1: **널빤지 자세**(Plank Pose)

- 테이블 탑 자세(제4장 낙타, 전환 1참조)에서 오금줄(**그림 11.13**)을 사용하여 둔근을 신전하고, 대퇴사두근(**그림 11.12**)을 사용하여 무릎을 신전하여 뒤에 있는 매트를 발끝으로 누르도록 하라. 발뒤꿈치로 발끝 위에 그리고 어깨는 손목 위에 정렬시켜라.
- 발뒤꿈치로 뒤를 누르고 발목에서 배측굴곡을 하라. 이때 전방경골, 장지신근 그리고 장무지신근(**그림 11.14**)을 포함한 다리 전방부분을 사용하라.
- 앞톱니근(**그림 10.6**)의 도움을 받아서 견갑골을 연장시키기 위하여 양손바닥을 세게 밀어라. 목 길이를 유지하면서 판상근(**그림 8.2**)을 수축시켜 약간 앞 방향을 보라.
- 회전근개(**그림 10.4**)근육들은 여기에서 어깨 관절의 안정을 돕는다.
- 치골을 매트 위로 당김으로써 후방골반골이 기울어 진다는 것을 알고 몸통근육을 강화하라. 이때 복직근과 복횡근(**그림 9.7**)을 작동시킨다.

전환 2: **지지된 측면 널빤지 자세**(Supported Side Plank Pose)

- 체중을 오른손으로 전환하라. 이때 몸통을 왼쪽으로 전환하고 외부와 내부 사근과 복직근(**그림 9.5**)을 활성화한다.
- 오른쪽 무릎을 지면에 가져가면서 오른쪽 넓적다리를 외전하라. 이때 중둔근과 소둔근, 그리고 대퇴근막장근(**그림 11.1. 그림 11.6**)을 사용하며 모두 상전신경으로부터 신경가지를 받는다.
- 오른 손바닥으로 지면으로 강하게 밀어라. 이때 삼두박근을 작동하여 양 팔뚝을 신전시키고 앞톱니근을 작동하여 견갑골을 길게 한다. 숨을 들이쉬며 왼팔을 옆으로 외전시키고 이어서 머리 위로 외전시켜라. 이때 삼각근(**그림 10.3**)을 사용한다.
- 왼쪽 둔근을 오른쪽 둔근 위로 올리고 장골근이 매트의 긴 가장자리를 가리키도록 한다.
- 만약 목이 편안하다면, 시선을 왼쪽 손으로 또는 매트의 옆으로 향하도록 하라.
- 왼쪽 손바닥을 아래로 내리고 널빤지 자세로 돌아가라. 이 자세를 왼쪽에도 반복하라.

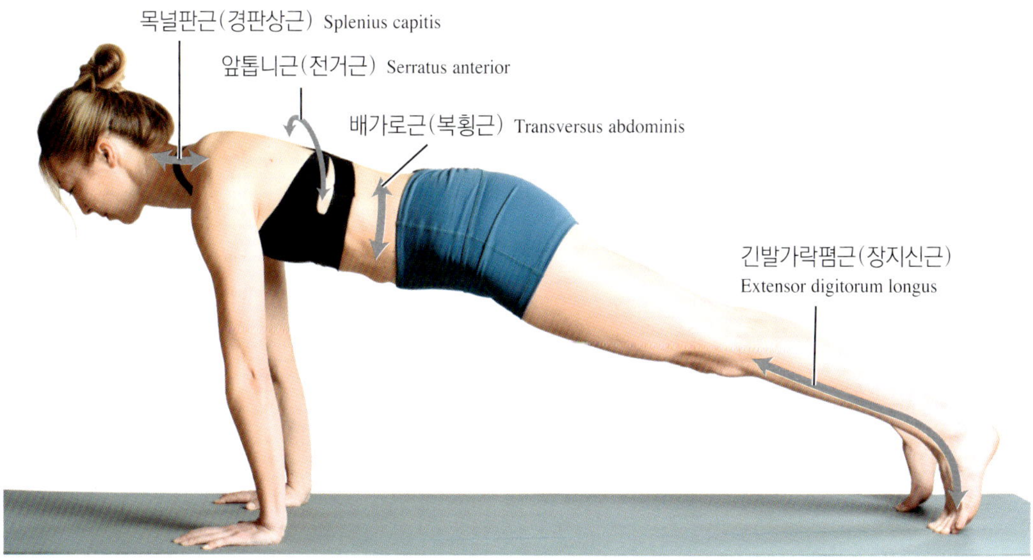

전환 1: **널빤지 자세 (Plank)**

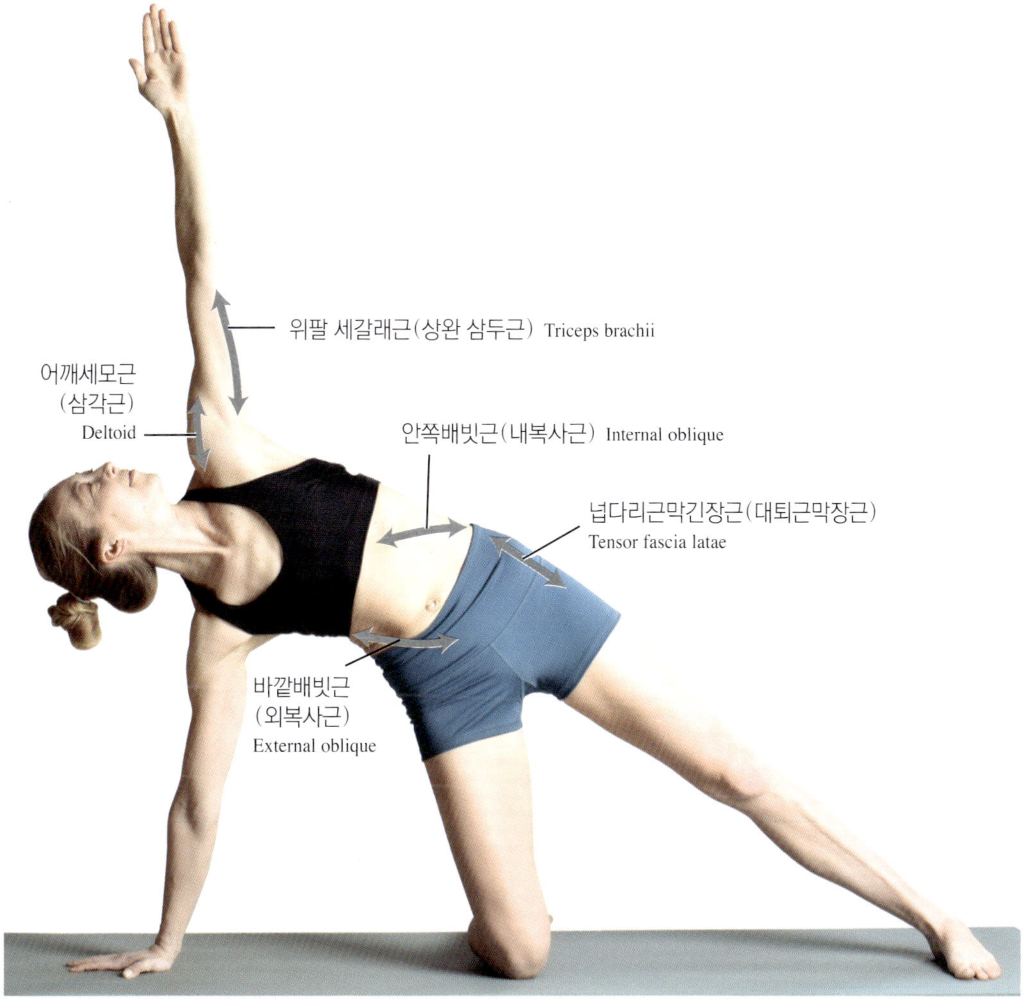

전환 2: **지지된 측면 널빤지 자세 (Supported Side Plank Pose).** 주의 : 대퇴근막 장근은 보다 나은 시각효과를 위해서 설명보다 더 반대편을 가리키고 있다.

최종 자세: 측면 널빤지 자세 (Side Plank Pose)

- 오른 손에 지지된 측면 널빤지 자세를 취하면서 복부근육을 계속 작동시켜라. 이때 오른쪽 넓적다리를 왼쪽 넓적다리를 향해 내전시키고 대퇴사두근을 사용하여 오른쪽 다리가 왼쪽 다리를 만나게 하라.
- 왼쪽 발을 오른쪽 발 꼭대기에 올려라. 이때 제5중족골과 종골의 측면에 균형을 잡아라. 전경골을 사용하여 양발의 배측굴곡을 지속하라. 추가적인 발목의 안정을 위해서 왼발을 오른발 앞에 둘 수도 있다.
- 종골에서 하지를 거쳐 몸통근육에 이르기까지 긴 라인을 이루도록 하라. 오른쪽 어깨가 오른쪽 손목 위에 오도록 정렬하고, 왼쪽 어깨를 뒤로 회전시켜 오른쪽 어깨 위에 오도록 하라.
- 둔부를 너무 높이 들어 올려서 척주가 옆으로 굽혀지지 않도록 하라.
- 오른쪽 흉쇄유돌근과 판상근의 단독 동작을 통해서 시선을 왼쪽 손 방향으로 할 수도 있다.
- 몸통을 회전시키며 왼손을 아래로 내려 널빤지 자세를 취하라. 이 자세를 왼쪽에도 반복하라.

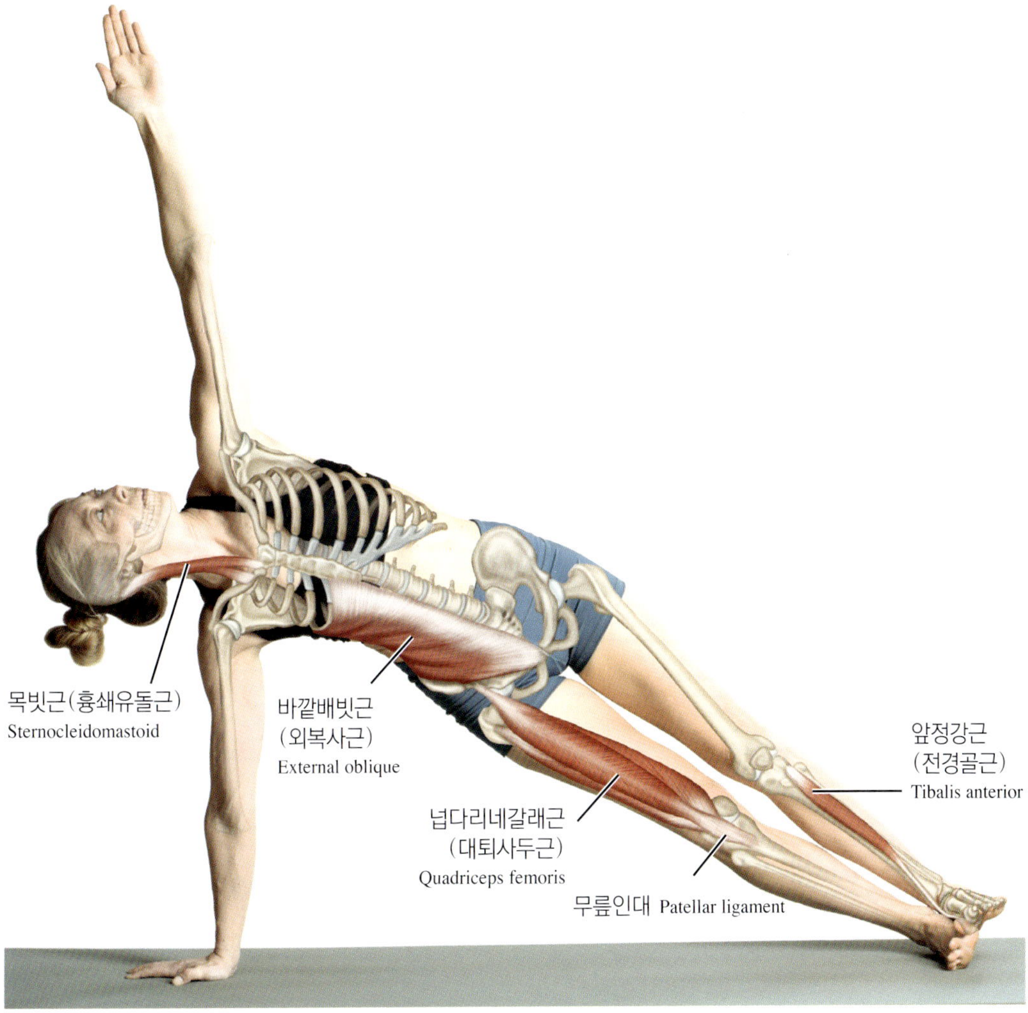

최종 자세: 측면 널빤지 자세 (Side Plank Pose)

까마귀 자세(Crow Pose)

(바카사나:Bakasana)

자세 설명

이것은 어깨, 팔, 팔뚝, 둔근, 그리고 몸통근육을 강화시키는 기본적인 팔 균형 자세이다. 이것은 등을 스트레칭시키고 손목이 자기수용기를 활성화시켜 균형을 유지하게 한다. 팔뚝이 신전되었을 때 이 자세는 학 자세(바카사나)라고 한다는 것을 유의하라.

변형 동작: 양발을 벽돌 또는 서책 위에 두며, 지지를 위해 베개를 바닥 앞에 준비해 두라. 이 자세에서 지지를 위해 필요한 힘을 구축할 때 추가적인 안정을 위해 양발을 몸 뒤의 벽에 위치시켜라.

동작 지도 설명

전환 1: 화환 자세(Garland Pose)

- 양발을 둔부 보다 더 넓게 벌리고 발가락은 밖으로 향하게 하여 서라.
- 넓적다리를 구부려서 낮은 쭈그려 앉은 자세로 앉아라. 이때 슬괵근(**그림 11.13**)과 박근(**그림 11.3**)이 다리를 구부린다.
- 흉골 앞에 손바닥을 함께 모아서 손목을 과신전 시킨다. 이때 팔뚝(**그림 10.13**)의 뒷부분을 사용한다.
- 팔굽으로 넓적다리를 눌러 둔근의 외전을 돕는다.
- 척추를 약간 신전시켜 외후두융기로부터 꼬리뼈까지 일직선이 되게 한다.

전환 2: 까마귀 준비 자세(Crow Prep)

- 원형회내근과 네모회내근(**그림 10.12**)을 사용하여 양 팔뚝을 내전시켜라. 그리고 삼두박근(**그림 10.11**)을 활성화시켜서 양 팔뚝을 신전시켜 양손바닥을 앞의 매트 위에 어깨넓이만큼 서로 떨어지게 벌려라. 배측골간근(**그림 10.15**)을 사용하여 손가락을 외전시켜 균형 잡을 수 있을 만큼 펴도록 하라.
- 다리의 후부(**그림 11.16**)에서 근육의 도움으로 발목을 발바닥 굽히기를 하여 볼 모양이 되게 한다.
- 상완신근과 원형회내근을 수축시켜 팔과 팔뚝으로 선반모양을 만들어서 팔뚝을 신전시켜라. 슬개골을 삼두박근 위에 위치시키고 승모근과 함께 약간 앞 방향을 응시하도록 하라.
- 비복근을 수축시켜 한발을 굽혀서 땅에서 떼어 내기 시작하고, 발목에서 발바닥 굽히기를 하라. 대퇴사두근(**그림 11.1**)을 사용하여 다리를 신전시켜라 이때, 발을 땅으로 되돌려 위치시키고 한 발 들기를 다른 발에도 반복하라.

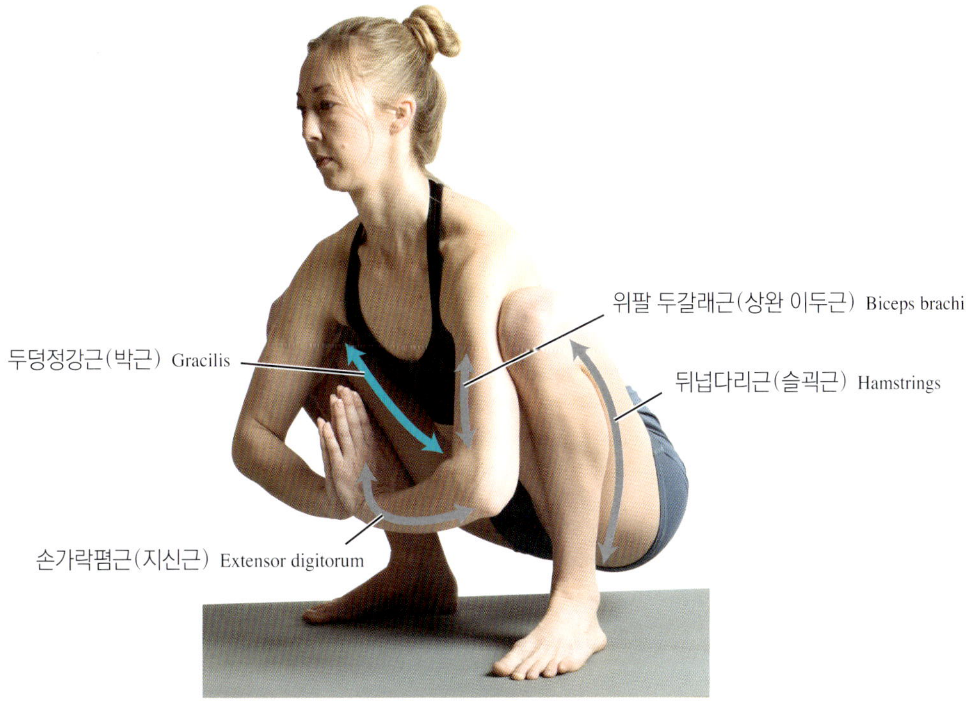

전환 1: 화환 자세 (Garland)

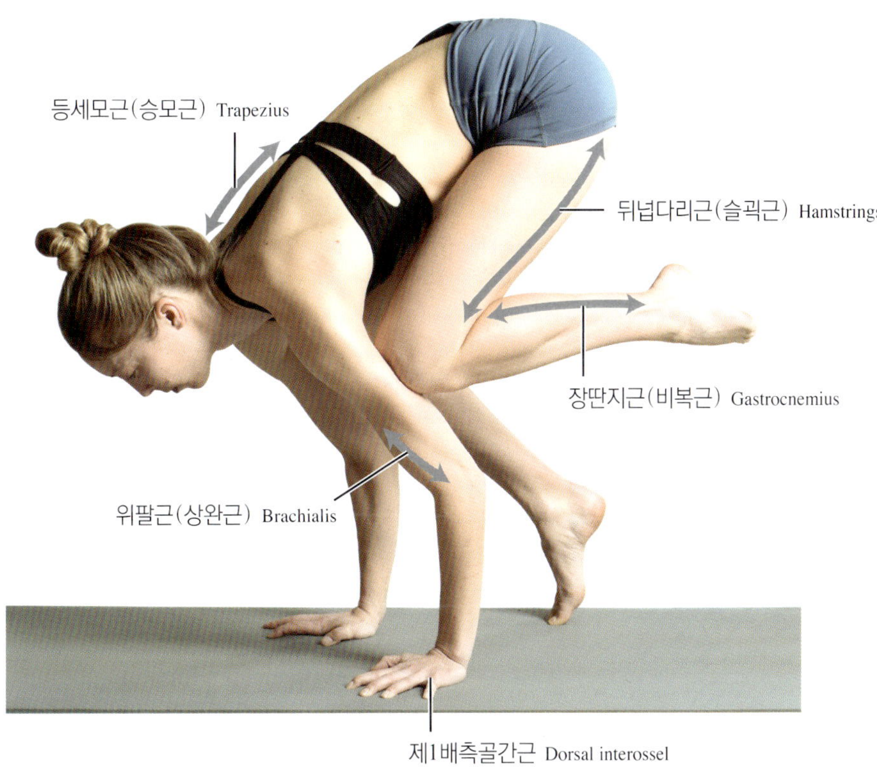

전환 2: 까마귀 준비 자세 (Crow Prep)

최종 자세: 까마귀 자세(Crow Pose)

- 이 자세의 완전한 표현을 위해서 양발을 양쪽으로 굽히는데 한 번에 하나씩 하며 양발에 발바닥 굽히기를 하라. 슬개골을 겨드랑이 가까이 두도록 작동하라.
- 매트를 꽉 잡고 바닥으로 밀어라. 이때, 체중을 앞 방향으로 전환하라. 앞톱니근(**그림 10.6**)이 견갑골을 연장하고 복근이 척주를 강하게 구부리며 이때 배꼽을 몸통 근육 쪽으로 위로 올리는 것을 감지하라.
- 승모근, 두판상근, 그리고 경판상근(**그림 8.2**)을 양쪽으로 수축시켜 머리를 약간 신전시키며, 이때 시선을 몇 인치 앞에 두도록 하라.
- 이 자세를 해제하기 위하여 숨을 내쉬면서, 화환자세(전환 1)로 도로 내리고 다리를 신전하고, 둔근을 들어올리며 숨을 내쉬면서 전방으로 구부려라.

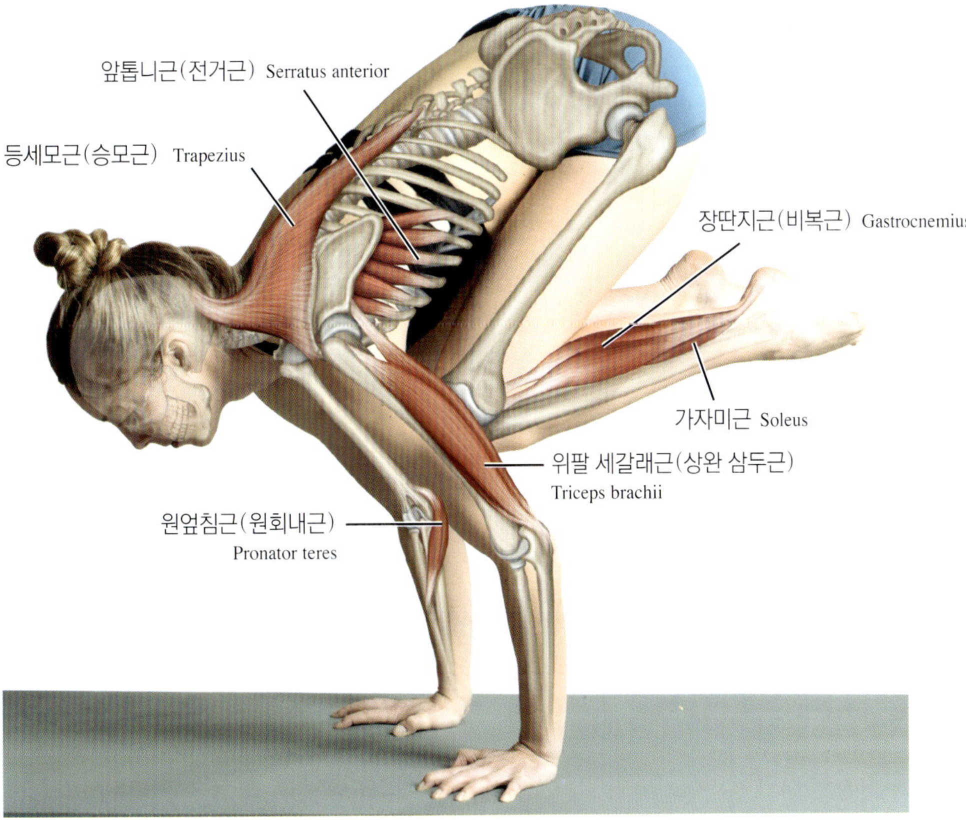

최종 자세: **까마귀 자세 (Crow Pose)**

6 척추 비틀기 자세(Spinal Twists)

회전한 초승달 런지 자세(Revolved Crescent Lunge)

(파리브릿타 안자니야사나 : Parivrtta Anjaneyasana)

자세 설명

이것은 초승달 런지의 변형 자세이며, 종종 빈야사 실습에서 하나의 전환 자세로 사용된다. 이 자세는 다리를 강화하며 균형을 증진시킨다. 왼쪽으로 복근 비틀기는 상행결장을 압축하며 오른쪽 비틀기는 하행결장을 압축한다.

변형 동작: 이 비틀기의 모든 수정 방법에 있어서 뒷 무릎을 굽혀서 매트에 내릴 수 있으며 슬괵근 아래에 담요를 둘 수도 있다. 최종 자세에서 손이 닿지 않는 다면, 양손을 벽돌 위 또는 서책 위에 둘 수도 있다. 임신 중이라면, 심화된 비틀기 자세보다는 가벼운 비틀기 자세를 실습하라.

동작 지도 설명

전환 1: 초승달 런지 자세(Crescent Lunge Pose)

- 해부학적인 자세에서, 오른쪽 발을 높은 런지 자세로 하여 뒤로 넓은 보폭을 취하라. 오른쪽 발끝의 바닥을 땅에 두고 발꿈치뼈를 중족골 위에 정렬시키도록 하라.
- 슬괵근(**그림 11.4**)을 사용하여 앞쪽 왼발을 무릎에서 굽혀라. 무릎관절이 왼쪽 발목 바로 위에 오도록 하라.
- 박근, 장내전근, 그리고 소내전근(**그림 11.10**)은 왼쪽 넓적다리를 내전시킨다.
- 대퇴사두근(**그림 11.1**)이 작동하여 오른쪽 다리를 매트 뒤로 신전시킨다. 이때 슬괵근과 대둔근이 작동하여 오른쪽 넓적다리를 신전시킨다.
- 극상근과 삼각근(**그림 10.2**)을 수축시켜 양팔을 옆구리 밖 머리 위로 외전시켜라. 그리고 팔뚝은 삼두박근(**그림 10.11**)을 사용하여 서로 평행이 되게 신전시켜라.
- 숨을 들이쉬면서, 위로 뻗으면서 척추기립근(**그림 8.2**)이 척주를 신전시킨다는 것을 감지하라. 숨을 내쉬면서 런지를 더 깊이 심화시켜라.

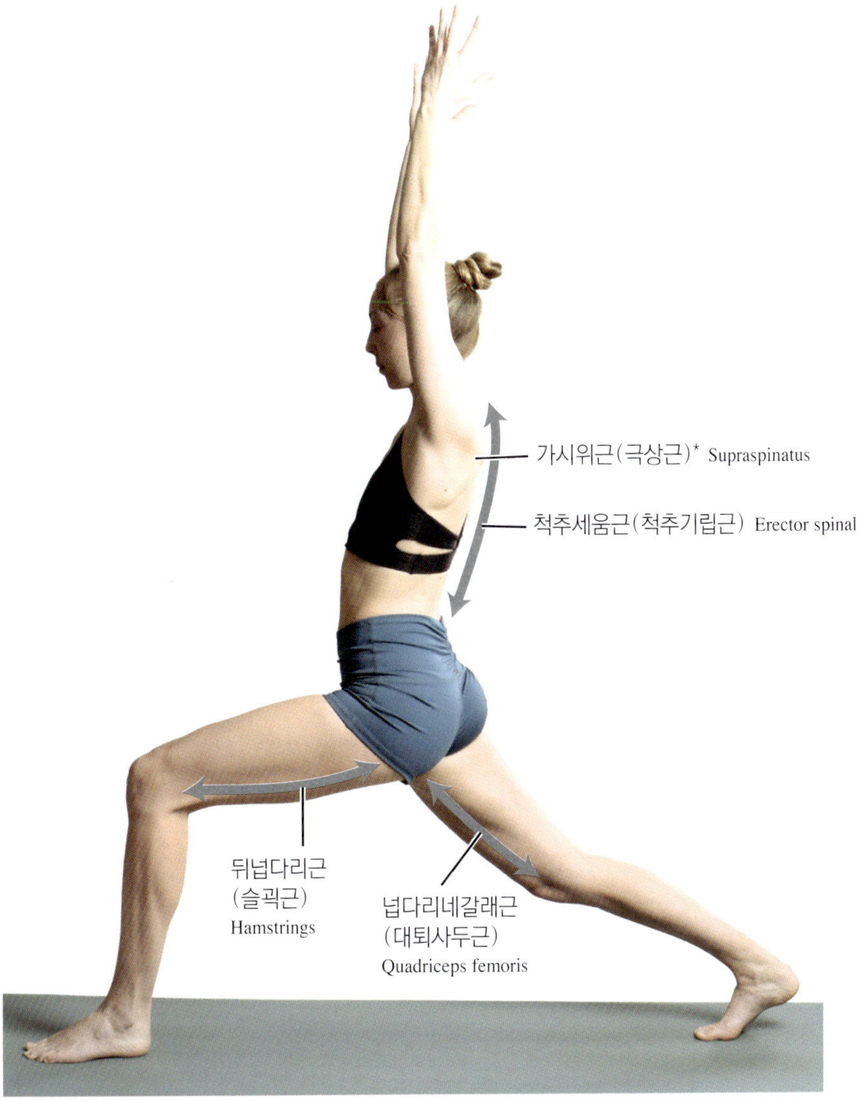

전환 1: **초승달 런지 자세 (Crescent Lunge Pose)**

전환 2: 회전한 초승달 준비 자세(Revolved Crescent Prep)

- 대흉근(**그림 10.5**)과 광배근(**그림 10.9**)을 사용하여 양팔을 내전시켜라. 이때 손바닥을 함께 모아 압박하고 흉골 전방 아래로 내려라.
- 대능형근과 소능형근, 그리고 승모근 중간 섬유를 사용하여 견갑골을 움츠리는 것을 감지하라.
- 체중을 앞의 왼발로 가져가고 복직근을 사용하여 몸통을 전방으로 굽히기 시작하라. 이때 양손은 흉골에 위치시켜라.
- 복근을 사용하여 몸통을 회전시켜 오른쪽 팔꿈치의 측면 끝을 왼쪽 넓적다리 밖으로 가져가라.
- 왼쪽 내복사근과 오른쪽 외복사근이 작동하여 몸통을 매트 쪽으로 회전시킨다. 이 몸통회전은 횡돌기극근(**그림 8.2**)에 의해서 도움을 받는다.
- 매 들이쉴 때마다, 머리 꼭대기에서 천골까지 연장시키며 숨을 내쉴 때마다 더 깊이 비틀기를 하라.

최종 자세: 회전한 초승달 자세(Revolved Crescent Pose)

- 숨을 들이쉬는 동안 왼쪽 극상근과 삼각근을 수축시켜 왼쪽 팔을 천장으로 외전시켜라. 삼두박근을 사용하여 오른팔을 신전시키고 팔뚝과 손목을 신전시켜 아래로 내려 땅 또는 왼쪽 발 밖에 있는 벽돌에 위치시켜라. 오른쪽 팔뚝을 왼쪽 넓적다리 또는 다리 쪽으로 눌러서 비틀기를 심화시켜라.
- 만약 편안하다면, 오른쪽 흉쇄유돌과 왼쪽 두판상근(**그림 8.2**) 및 경판상근을 수축시켜 머리를 왼쪽으로 틀고 시선을 천장방향으로 올려라.
- 양쪽 후방 부분 근육을 모두 사용하여 (**그림 10.11**) 양방향 반대쪽으로 양팔과 손목을 신전시켜라.
- 슬괵근을 계속 작동시켜 앞 왼쪽 다리를 굽히고 왼쪽 무릎을 안정시켜서 더 깊은 런지 자세를 취할 수 있도록 하라.
- 더 깊게 비틀기를 할 때 숨을 내쉬면서 왼쪽의 내외부 늑간근(**그림 9.4**)이 스트레칭하는 것을 감지하라.
- 숨을 내쉴 때, 초승달 런지 자세(전환)로 되돌아 옴으로써 이 비틀기 자세를 해제하여 자세를 바꾸며 이 절차를 다른 쪽에도 반복하라.

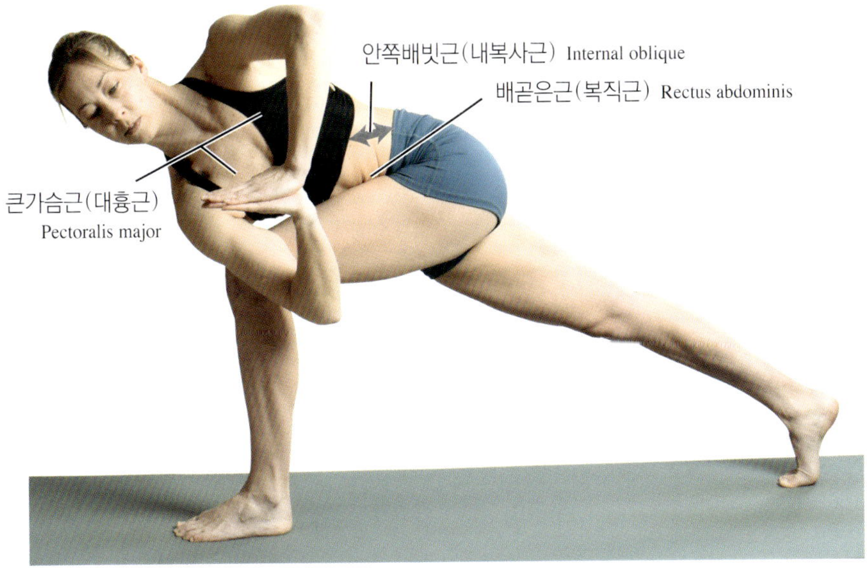

전환 2: **회전한 초승달 준비 자세 (Revolved Crescent Prep)**

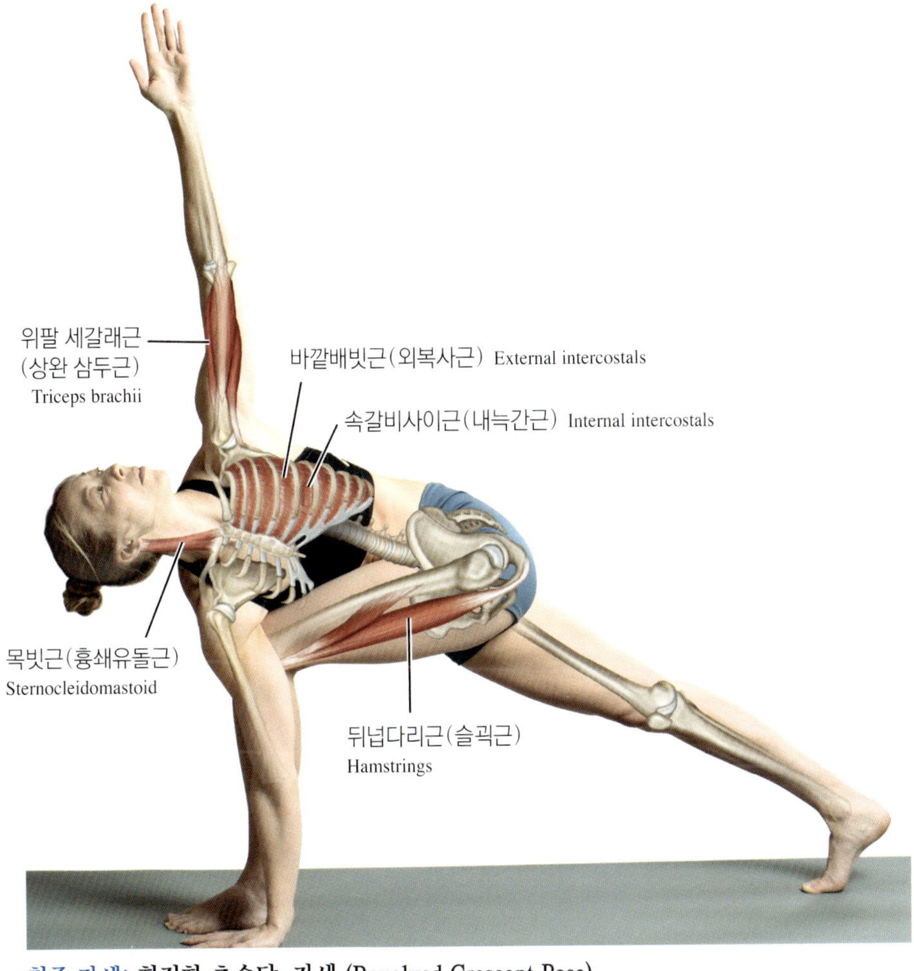

최종 자세: **회전한 초승달 자세 (Revolved Crescent Pose)**

회전한 삼각 자세(Revolved Triangle)

(파리브릿타 트리코나사나: Parivrtta Trikonasana)

자세 설명

이 자세는 깊은 척추 비틀기 삼각자세(제1부 기립자세 참조)를 추가하며, 호흡과 균형의 난제를 제공한다. 이것은 슬괵근, 종아리 그리고 발목을 스트레칭하며, 복근 조직을 자극한다.

변형 동작: 슬괵근이 긴장되어 있다면, 이 자세에서 균형을 잡는 것은 힘들 수도 있다. 매트에 닿지 않는다면, 아래 손을 받침 블록 또는 두꺼운 책을 이용하여라. 추가적인 안정을 위해서 벽을 상대로 하여 이 자세를 연습하라. 임신 중이라면, 과도한 비틀기 동작보다 가벼운 비틀기 자세를 연습하라.

동작 지도 설명

전환 1: 전사 자세 I(Warrior I)

- 왼발을 큰 보폭으로 뒤로 한 걸음 빼어서 45° 각도로 두고 전사자세 I(제1부 서서하는 자세 참조)자세를 시작하라. 오른쪽 발꿈치뼈를 왼쪽 발꿈치뼈와 발뒤꿈치끼리 정렬하라.
- 오른쪽 슬괵근(**그림 11.4**)을 수축하여 앞다리를 굽히고, 왼쪽 대퇴사두근(**그림 11.1**)을 작동시켜 뒷다리를 신전시킨다. 박근과 대내전근(**그림 11.3**)을 사용하여 넓적다리를 중간선 방향으로 내전시킨다.
- 극상근과 삼각근이 양팔을 옆과 머리 위로 외전하도록 하라. 양팔뚝을 삼두박근과 함께 외전시켜라. 승모근의 오름 섬유를 사용하여 견갑골의 압력을 해제시켜 어깨를 등배 아래로 끌어당겨 귀에서 떨어지게 하라.
- 숨을 들이쉬면서 상체를 들어올려 복근을 수축시켜라. 이때 복직근이 몸통근육을 지원하고 있다는 것을 감지한다.
- 숨을 내쉬면서 런지자세로 더욱 깊이 가라앉도록 하라.

전환 2: 피라미드 자세(Pyramid)

- 왼쪽 발을 몇 인치 앞으로 내 디뎌서 자세를 짧게 하여 피라미드 자세를 준비하라.(제3부 앞으로 굽히기 자세 참조) 그리고 나서 뒷발을 약간 내부로 회전 시켜 모든 발끝이 매트 위에 지향하도록 하라.
- 양쪽으로 대퇴사두근을 수축시켜 다리를 신전시켜라. 이때 양쪽 무릎관절을 편다.
- 오른쪽 고관절을 뒤로 왼쪽 고관절을 앞으로 부드럽게 당겨서 장골근을 매트 앞으로 정렬시켜 둔부에서 자세를 취한다.
- 복근(**그림 9.5**), 장골근, 그리고 장요근(**그림 11.1**)을 수축시킴으로써 오른쪽 넓적다리 위로 척주를 굽혀라. 턱을 다리 방향으로 당기고 양손을 땅 또는 발 옆에 있는 벽돌 위에 위치시켜라.
- 오른쪽 슬괵근과 오른쪽 뒷다리 근육을 따라 스트레칭을 감지하라.

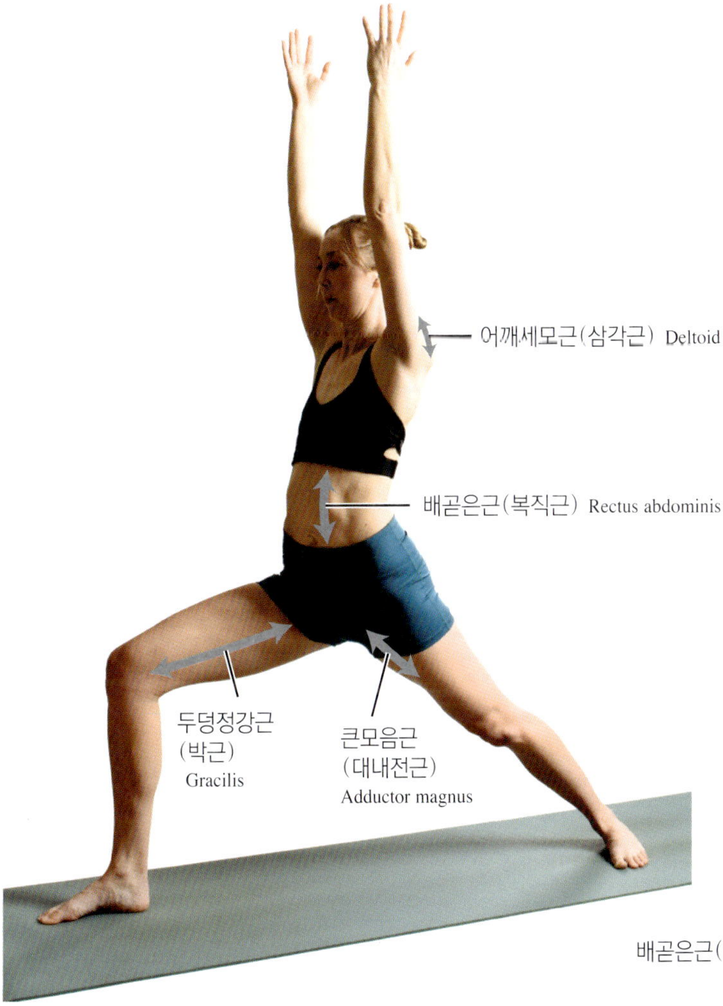

전환 1: **전사 자세 I (Warrior I)**

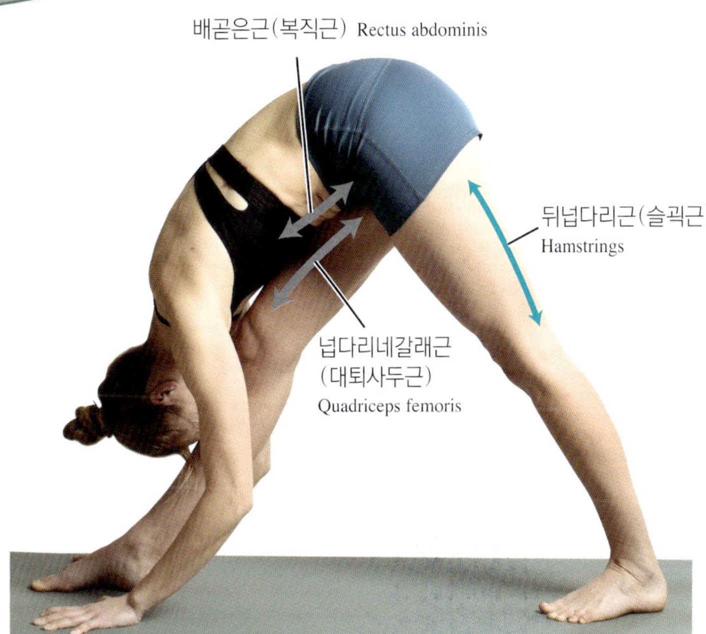

전환 2: **피라미드 자세 (Pyramid Pose)**

최종 자세: 회전한 삼각 자세[1](Revolved Triangle)

- 앞발 곁에 있는 마루 위를 왼쪽 손으로 눌러라. 이때 왼쪽 외사근과 오른쪽 내사근으로 가슴을 오른쪽으로 회전시킨다. 오른팔을 천장방향으로 외전시켜라.
- 삼두박근을 수축시켜 오른팔을 신전하고, 팔뚝(**그림 10.13**)의 신근을 사용하여 손목과 손가락을 신전시켜라.
- 승모근의 중간 섬유, 대능형근, 그리고 소능형근을 사용하여 견갑골을 원위치할 때 흉부에 걸쳐 스트레칭을 감지하라.
- 왼쪽 흉쇄유돌근과 오른쪽 판상근(**그림 10.2**)을 수축시켜 머리를 오른쪽으로 들며 시선을 들어 올린 손가락으로 지향시켜라.
- 숨을 들이쉬면서 머리에서 치골에 이르기까지 쭉 뻗어라. 숨을 내쉬면서 척주를 계속 회전시켜 손목을 깊게 하고 이때 둔근이 매트에서 대내전근의 양방향 동작으로 사각형을 이루도록 한다.
- 숨을 내쉬면서 오른손을 매트에 도로 내리며 이 절차를 다른 쪽에도 반복시킨다.

[1]: 비틀기 자세를 더 잘 묘사하기 위해 모델이 '회전한 삼각' 자세에서 왼쪽 발을 앞으로 하고 있으며, 이때 오른 발을 앞으로 할 것을 계속 지시하고 있음에 유의하라.

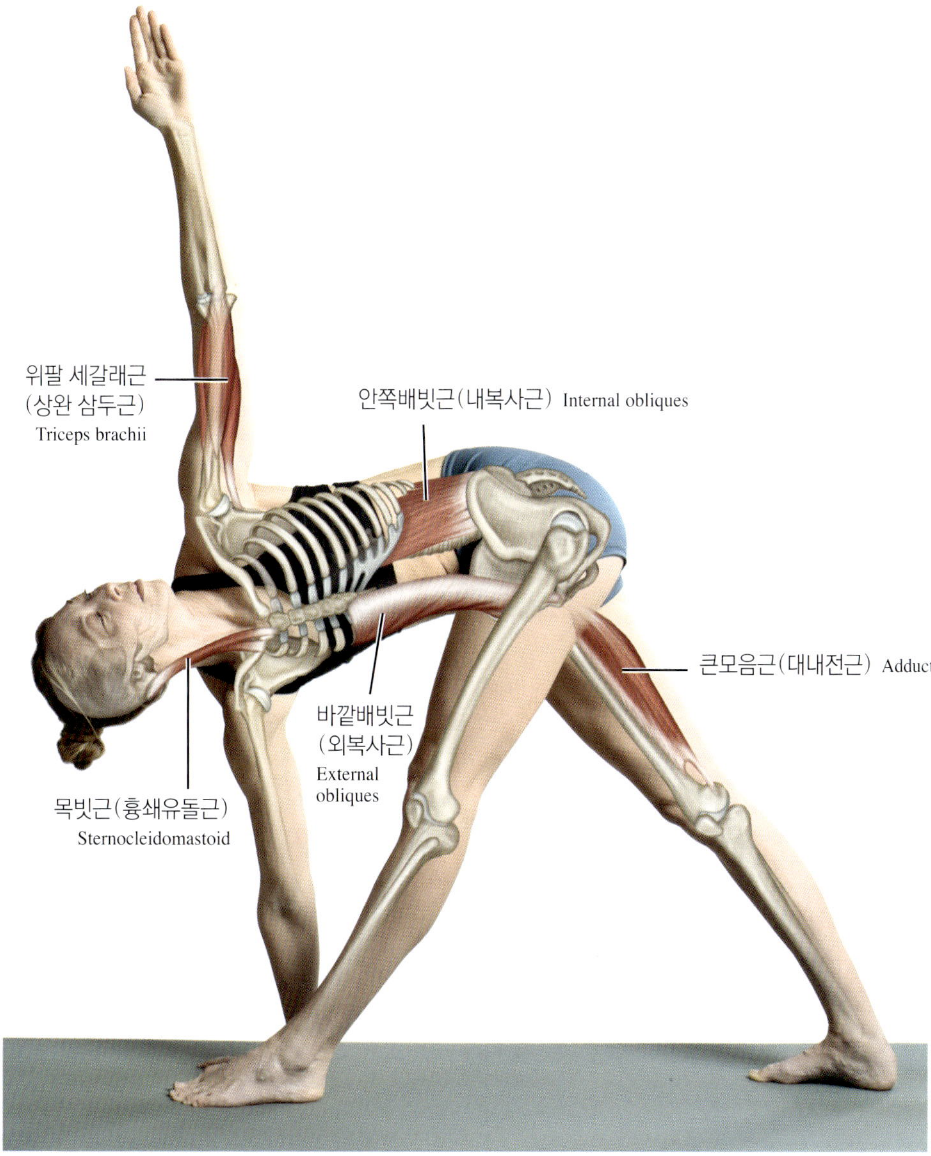

최종 자세: **회전한 삼각 자세 (Revolved Triangle Pose)**

반 물고기 자세(Half Lord of Fishes)

(아르다 맛센드라사나:Ardha Matsyendrasana)

자세 설명

앉은 비틀기 자세는 폐와 신장 같은 복부 기관을 압축하는데 도움이 된다. 이 동작은 어깨, 둔근, 그리고 목을 스트레칭시킨다.

변형 동작: 비틀기 자세로 움직일 동력을 얻을 때까지 이 절차의 어떤 전환 자세에 머물도록 하라. 임신 중이라면, 심화된 수준 보다는 가벼운 수준의 비틀기 자세를 연습하라.

동작 지도 설명

전환 1: **막대 자세(Staff)**

- 앉은 자세에서 대퇴사두근(**그림 11.1**)을 사용하여 양쪽 무릎을 앞으로 신전시켜라.
- 양손을 골반 양쪽 측면의 매트 위로 누르며 삼두박근(**그림 10.11**)과 양쪽 팔꿈치를 신전시켜라.
- 전경골(**그림 11.4**)을 수축시켜 양발을 배측굴곡을 하며 장지신근과 장족무지신근을 사용하여 발가락이 천장 방향을 향하도록 하라.
- 좌골결절을 통하여 기점을 잡음을 감지하고 척추기립근을 작동시켜 등배(**그림 8.2**)를 신전하고 뻗어라.

전환 2: **반 물고기 준비 자세 I (Half Lord of Fishes Prep)**

- 왼쪽 넓적다리를 굽혀서 무릎을 가슴에 가져가라. 이때 대요근과 장골근(**그림 9.6**)을 포함한 둔부 굴근을 수축시킨다.
- 왼쪽 슬괵근(**그림 11.4**)을 사용하여 왼쪽다리를 굽히며 오른쪽 넓적다리 옆의 매트 위에 왼발로 세게 스템프를 찍는다. 대퇴이두박근(이것은 공통비골신경에 의해 신경감응되었음)의 단두를 제외한 경골신경에 의해 신경감응된 슬괵근의 모든 구성 요소의 특별한 신경감응을 스스로 기억하라.
- 오른쪽 전방경골신경을 계속 작동시켜 오른발을 발목에서 배측굴곡을 시키며 장지신근과 장족무지신근이 오른쪽 발끝을 신전시키도록 하라.
- 팔뚝의 뒷부분에 있는 지골신근(**그림 10.13**)의 도움을 받아 손목의 과신장을 유지하라.

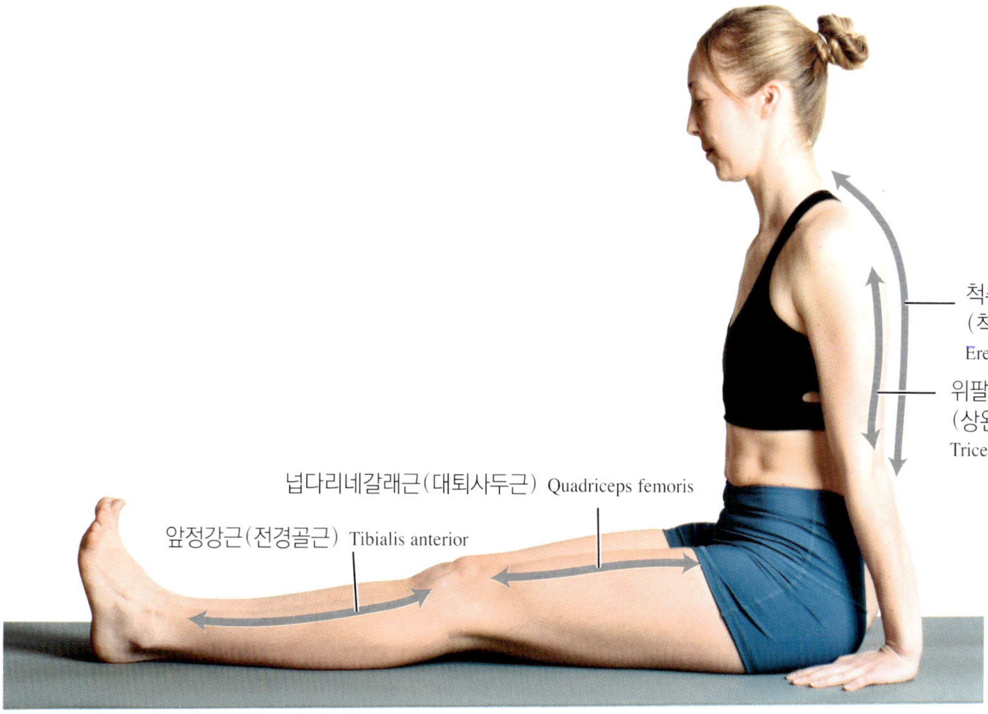

전환 1: 막대 자세 (Staff)

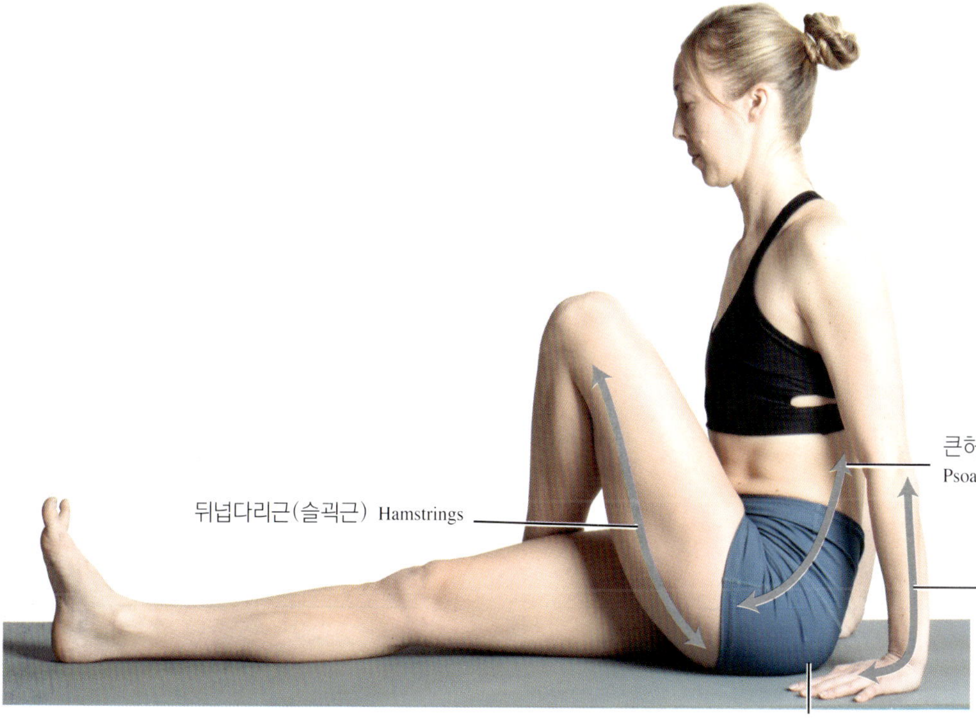

전환 2: 반 물고기 준비 자세 I (Half Lord of Fishes Prep)

전환 3: 반 물고기 준비 자세 II (Half Lord of Fishes Prep)

- 극하근과 소원형근을 사용하여 왼쪽 손바닥을 뒤로 가져가서 손가락으로 매트의 뒤를 가리키며, 왼쪽 팔을 외부 회전시켜라. 극하근과 소원형근이 같은 동작을 일으키는 동안 이들은 신경감응에서 서로 다르다는 것을 관찰하라(각각 상견갑골신경과 겨드랑이 신경이다).
- 왼쪽 삼두박근을 사용하여 팔뚝을 신전하라. 이때 오른쪽 이두박근은 팔뚝을 굽혀 오른쪽 무릎을 몸 가까이로 껴안는다.
- 오른쪽 흉쇄유돌근(**그림 9.1**)을 수축시켜 머리를 왼쪽으로 회전시키며 만약 편하다면, 매트 뒤 방향을 보라.
- 왼쪽 내사근은 왼쪽으로 비틀기를 할 때 도움을 준다는 것을 유의하라.
- 숨을 들이쉴 때 척주를 길게 하고 좌골결절을 통해 땅에 수평으로 내려라.

최종 자세: 반 물고기 자세(Half Lord of Fishes Pose)

- 비틀기 자세를 좀 더 심화하기 위해서 오른쪽 무릎을 굽히고 슬괵근을 사용하여 오른 발을 왼쪽 대둔근에 가까이 가져가라.
- 오른쪽 내폐쇄근과 외폐쇄근이 작동하여 오른쪽 둔근을 외부회전하는 것을 돕는다. 또한, 봉공근이 둔근과 무릎 관절이 양 방향으로 굽히는 것을 돕고 있다.
- 이두박근을 사용하여 오른팔을 굽히고 만약 가능하다면 오른 팔꿈치로 왼쪽 무릎 옆구리를 잠그도록 하라. 비틀기 자세를 할 때 오른팔을 외전시키고 외전근은 깊은 요골신경(**그림 10.13**)에 의해 신경감응이 되었음을 유의하라.
- 목이 편안하다면, 오른쪽 흉쇄유돌근을 사용하여 매트의 왼쪽 옆으로 머리를 회전시켜라. 시선이 왼쪽 뒤로 전환될 때 왼쪽 대흉근을 통하여 스트레칭을 감지하라.
- 숨을 내쉬면서 비틀기 자세를 해제하여 다리를 앞으로 길게 신전시켜라. 그리고 오른쪽 무릎을 굽히고 오른쪽으로 비틀어서 이 절차를 반복하라.

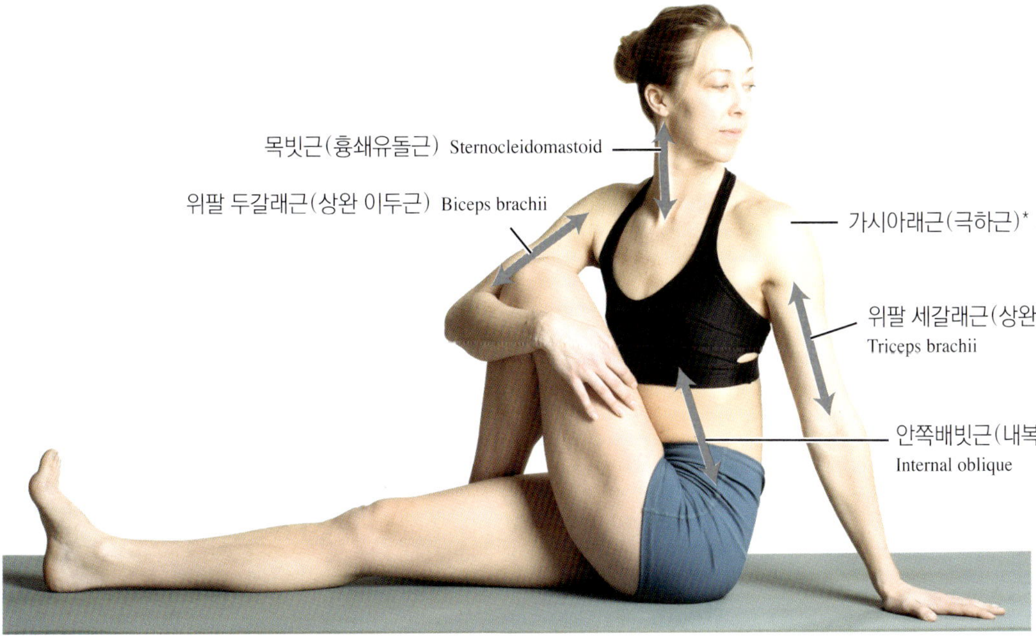

전환 3: **반 물고기 준비 자세 II (Half Lord of Fishes Prep)**

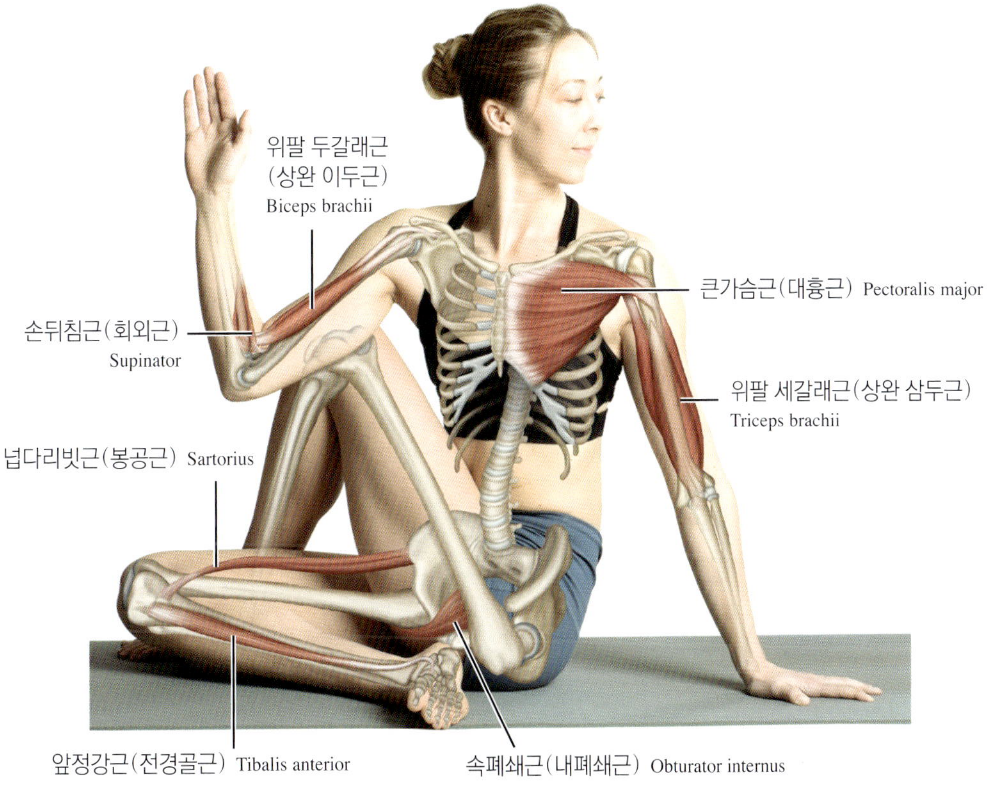

최종 자세: **반 물고기 준비 자세 (Half Lord of Fishes Pose)**

누운 비틀기 자세(Supine Twist)

(자타라 파리바르티:Jathara Parivritti)

자세 설명

이 자세는 중력을 이용하여 척주의 세 군데를 비틀기 하는데 이들은 목뼈, 흉부, 그리고 요추 등이다. 이 자세는 또한 대장의 세 부분을 압축하는데 이들은 상행결장, 횡행결장, 그리고 하행결장 등이다.

변형 동작: 추가적인 지지를 위해 비틀기를 하는 동안 넓적다리 사이에 벽돌이나 담요를 위치시키거나, 또는 무릎 아래에 위치시켜라. 임신 중이라면, 심화된 비틀기 자세 보다는 쉬운 비틀기 자세를 연습하도록 하라.

동작 지도 설명

전환 1: 바람 빼기 자세/가슴으로 무릎당기기(Wind Removing Pose)

- 누운 자세를 시작하여 양쪽 슬괵근(**그림 11.4**)을 사용하여 양쪽 무릎을 가슴쪽으로 당겨라.
- 좌우 대요근, 엉덩근(장요근), 대퇴직근(**그림 11.1**)을 사용하여 양쪽 둔근을 굽히는 것을 유의하라.
- 삼두박근(**그림 10.10**)을 사용하여 양쪽 팔굽을 굽혀서 팔뚝으로 무릎 둘레를 껴안고 상복부와 횡행결장을 압박한다.
- 어깨와 목 뒷부분으로 매트를 계속 눌러라.

전환 2: 누운 비틀기 준비 자세 (Supine Twist Prep)

- 양팔을 "T"자 모양으로 외전시켜 어깨로 매트를 눌러라. 양손바닥은 외전하거나 내전하거나 어느 것이나 모두 다 괜찮다.
- 복근을 사용하여 양쪽 무릎을 왼쪽으로 통제하면서 떨어뜨린다. 이때 오른쪽 둔근을 왼쪽 둔근 위로 가도록 한다.
- 이 자세에서 오른쪽 대둔근, 오른쪽 내외 복사근이 스트레칭하는 것을 감지하라.
- 오른쪽 어깨를 아래로 눌러서 오른쪽 대흉근을 스트레칭하라. 목에서 편안하다면 왼쪽 흉쇄유돌근을 사용하여 오른쪽을 주시하도록 한다.
- 몇 번 호흡을 한 후에 복근을 강하게 수축시켜 무릎을 매트의 오른쪽 위로 들어 올려라.

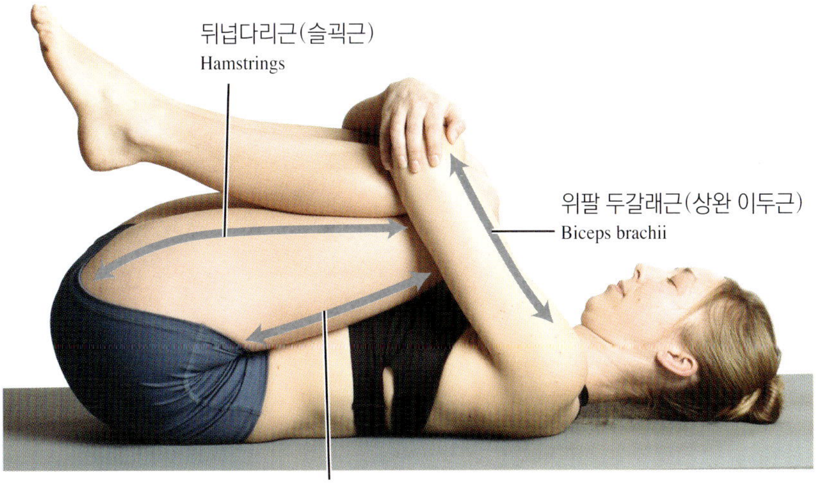

전환 1: **바람 빼기 자세/가슴으로 무릎당기기 (Wind Removing Pose)**

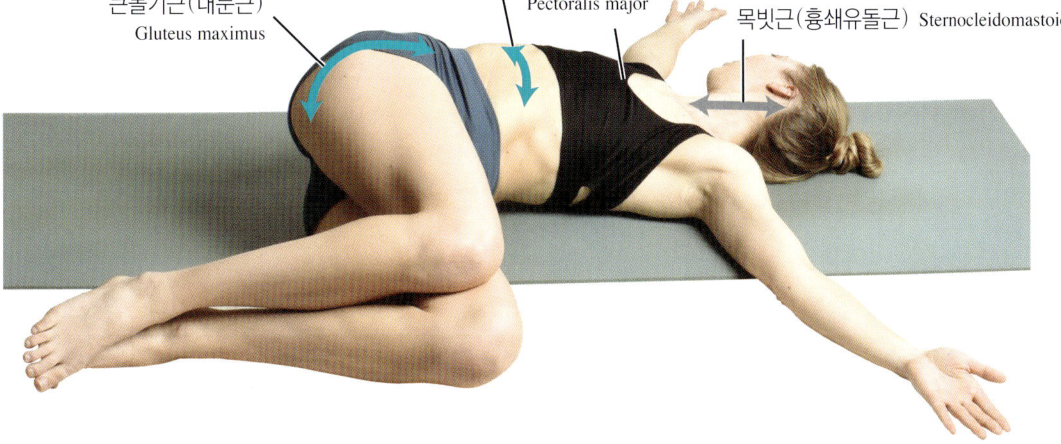

전환 2: **누운 비틀기 준비 자세 (Supine Twist Prep)**

최종 자세: 누운 비틀기 자세 (Supine Twist)

- 이 변형 자세를 위해서 전환 2에서 무릎을 왼쪽으로 하여 무릎을 신전시키며 이때 대퇴신경이 대퇴사두근에 신경감응을 하여 양 다리를 매트로부터 떨어지게 신전시켜라.
- 왼손을 사용하여 오른 무릎을 지면 가까이 끌어당겨라. 이때 오른쪽 대둔근, 장경인대, 대퇴근막장근(**그림 11.6**) 등이 옆의 오른쪽 넓적다리에서 스트레칭하는 것을 감지한다.
- 왼쪽 흉쇄유돌근과 오른쪽 판상근을 사용하여 머리를 회전하여 오른쪽 어깨를 쭉 훑어 보라.
- 양어깨를 매트 쪽으로 계속 누르고, 내쉴 때를 통해 신체의 긴장을 풀고 중력을 통해 오른쪽을 따라 비틀기 자세를 심화시키도록 하라.
- 먼저 무릎을 가슴 쪽으로 끌어당겨서 이 동작을 반복하고(전환 1) 무릎을 오른쪽으로 떨어뜨리고, 이 변형자세를 처음 편으로 한다면, 다리를 신전시킨다.

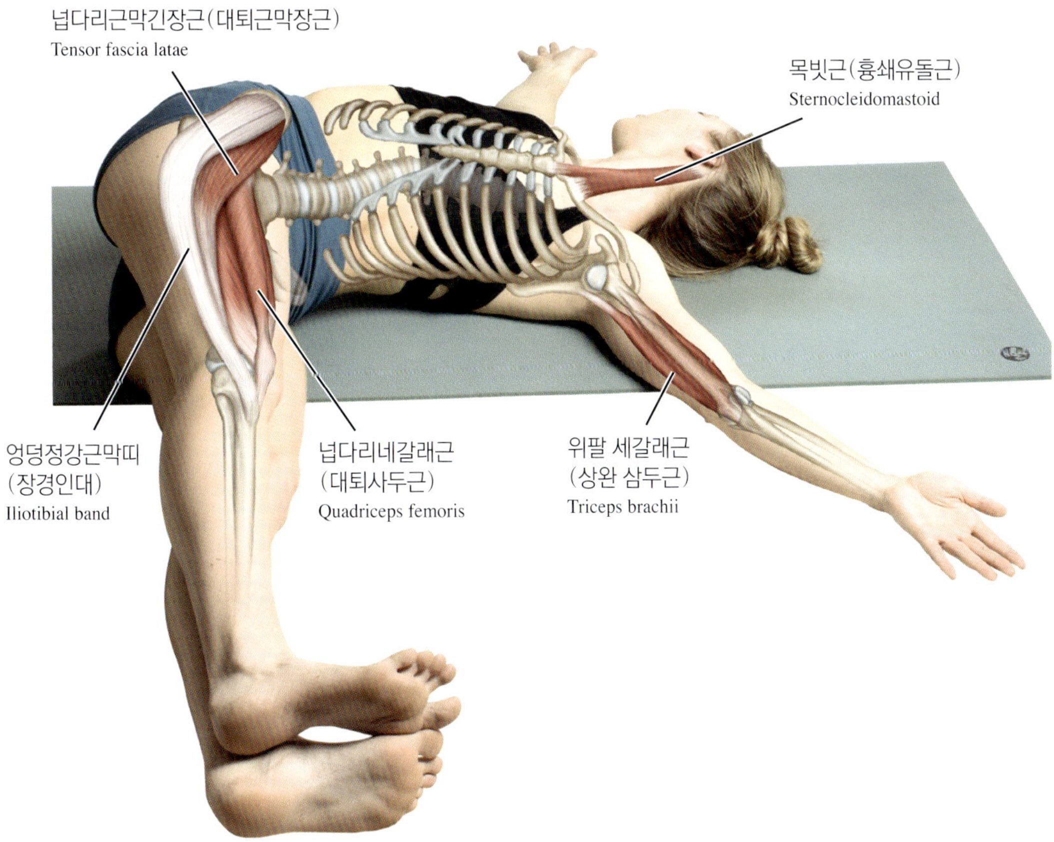

최종 자세: **누운 비틀기 자세 (Supine Twist)**

7 거꾸로 하는 자세/역전 자세(Inversions)

다리 자세(Bridge Pose)

(세투 반다 사르방가사나:Setu Bandha Sarvangasana)

자세 설명

다리 자세는 부드러운 배측굴곡을 제안하며 슬괵근과 등배를 강화하며 이때 넓적다리 전방, 가슴부분, 그리고 회전근개의 근육을 스트레칭시킨다.

변형 동작: 이 자세의 지지된 변형을 위해서 천골 아래에 벽돌을 위치시켜라.

동작 지도 설명

전환 1: **다리 자세**(Bridge Pose)

- 위로 향해 누운 자세를 시작하여 삼두박근(**그림 10.11**)을 사용하여 복부 양편 어느 쪽이든 양팔과 팔뚝을 신전시켜라. 원형회내근과 방형회내근(**그림 10.12**)을 수축시켜 양손바닥을 땅위에 두도록 하라.
- 슬괵근의 양방향 동작으로부터 무릎을 굽혀 양쪽 발바닥을 매트 위에 위치시켜 대략 둔부 넓이만큼 떨어지게 하여라. 무릎 관절이 발목관절 바로 위에 오도록 하라.
- 양발에 공평하게 압력을 가하고, 대둔근과 슬괵근을 수축시켜 넓적다리를 신전하라. 이때 천골에서부터 상흉추에 이르기까지 굴린다.
- 넓적다리를 내전시키기 위해 내전근과 박근을 사용하여 둔근을 들어 올릴 때 양 무릎관절 간에 일정한 거리를 유지하라.

전환 2: **다리 자세에서 허리 뒤에 양손 깍지 자세**(Bridge with Bind)

- 소원근, 극하근, 삼각근(**그림 10.2**)의 뒷부분을 수축시켜 양쪽 상완골을 외부 회전시키고 신체 아래에 있는 양팔을 감기 위해 능형근과 승모근의 중간 섬유를 사용하여 견갑골을 원위치 시켜라.
- 손가락을 깍지 끼어서 지면에 연하여(잇닿아) 양팔과 팔뚝을 지속적으로 신전시켜라. 하악골 방향으로 흉골을 들어 올려라.
- 슬괵근의 작용을 강조한다면, 다리(**그림 11.16**)의 비복근, 비장근, 그리고 깊은 굴근을 사용하여 발끝 위로 세우고 치골을 천장방향으로 들어 올려라. 둔부 들어 올리기를 유지하는 동안 종골을 매트로 도로 내려 놓아라.

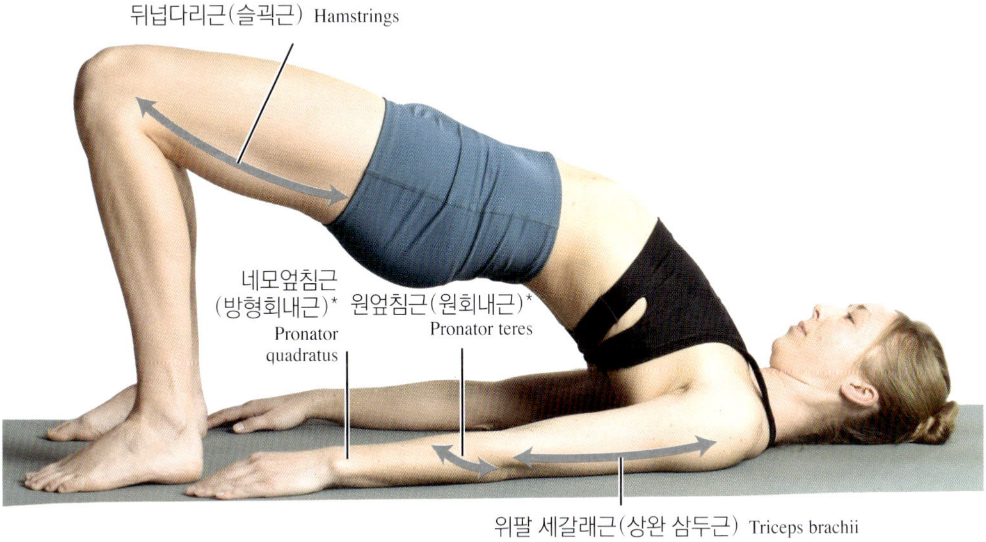

전환 1: **다리 자세 (Bridge Pose)**

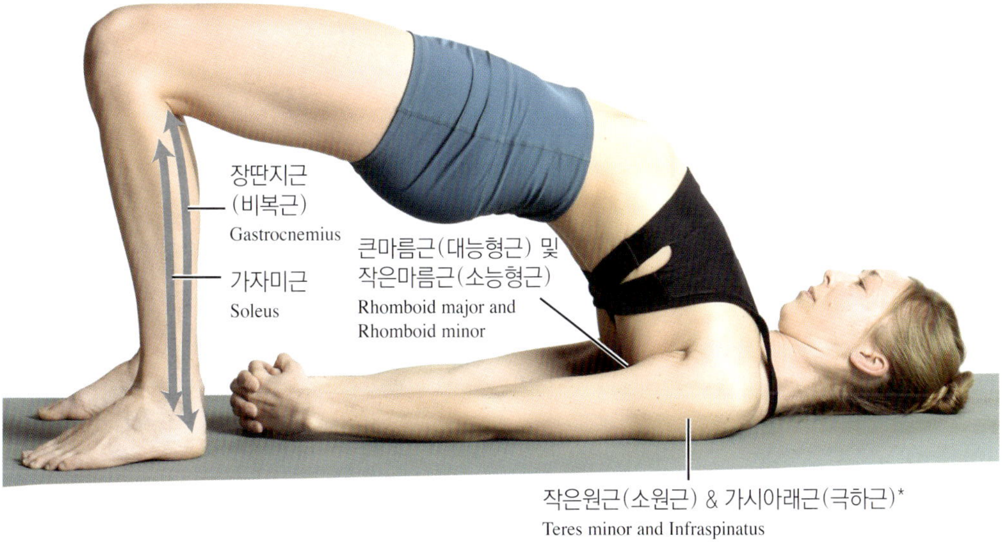

전환 2: **손깍지 끼고 다리 자세 (Bridge with Bind)**

최종 자세: 신전된 다리와 다리 자세(Bridge with Extended Leg)

- 만약 편안하다면, 대요근과 장골근(**그림 9.6**)을 수축시켜 왼쪽 넓적다리를 매트에 수직으로 굽혀서 이 자세의 심화과정으로 들어가라. 그리고 대퇴사두근(**그림 11.12**)을 사용하여 왼쪽 다리를 천장 방향으로 신전시켜라.
- 들어 올린 발목 관절로 동작을 가져가는 연습을 하라. 먼저, 발바닥을 천장과 평행이 되게 하기 위해 다리(**그림 11.14**)의 앞부분을 수축시켜서 왼발을 등굽이 하라. 그리고 나서 뒷부분의 근육(**그림 11.16**)을 사용하여 발을 배측굴곡을 하라(그림 참조).
- 오른쪽 슬괵근을 계속 수축시켜 둔근을 신전하여 들어 올리고 팔뚝으로 땅을 눌러라. 이 동작들은 척추 기립근의 수축으로 등배의 신전을 심화시킨다.
- 복근과 흉근에 걸친 스트레칭을 감지하라.
- 숨을 내쉬면서 왼쪽 넓적다리를 신전시키고, 다리를 굽혀서 왼발을 뒤의 매트에게로 내리도록 하라. 이 자세 동작을 다른 쪽에도 반복하라.
- 이 자세에 반대 동작을 위해 뒤로 누워서 양 무릎을 가슴으로 껴안으며 이때 옆으로 부드럽게 흔들어서 하등배를 마사지 하도록 한다.

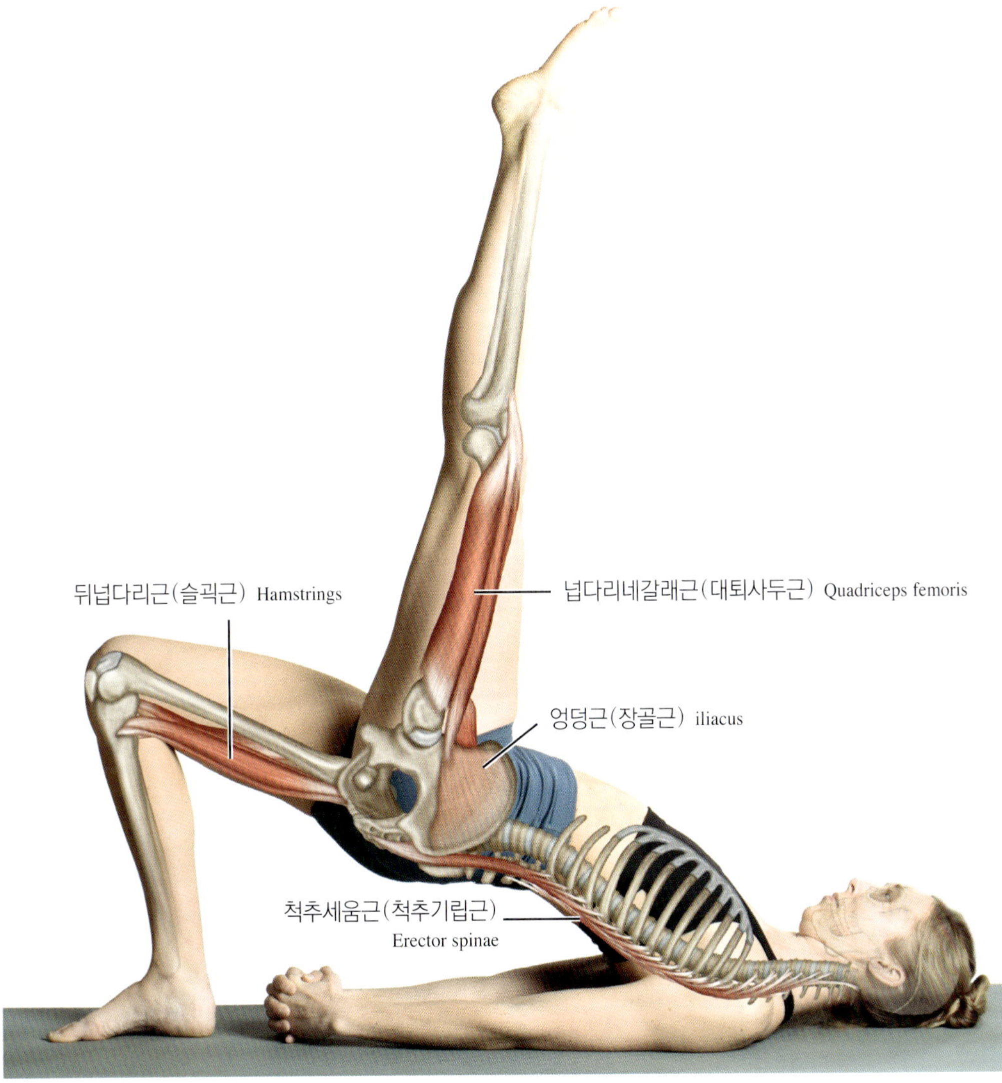

최종 자세: **신전된 다리와 다리 자세 (Bridge with Extended Leg)**

지지된 어깨 서기 & 다리 뒤로 넘기는 쟁기 자세
(Supported Shoulder Stand and Plow)

(살람바 사르방가사나 & 할라사나: Salamba Sarvangasana and Halasana)

자세 설명

뒤로 누운 자세(수파인 인버전)는 가슴과 어깨를 스트레칭 시키며 갑상선(잘란드하라 반다, 목구멍자물쇠)을 포함한 목 내장(neck viscera)을 압박한다. 몇몇 요가철학은 어깨 서기 자세가 마음을 진정시키고 심혈관과 림프체계를 규제하는데 도움이 된다고 믿고 있다.

변형 동작: 어깨 서기 자세에서 경추의 압력을 해제하는데 도움을 주기 위해, 견갑골 아래에 두 번 접은 담요를 위치시키고, 하등배를 벽을 상대로 하여 준비한 의자 위에 두라. 발끝이 다리 뒤로 넘기는 자세를 취할 수 없다면, 뒤에 벽돌을 준비하라.

동작 지도 설명

전환 1: 어깨 서기 준비 자세(Shoulder Stand Prep)

- 다리를 지면에 연하여 신전하면서 수파인 자세를 시작하라. 팔뚝을 내전시켜서 둔부 뒤에 있는 매트에 손바닥을 위치시켜라. 이때 원형회내근과 방형회내근(**그림 10.12**)을 수축 시킨다.
- 둔부굴근을 강하게 수축시켜 양쪽 넓적다리를 굽혀 양 다리를 공중으로 들어 올린다. 대퇴사두근(**그림 11.12**)을 사용하여 양 다리를 신전한다.
- 양 발목에서 다리의 전방부분 근육을 사용하여 양발을 등굽이 하라.
- 내부 위로 배꼽을 당겨 몸통 근육을 안정시켜라. 추가적인 지지를 위해 천골아래에 벽돌을 위치하여 다음의 전환 자세에서 둔근을 들어 올려라.

전환 2:지지 된 어깨 서기 자세(Supported Shoulder Stand)

- 지면을 누르고 둔부를 위로 들어올리며 다리를 매트에서 떼어내어라. 완근(**그림 10.10**)을 사용하여 팔뚝을 굽히고 삼두박근이 굽어서 팔뚝을 양방향으로 외전하여 손바닥을 요추에 가져가라. 슬괵근(**그림 11.13**)과 대둔근(**그림 11.4**)을 사용하여 둔부를 무릎과 발목관절 아래에 두고, 한 번에 하나씩, 넓적다리를 신전하라.
- 어깨 꼭대기, 팔, 팔꿈치, 그리고 후두(뒤통수)에 체중을 두고 균형을 잡아라.
- 발목에 배측굴곡을 하고 장비골근과 단비골근(**그림 11.15**)을 수축시켜 발이 발목관절에서 약간 외번하여 발끝이 바로 위로 향하도록 하라. 비골신경(피상섬유신경)에 의해 다리의 측면부분이 감응 되는 것을 유의하라.
- 내전근, 박근(**그림 11.3**), 그리고 치골근(**그림 11.10**)을 사용하여 신체의 가운데 방향으로 넓적다리를 내전시켜라.
- 복직근(**그림 9.5**)을 수축시켜 둔부와 어깨 관절을 수직으로 정렬시켜라.
- 전만자세를 유지함으로써 목에 과도한 압박을 가하지 않도록 하며 이때 경추가 지면에 닿지 않도록 하라.

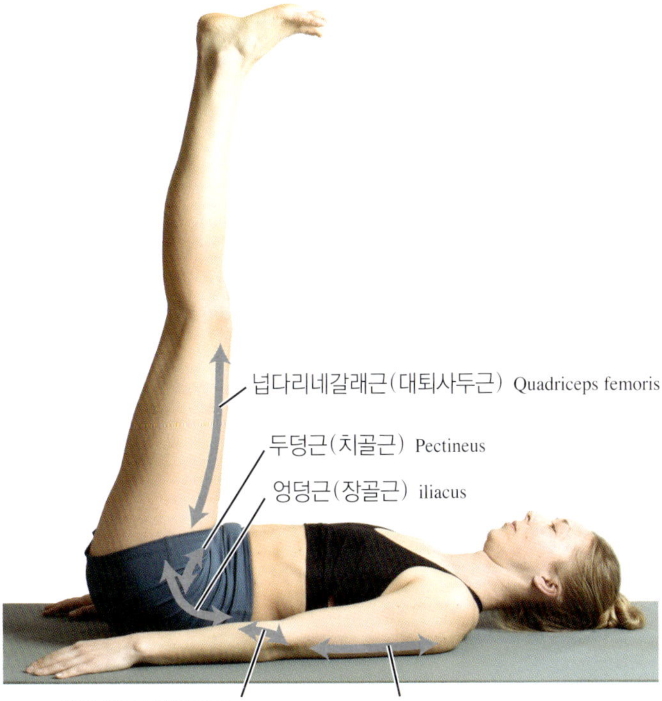

전환 1: 어깨 서기 준비 자세 (Shoulder Stand Prep)

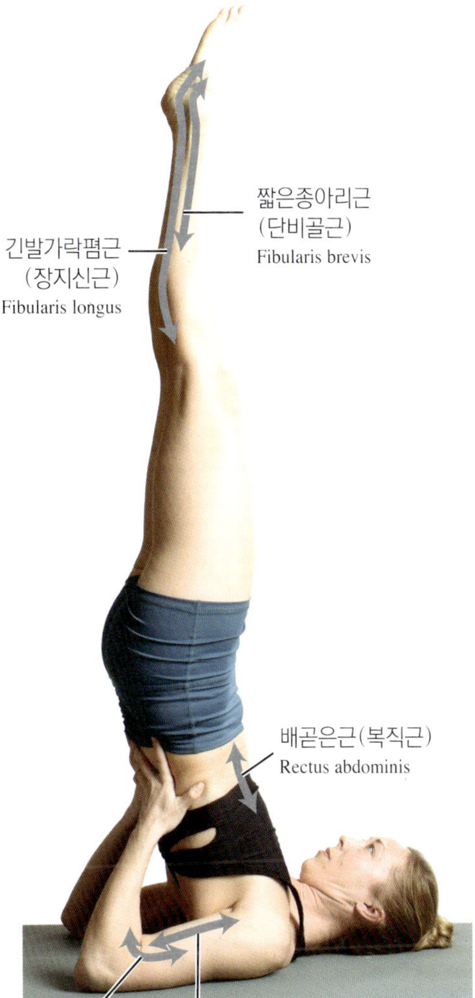

전환 2: 어깨 서기 자세 (Shoulder Stand)

최종 자세: 다리 뒤로 넘기기 자세(Plow)

- 어깨 서기 자세에서 대요근을 포함한 둔부굴근을 수축하여 넓적다리를 머리 위로 굽히며 이때 다리의 신전을 유지하라. 복근을 강력하게 수축하여, 발끝을 등 뒤의 매트로 가져가도록 동작하도록 하라. 슬괵근이 긴장되고 있어서 양발이 바닥에 닿지 않는다면, 받침 블록이나 벽에 위치시키든지 아니면 지면 위에서 공중 정지를 하도록 하라.
- 삼두박근과 팔꿈치근(**그림 10.8**)을 사용하여 양쪽 팔뚝을 양방향으로 신전시켜라. 이들은 모두 요골신경에 의해서 신경감응이 된다. 만약 편안하다면, 그림에서 보는 것처럼 손가락으로 깍지를 끼어서 손의 중간 부분으로 지면을 누르도록 하라.
- 장무지 신근과 제3비골근(**그림 11.14**)을 전방부분의 다른 근육들과 연하여 사용하여 양발을 발목에서 계속 등굽이 하라.
- 이 자세에서 해제하려면 양손을 천골로 도로 가져가서, 양 다리를 들어서 넓적다리를 신전시키고, 천천히 뒤로 구르고 한 번에 한 척추씩 누운 자세로 가도록 한다.

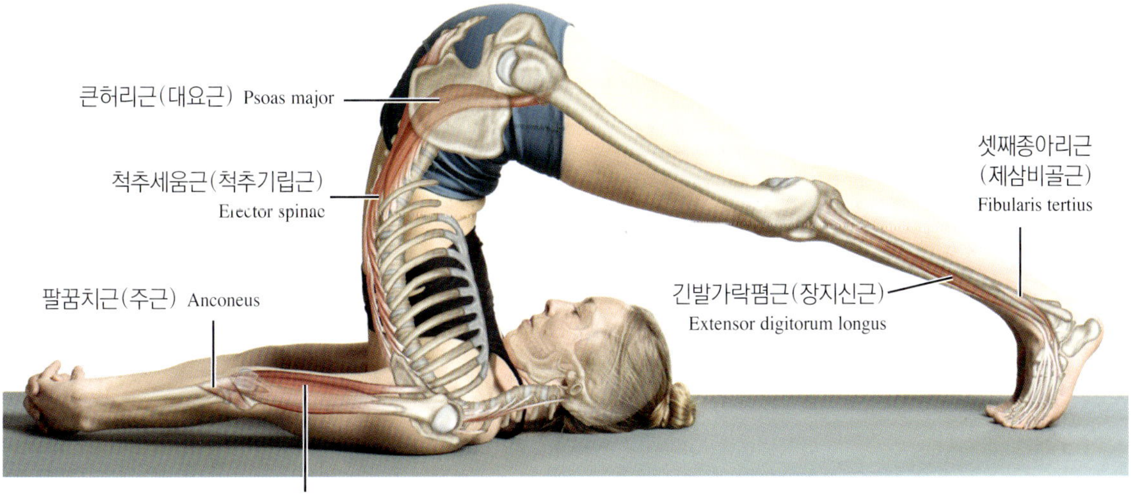

최종 자세: **다리 뒤로 넘기기 자세 (Plow)**

물구나무서기 / 머리서기 자세(Tripod Headstand)

(살람바 시르사사나 Ⅱ:Salamba Sirsasana Ⅱ)

자세 설명

이 진전된 내번 자세는 전통적인 머리서기(살람바 시르사사나 1) 자세의 하나의 변형 자세이며 여기에서 팔뚝은 매트에 말뚝 박듯이 하며 손가락 들은 후두골 뒤에서 깍지를 낀다. 머리서기 내번은 어깨를 강화하며 복근을 탄력있게 하며 또한 이것은 온몸의 혈액과 림프액의 순환을 돕는다고 믿어진다.

변형 동작: 추가적인 지지를 위해 매트를 접고, 머리 아래에 담요를 준비하든지 아니면 각 어깨 아래에 벽돌을 준비하라. 벽을 상대로 또는 점검해 줄 파트너와 함께 이 자세를 연습하라.

동작 지도 설명

전환 1: 삼각 준비 자세 I(Tripod Prep I)

- 테이블 탑(제4장 낙타 자세, 전환 1을 참조) 자세를 시작하여 양손이 어깨 넓이만큼 서로 떨어지도록 하라. 손가락을 넓게 외전시키고, 배측골간근(**그림 10.15**)을 수축시키며 양 팔뚝에 있는 손가락폄근(**그림 10.13**)을 작동시켜 양 손목을 크게 신전시켜라.
- 상완요근과 상완근(**그림 10.12**)을 사용하여 팔꿈치를 각각 90° 각도로 굽혀라.
- 복근을 작동시켜서 둔근을 들어 올리며 앞으로 구부려서 머리 정수리를 손가락 몇 인치 앞의 매트로 가져가라.
- 발목을 발바닥 굽이 시키고 발끝으로 앞으로 서며 이때 대퇴사두근(**그림 11.12**)을 작동하여 양쪽 무릎을 신전시키며 고관절을 양어깨 위에 오도록 하라.
- 양 손바닥에 공평한 무게로 눌러서 목근육의 과도한 작동을 피하라.
- 슬괵근과 다리 뒷부분에 걸쳐 스트레칭을 관찰하고 몸통근육과 어깨근육에서 생긴 힘을 관찰하면서 호흡을 하라.

전환 2: 삼각 준비 자세 II(Tripod Prep II)

- 세다리 준비 자세 I 에서 더욱 대요근과 장골근을 작동시켜 왼쪽 둔근을 굽히고 슬괵근을 사용하여 왼쪽 무릎을 굽혀서 삼두박근에 위치시킨다.
- 왼쪽 무릎을 왼쪽 삼두박근에 두고 계속하여 지면으로 내려 오른쪽 발끝으로 균형을 잡는다.
- 왼쪽 비장근과 비복근(**그림 11.16**)을 수축시켜 왼발에 발바닥굽이를 하라.
- 대원형근(**그림 10.11**)을 작동시켜 어깨에서 안정을 계속 유지하면서 양팔을 내전시켜라.

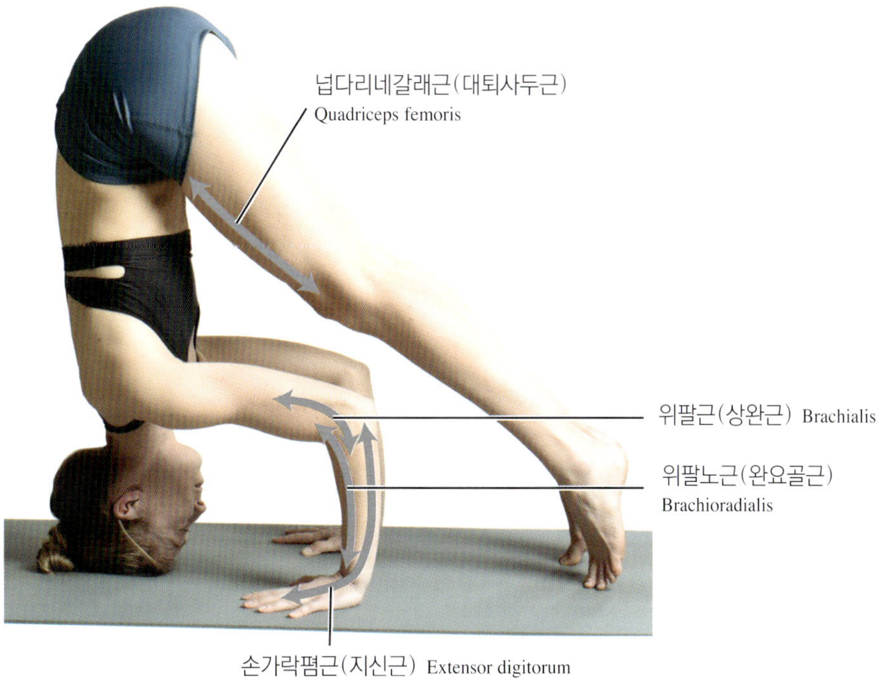

전환 1: 삼각 준비 자세 I (Tripod Prep I)

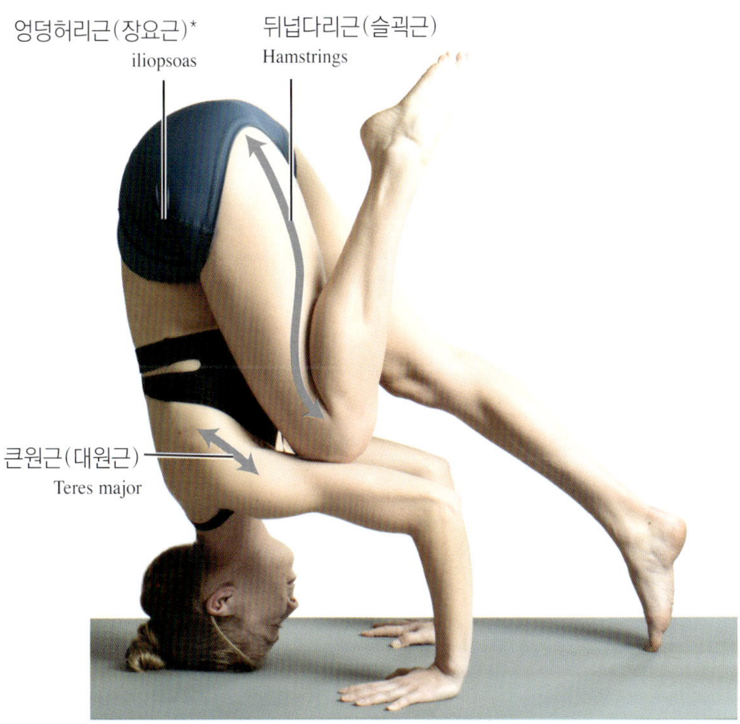

전환 2: 삼각 준비 자세 II (Tripod Prep II)

전환 3: **삼각 준비 자세 III(Tripod Prep III)**

- 안정을 느낄 때 오직 이 전환 자세에 대해서만 동작하라.
- 일단 안정되면, 오른쪽 슬괵근을 수축시켜 오른쪽 무릎을 오른쪽 삼두박근에 가져가라.
- 다리의 뒷부분을 사용하여 양쪽 발을 발바닥굽이 하라.
- 복근(**그림 9.5**)을 작동시키고 양팔의 균형을 유지하기 위한 광배근의 수축을 인식하라.
- 개인적으로 이들을 느끼지 못하는 동안 후두하 부분(**그림 9.2**)들이 환축추와 환추관절의 안정을 돕고 있으며 이것이 목의 과잉운동을 방지하는데 도움을 줄 것이다.

최종 자세: **삼각머리 서기 자세 (Tripod Headstand)**

- 일단 준비 자세에서 힘과 유연성을 얻게 되면 세다리 물구나무서기로 전환하라.
- 양손바닥으로 누르고 대둔근과 슬괵근(**그림 11.4**)을 수축시켜 한 쪽의 넓적다리를 신전하고 또 다른 곳을 신전하여 무릎을 고관절 위에 오게 하라.
- 대퇴사두근이 다리를 신전시켜 양발을 위로 들어 올린다. 다리 뒷부분을 사용하여 발목을 발바닥굽이 시켜라.
- 양다리를 들어 올려서, 박근과 내전근(**그림 11.10**)을 작동시켜 넓적다리를 함께 조여라. 균형을 유지하기 위해 복직근을 작동시켜라.
- 자세를 해제하기 위해 한 번에 한 쪽 둔근을 굽혀서 양 무릎을 삼두박근 위로 도로 가져가라(전환 3). 양 무릎을 매트로 가져가서 어린아이의 자세로 뒤로 밀어서 척추를 쉬게 하고 힘을 뺀다.

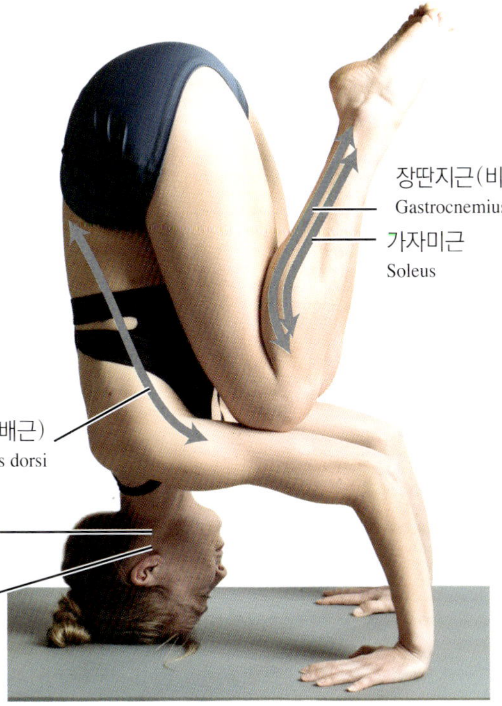

전환 3: 삼각 준비 자세 III (Tripod Prep III)

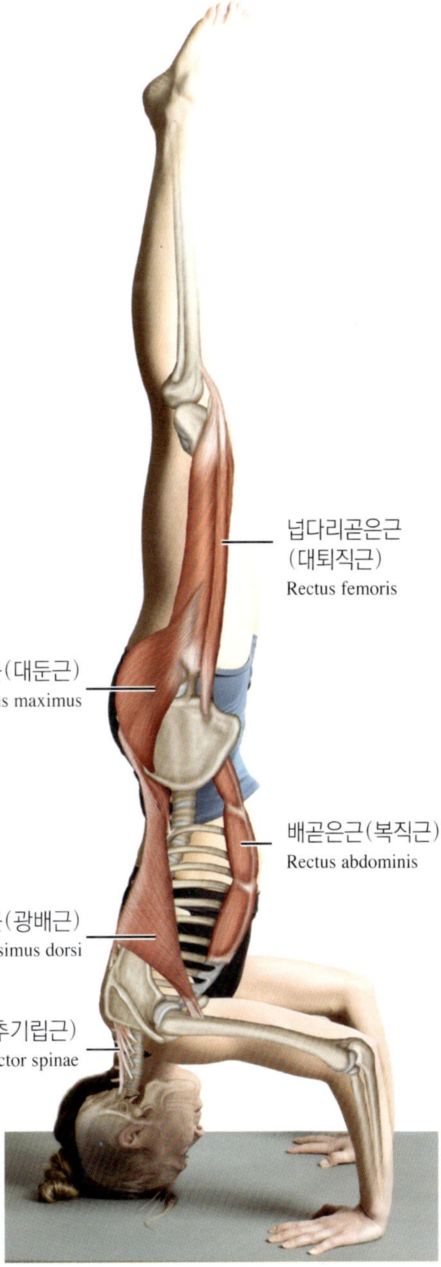

전환 : 삼각 물구 나무서기 자세 (Tripod Headstand)

깃털 편 공작 자세(팔뚝 서기)(Feathered Peacock (Forearm Stand)
(핀차 마유라사나:Pincha Mayurasana)

자세 설명

이 자세는 어려운 팔 균형 자세이며 몸통근육과 상체를 강화하는데 도움이 된다. 이 자세의 최종표현을 위해 요구되는 힘과 유연성을 기르는데 점진적으로 시간을 연장하여 이 절차의 준비자세로 하라.

변형 동작: 추가적인 지지를 위해 벽을 상대로 이 자세를 연습하라. 양 손바닥 사이에 벽돌을 위치시켜 양손의 안정적인 내전을 잘 감지하게 하라.

동작 지도 설명

전환 1: **얼굴이 아래로 향한 개 자세(Downward Facing Dog)**

- 높은 엎드려팔굽히기(풋샷)자세에서, 양손과 양발의 위치를 유지하면서 체중을 뒤로 옮겨라. 양손바닥을 밀어서 둔부를 들어 올려 가슴을 넓적다리 앞 표면에 가까이 가져 가도록 한다. 양 무릎을 미세하게 굽혀서 궁둥뼈결절 방향으로 올려라.
- 둔근을 위로 들어 올릴 때, 삼각근과 이두박근(**그림 10.1**)을 사용하여 어깨를 굽히고, 삼두박근(**그림 10.11**)이 양쪽 팔꿈치를 신전하는 것을 감지하라.
- 양손바닥 특히 각 손의 측면을 통해서 세게 눌러라. 이 자세에서 팔뚝의 내전을 관찰하라.
- 모든 발끝을 약간 틀어서 양대퇴골의 추가적인 내부 회전을 증진시켜라. 대내전근(**표 11.3**)도 또한 이 내부회전과 내전을 도울 것이다.
- 이 자세에서 슬괵근과 비복근(**그림 11.4**)이 스트레칭되는 것을 감지하라.

전환 2: **돌고래 자세(Dolphin)**

- 완근과 상완요골근을 수축시켜 팔뚝 쪽으로 내려서, 팔꿈치를 굽혀라. 양손바닥으로 매트를 누르든지 또는 손가락깍지로 주먹을 쥐든지 하라.
- 앞으로 경첩을 두고 어깨를 팔꿈치 위에 두도록 하고 양발을 작동하여 신체에 더 근접하도록 하라. 소원근과 극하근(**그림 10.4**)을 사용하여 양팔을 외부 회전시켜라.
- 팔뚝으로 매트를 적극적으로 누르고 대흉근을 사용하여 양팔을 내전시켜라. 대흉근이 가운데 및 측방 흉부신경으로부터 이중으로 신경감응 받는다는 것을 유의하라(**표 10.3**).
- 후두하 삼각형(**그림 9.2**)의 근육들은 고유감각에 중요하며 게다가 목을 안정시키고 신전하여 지상위로 들어 올리는 것에도 중요하다.
- 양발로 더 가까이 걸을 때 넓적다리와 다리의 후면부분에 스트레칭을 감지하라.

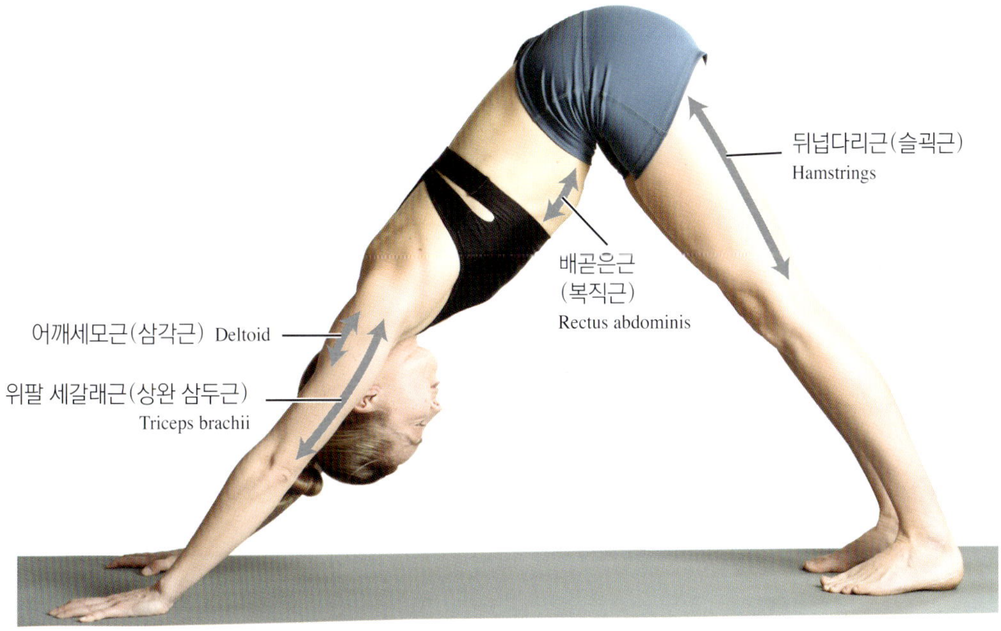

전환 1: 얼굴이 아래로 향한 개 자세 (Downward Facing Dog)

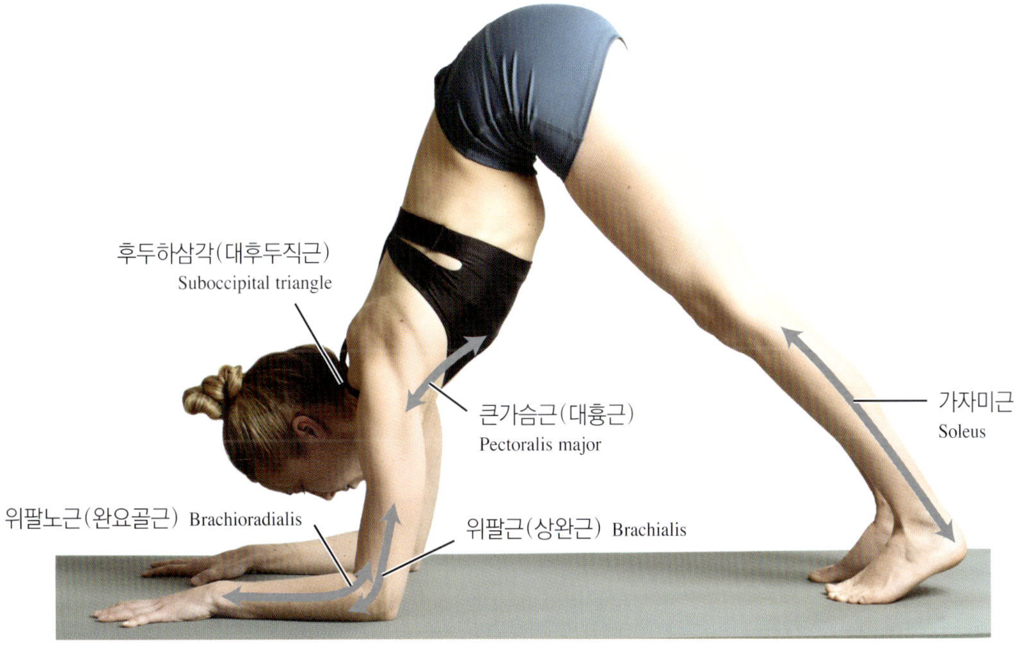

전환 2: 돌고래 자세 (Dolphin)

전환 3: 깃털 편 공작새 준비 자세(Feathered Peacock Prep)

- 대둔근과 슬괵근을 수축시켜 왼쪽 팔을 통제하면서 위로 신전시켜 팔뚝서기를 준비하라. 일단 들어 올리면 대퇴사두근을 활성화 시켜 왼쪽다리를 신전시키고 발바닥 굽히기를 하라.
- 오른쪽 대요근과 엉덩근(**그림 9.6**)의 수축으로부터 생긴 오른쪽 둔근에서의 굴곡과 왼쪽 둔근에서의 신전에 대한 대항 동작을 관찰하라.
- 원형회내근과 방형회내근을 작동시켜 양손바닥과 팔뚝으로 매트 또는 벽돌 옆을 세게 누름으로써 어깨띠에서의 안정을 증진시켜라.
- 지면을 누를 때 앞톱니근(**그림 10.6**)이 작동하여 양쪽 견갑골을 위로 길게 회전시키는 것을 인식하라.
- 숨을 내쉴 때 왼쪽 넓적다리를 천천히 구부려 왼쪽 다리를 매트에 가져가라. 균형유지를 돕기 위해 몸통근육을 작동시켜 이 준비 자세를 다른 쪽에 반복하라.

최종 자세: 깃털 편 공작새 자세 (Feathered Peacock)

- 이 자세의 완전한 표현을 위해서, 왼쪽다리 전체에 걸쳐 강하게 신전하여 위로 들어 올리고 복근을 강하게 수축시켜 작게 깡충 뛰어 오른쪽 다리를 신전시킨다.
- 팔뚝에 균형을 찾을 때까지 지면에서 발을 떼어 이 가벼운 깡충 뛰기를 연습하라. 일단 균형을 유지하게 되면, 대퇴사두근(**그림 11.12**)을 사용하여 양 무릎을 천장방향으로 신전시켜라. 양발 발바닥을 천장 방향으로 스탬프를 찍는다고 상상하며 이때, 발목에 배측굴곡을 이용하라.
- 내전근(**그림 11.10**)을 작동하여 양 넓적다리를 함께 내전시키는 것을 도와라.
- 복근과 대요근이 수축하여 척추의 안정을 돕고 요추의 과도한 신전을 방지하는데 도움을 준다는 것을 감지하라.
- 이 자세를 해제하기 위해서 한쪽 넓적다리를 천천히 구부리고 이어서 다른 다리를 구부려 돌고래 자세(전환 2)로 돌아가며 이어서 무릎을 아래로 내려서 어린아이의 자세에서 쉬어라.

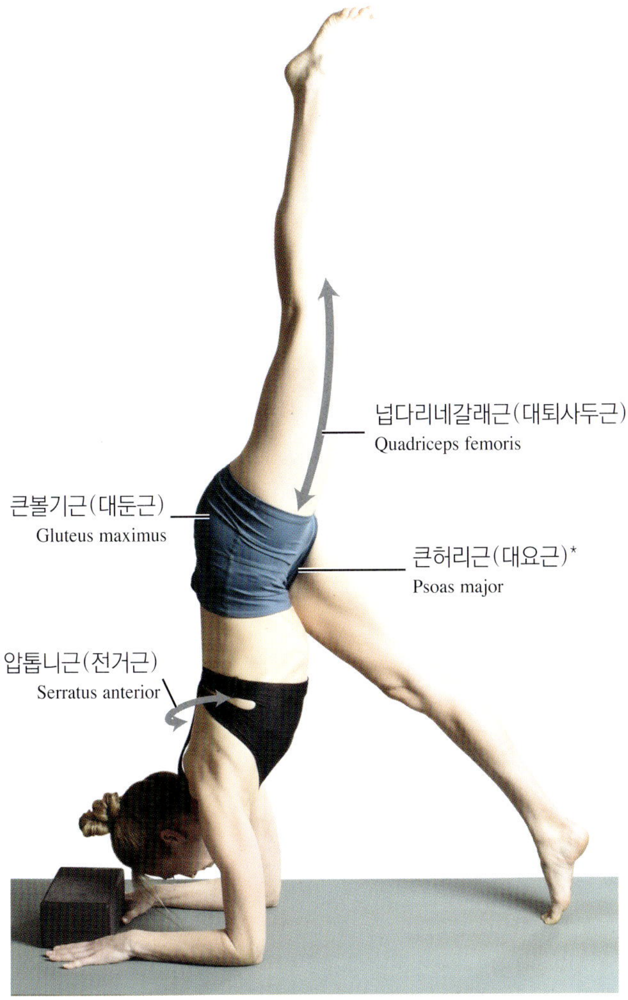

전환 3: 깃털 편 공작새 준비 자세 (Feathered Peacock Prep)

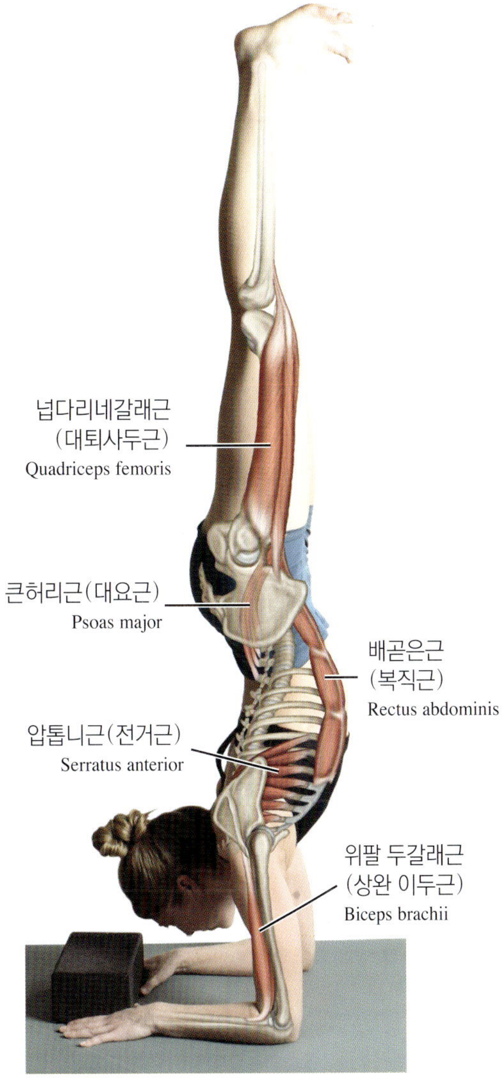

최종 자세: 깃털 편 공작새 자세 (Feathered Peacock)

제 II 부

요가 해부

Yoga Anatomy

II

8 등배(Back)

등배근육(Muscles of the Back)

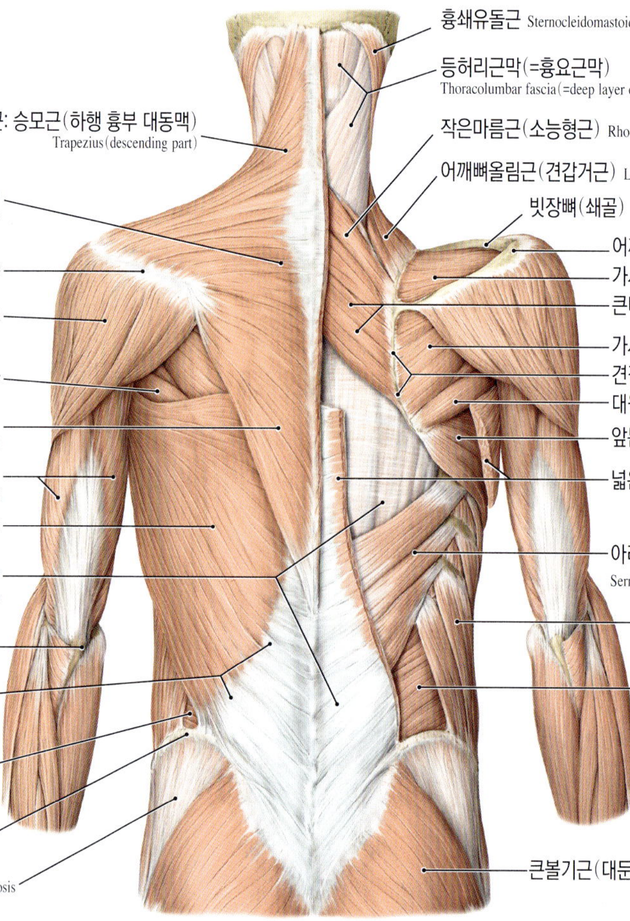

그림 8.1 외부표면상의 등배근육. 출처: Shuenke M, Schulte E, Shumcher U, THIEME Atlas of Anatomy. 일반 해부 및 근골체계. 삽화는 Voll M 과 Wesker K. 2nd ed. New York: Thieme Medical Publishers; 2014

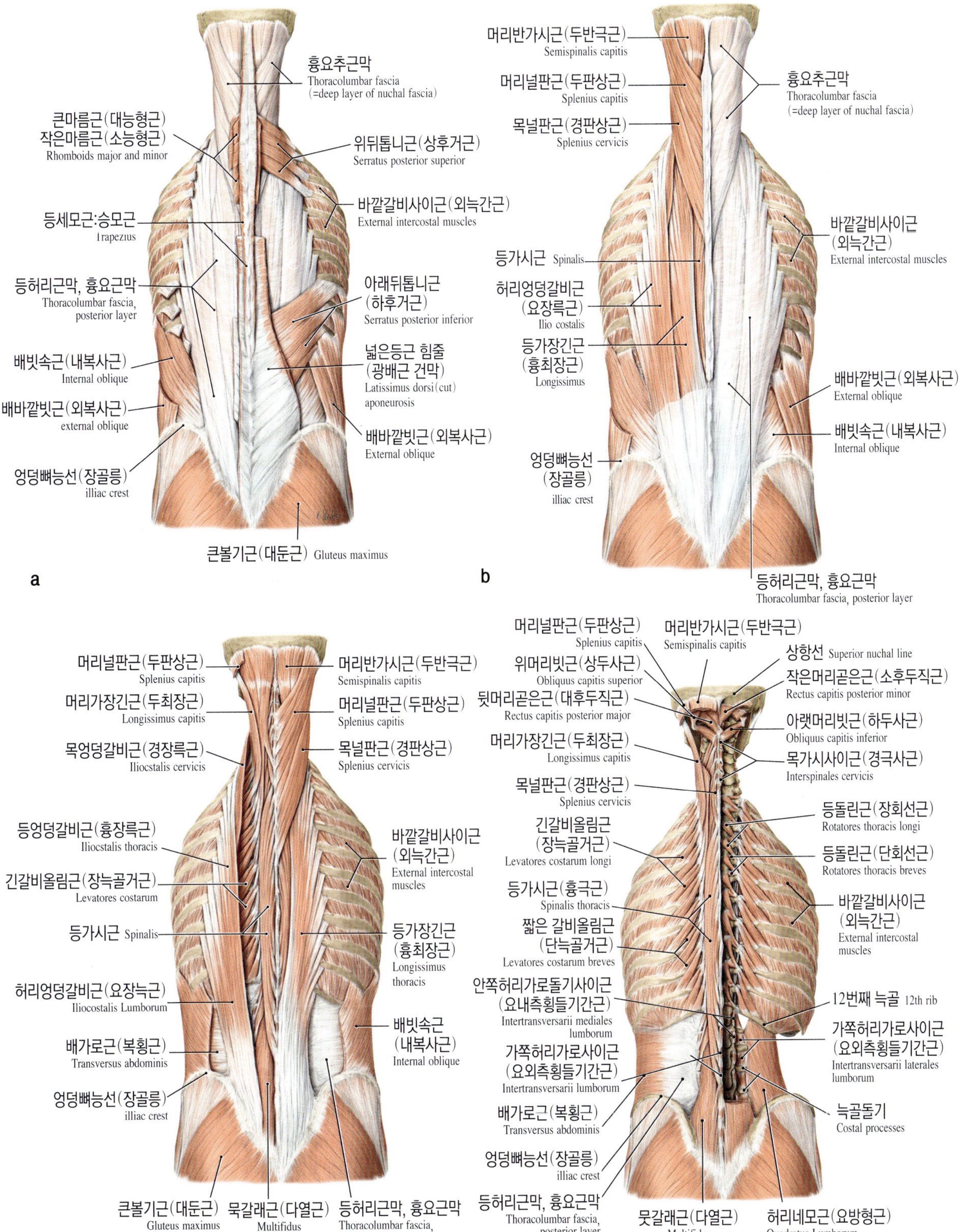

그림 8.2 고유배근. **(a)** 흉요근막. **(b)** 표면 및 중간 고유배근. **(c)** 중간 및 내부 고유배근. **(d)** 내부 고유배근. 출처: Schuemke M, Schulte E, Schemacher U. THIEME Atlas of Anatomy. General Anatomy and Musculoskeletal System . Illustrations by Voll M and Wesker K. 2nd ed. New York:Thieme Medical Publishers ; 2014

표 8.1 외부표면상의 고유배근

근육		근원	삽입	신경감응	동작
뒤톱니근	뒤톱니근	경인대: C7-T3(극상돌기)	2~3번째 갈비뼈 (상부 테두리)	척수 T2-T5 (앞면분기)	갈비뼈를 올림
	하후거근	T11-L2(극상돌기)	8~12번째 갈비뼈 (하부테두리, 근각)	척수 (T9-T12) (앞면분기)	갈비뼈를 누름
판상근	두판상근	경인대:C7-T3 또는 T4(극상돌기),	옆의 1/3 목덜미선 (후두골);유양돌기 (측두골)	척수 C1-C6 (후면분기, 곁가지)	양옆:경추와 머리 한쪽:머리를 동일측면으로 구부리고 회전시킴
	경판상근	T3-T6 또는 T7 (극상돌기)	C1-C3/4 (횡돌기)		

출처: Gilroy AM et al. Atlas of Anatomy. 3rd ed. 2016. Based on: Schuenke M, Schulte E, Schumacher U. THIEME Atlas of Anatomy. General Anatomy and Musculoskeletal System. Illustrations by Voll M and Wesker K. 2nd ed. New York: Thieme Medical Publishers; 2014.

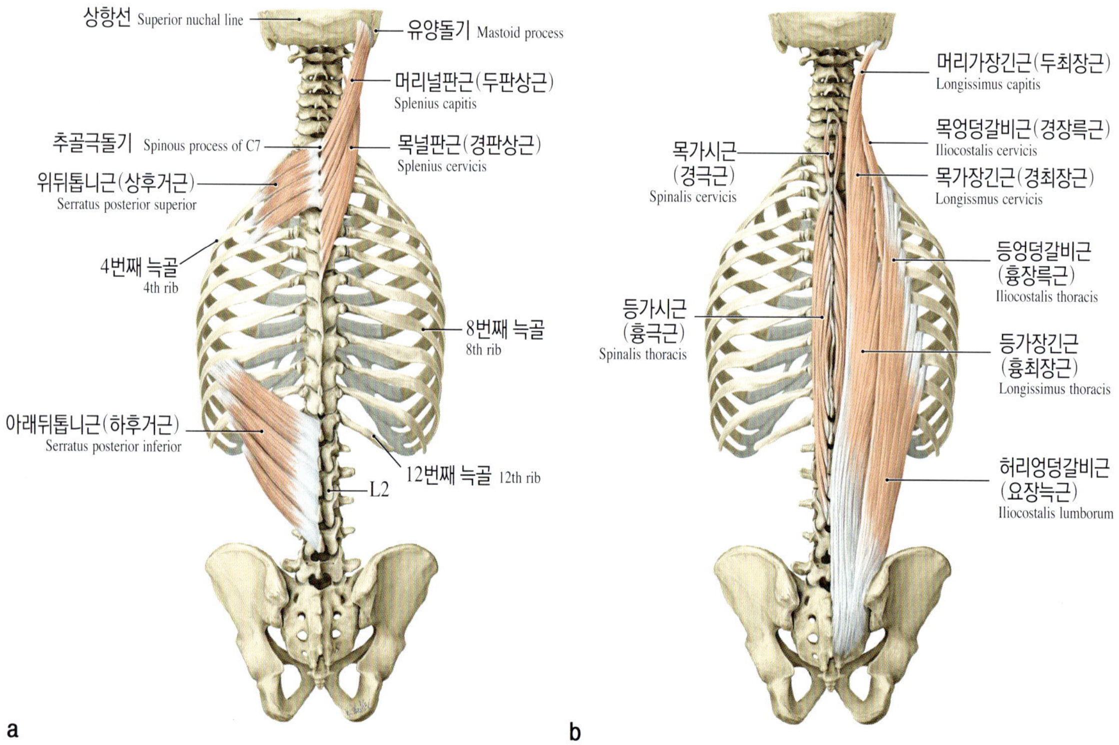

그림 8.3 표면상 및 중간 고유배근. **(a)** 표면상 배근: 목뼈와 후방거근. **(b)** 중간 고유배근(척추기립근) :장늑골, 최장근, 척추근. 출처: Gilroy AM et al.Atlas of Anatomy. 3rd ed. 2016. Based on: Schuenke M, Schulte E, Schumacher U. THIEME Atlas of Anatomy. General Anatomy and Musculoskeletal System. Illustrations by Voll M and Wesker K. 2nd ed. New York: Thieme Medical Publishers; 2014.

표 8.2 중간고유배근(척추기립근)

근육		근원	삽입	신경감응	동작
장늑근	경장늑근	제3-제7번 늑골	C4-C6(횡돌기)	척추. C8-L1 (후방신경분지, 측방신경분지)	양 방향:척추신전 한 방향:척추굴곡 측방:동일 방향
	흉장늑근	7번-12번 늑골	1-6번 늑골		
	요장늑근	천골;장골능; 흉요근막(후층)	6-12번 늑골; 흉요근막(후층) ; 상요추(횡돌기)		
최장근	두최장근	T1-3(횡돌기); C4-C7 (횡돌기 및 관절돌기)	측두골(유양돌기)	척수 (후방신경분지, 측방신경분지)	양 방향:머리 신전 한 방향:머리근육을 같은 방향으로 굴곡 및 회전시킴.
	경최장근	T1-T6(횡돌기)	C2-C5(횡돌기)		측방;척추 신전 한 방향; 같은 방향으로 척추를 옆으로 신전시킴.
	흉최장근	천골;장골능; 요추 (추골극돌기); 하흉추 (횡돌기)	2-12번 늑골; 흉추 및 요추(횡돌기)		
척주 (척추)	경극근	C5-T2(추골극돌기)	C2-C5(추골극돌기)	척수 (후방신경분지)	양 방향:경추와 흉추 신전 한 방향;같은 방향으로 경추와 흉추 신전
	흉극근	T10-L3(추골극돌기, 측방 표면)	T2-T8(추골극돌기, 측방표면)		

출처: Gilroy AM et al. Atlas of Anatomy. 3rd ed. 2016. Based on: Schuenke M, Schulte E, Schumacher U. THIEME Atlas of Anatomy. General Anatomy and Musculoskeletal System. Illustrations by Voll M and Wesker K. 2nd ed. New York: Thieme Medical Publishers; 2014.

표 8.3 횡돌기극근

근육		근원	삽입	신경감응	동작
회전근	단회전근	TI-T12(척추부근의 횡돌기와 추골극돌기 사이)		척추 (후방신경분지)	양 방향;흉추신전 한 방향:흉추를 반대쪽으로 회전
	장회전근	T1-T12(횡돌기와 추골극 사이, 척추 한 개 결여)			양 방향;척추신전 한 방향;척추를 같은 방향으로 굽히고, 그것을 반대방향으로 회전시킴
다열근		천골, 장골, L1-L5의 유양돌기, T1-T4 C4-C7의 횡돌기와 관절돌기	2~4개 빠진 상중부 극돌기		
반극근	두반극근	T4-T7(횡돌기 및 관절돌기)	후두골돌기 (상항선과 하항선 사이)		양 방향;흉추와 경추그리고 머리를 신전(뇌척수관절을 안정시킴) 한 방향;두부, 경추, 그리고 흉추를 같은 방향으로 굽히며, 반대방향 으로 회전시킴
	경반극근	T1-T6(횡돌기)	C2-C5(극돌기)		
	흉반극근	T6-T12(횡돌기)	C6-T4(극돌기)		

출처: Gilroy AM et al. Atlas of Anatomy. 3rd ed. 2016. Based on: Schuenke M, Schulte E, Schumacher U. THIEME Atlas of Anatomy. General Anatomy and Musculoskeletal System. Illustrations by Voll M and Wesker K. 2nd ed. New York: Thieme Medical Publishers; 2014.

9 목, 흉부, 그리고 복부(Neck, Thorax, and Abdomen)

목의 근육(Muscles of the Neck)

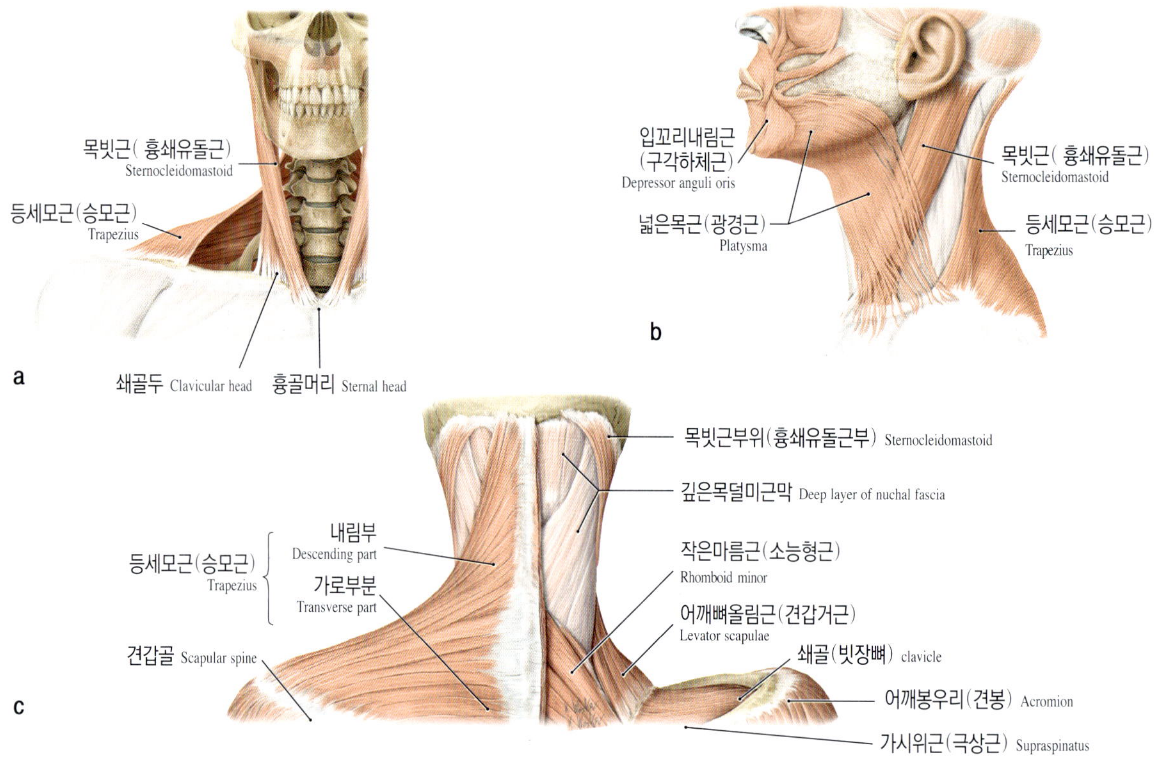

그림 9.1 표면상의 목 근육들. **(a)** 전방 보기 **(b)** 왼쪽면 보기 **(c)** 후방에서 보기. 출처: (a, b) From Schuenke M, Schulte E, Schumacher U. THIEME Atlas of Anatomy. General Anatomy and Musculoskeletal System. Illustrations by Voll M and Wesker K. 2nd ed. New York: Thieme Medical Publishers; 2014. **(c)** From Gilroy AM et al. Atlas of Anatomy. 3rd ed.2016. Based on: Schuenke M, Schulte E, Schumacher U. THIEME Atlas of Anatomy. General Anatomy and Musculoskeletal System. Illustrations by Voll M and Wesker K. 2nd ed. New York: Thieme Medical Publishers; 2014.

표 9.1 표면상의 목 근육들

근육		근원	삽입	신경감응	동작
광경근		하경부 및 상측부 흉부의 피부	하악골(아래 경계) 하안면 위의 피부와 입의 각도 얼굴	안면경부 신경 (CN 7)	아래 얼굴과 입에 대한 압력을 빼고 주름지게 하고, 목 피부를 긴장시키며, 하악골의 강제 감압을 돕는다.
흉쇄유돌근	흉골머리	흉골 (흉골병)	측두골(유양돌기), 후두골(상항선)	운동; 부속신경 (CN11)	한 방향;같은 쪽으로 머리를 기울이고, 반대쪽으로 머리를 회전시킨다.
	쇄골두	흉골(제3중간)		통증 및 고유감각; 목신경얼기 (C3, C4)	양 방향;머리를 신전시키고, 머리가 고정되었을 때, 순환을 돕는다.
승모근	하강부분	후두골,극돌기 C1-C7	쇄골(측방 1/3)		견갑골을 위로 경사지게 끌어당기고, 관절와(오목)를 위로 회전시킨다.

출처 ; Gilroy AM et al. Atlas of Anatomy. 3rd ed. 2016. Based on: Schuenke M, Schulte E, Schumacher U. THIEME Atlas of Anatomy. General Anatomy and Musculoskeletal System. Illustrations by Voll M and Wesker K. 2nd ed. New York:Thieme Medical Publishers; 2014.

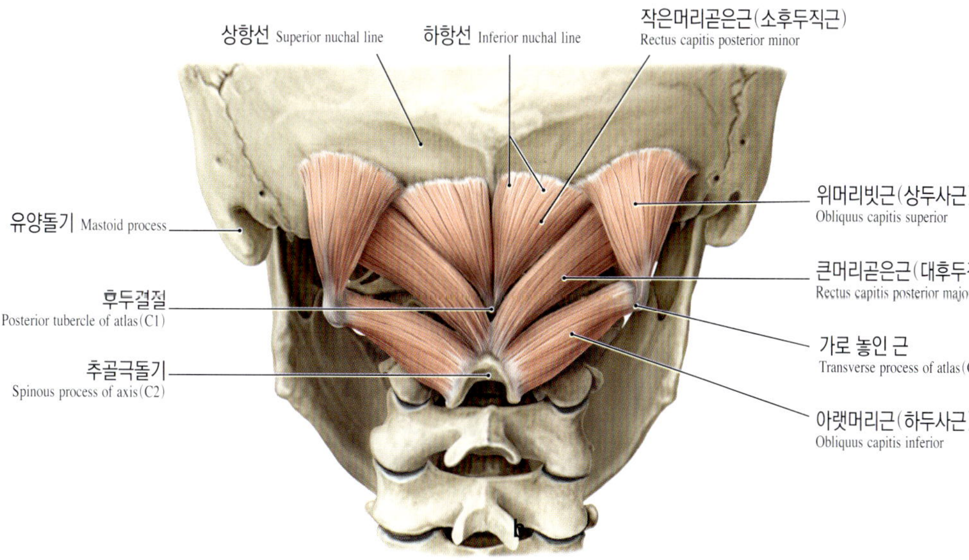

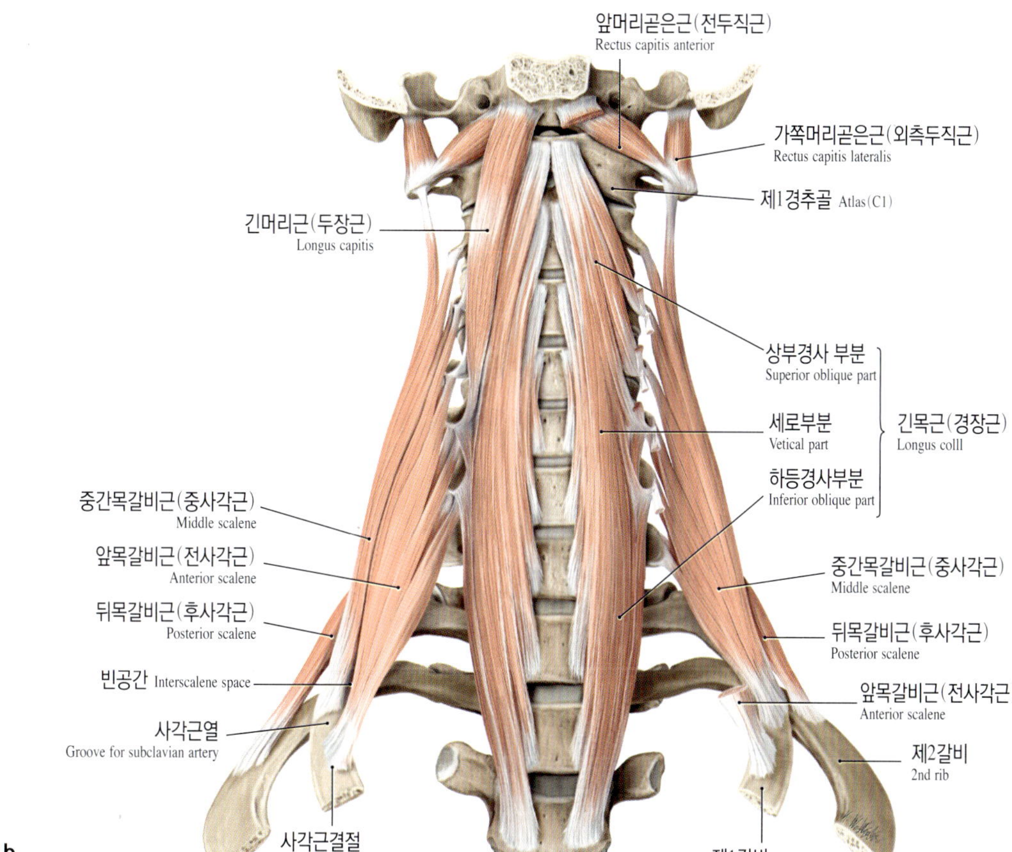

그림 9.2 목의 깊은 근육. **(a)** 후두하근, 후면 보기 **(b)** 척추 앞과 부등변삼각근, 전면보기. 출처: Schuenke M, Schulte E, Schumacher U. THIEME Atlas of Anatomy. General Anatomy and Musculoskeletal System.Illustrations by Voll M and Wesker K. 2nd ed. New York: Thieme Medical Publishers; 2014.

표 9.2 목의 깊은 근육

근육	근원	삽입	신경감응	동작
척추앞 근육				
두장근	C3-C6(횡돌기의 전방결절)	후두골(두개기부)	Cl-C3의 전방신경분지	머리의 환추후두 관절의 굴곡
경장근 수직(중간) 부분	C5-T3(척추체 전방표면)	C2-C4(전방표면)	C1-C6의 전방분기	한 방향: 경추를 반대쪽으로 기울이거나 회전 양 방향: 경추의 앞 굽힘
경장근 상부경사 부분	C3-C5(횡돌기의 전방결절)	아틀라스(전방결절)		
경장근 하부경사 부분	T1-T3(척추체의 전방표면)	C5-C6(횡돌기 전방결절)		
전두직근	C1(가쪽덩이)	후두골(두개기부)	C1과 C2의 전방분기	한 방향 : 대뇌 후두부에서 머리를 옆으로 굽힘 양 방향; 환추후두관절에서 머리를 굴곡시킴
외측두직근	C1(횡돌기)	후두골(두개기부, 측두후두과)		
사각근				
전사각근	C3-C6(횡돌기 전방결절)	제1번늑골(사각근 결절)	C4-C6의 전방분기	운동 늑골; 상부늑골을 올림(강제 들이쉴 때) 고정 늑골; 같은 쪽으로 척추를 굽히며(한 방향으로), 목을(양 방향으로) 굽힘
중사각근	C1-C2(횡돌기) C3-C7(횡돌기 후방결절)	1번늑골(쇄골하동맥 후부 홈)	C3-C8의 전방분기	
후사각근	C5-C7(횡돌기 후방결절)	2번 늑골(외부표면)	C6-C8의 후방분기	
후두하근(짧은 목덜미와 뇌척수 관절)				
소후두하근	C1(후방결절)	후두골(3번내부 하항선)	C1(후두신경)의 후방분기	한 방향; 같은 쪽으로 머리를 회전시킴 양 방향; 머리를 신전시킴
대후두직근	C2(극상돌기)	후두골(3번중부 하항선)		
후두하근		C1(횡돌기)		
상두사근	C1(횡돌기)	후두골(대후두사근 상부 삽입)		한 방향; 같은 쪽으로 머리를 기울이며, 반대쪽으로 회전 시킴 양 방향; 머리를 신전시킴

출처: Gilroy AM et al. Atlas of Anatomy. 3rd ed. 2016. Based on: Schuenke M, Schulte E, Schumacher U. THIEME Atlas of Anatomy. General Anatomy and Musculoskeletal System. Illustrations by Voll M and Wesker K. 2nd ed. New York: Thieme Medical Publishers; 2014.

흉부 근육(Muscles of the Thorax)

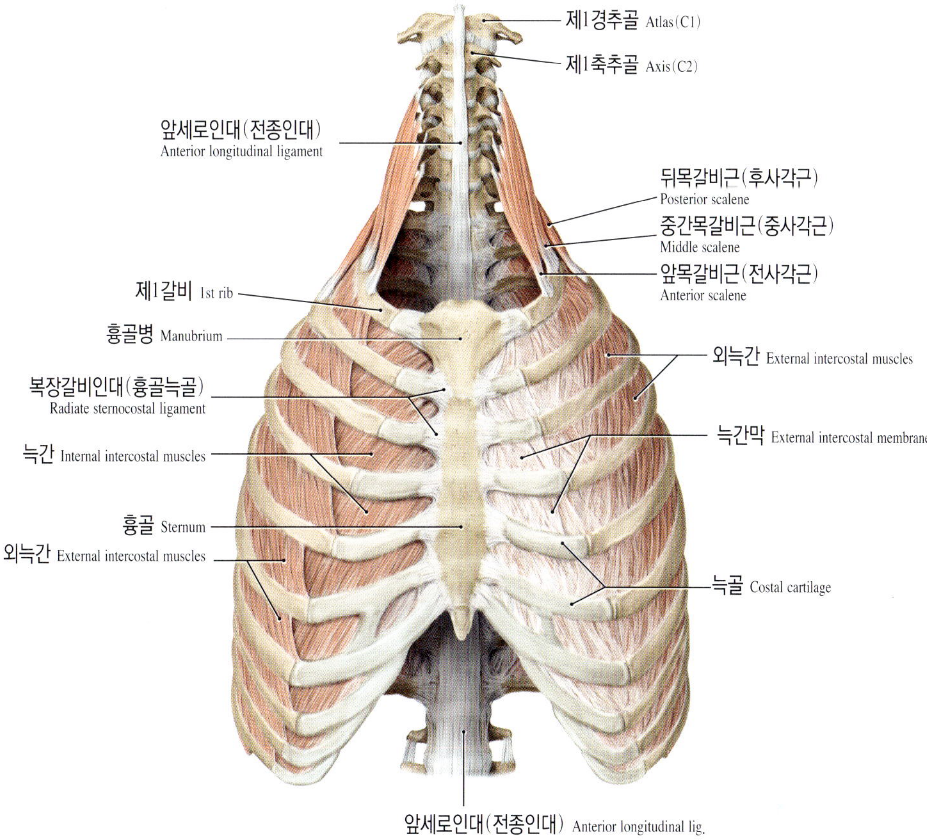

그림 9.3 흉벽 근육의 전면 보기. 출처: From Schuenke M, Schulte E, Schumacher U. THIEME Atlas of Anatomy. General Anatomy and Musculoskeletal System. Illustrations by Voll M and Wesker K. 2nd ed. New York: Thieme Medical Publishers; 2014.

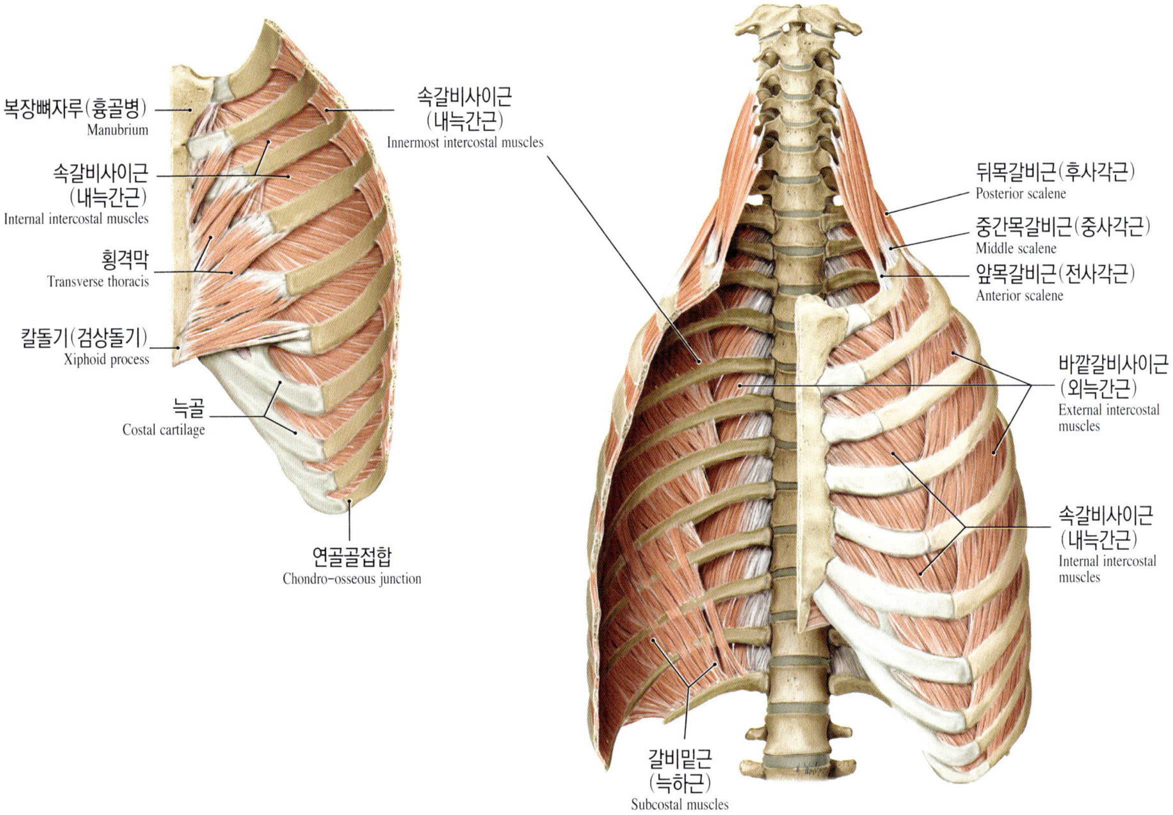

그림 9.4 흉횡근. 출처: Gilroy AM et al. Atlas of Anatomy. 3rd ed. 2016. Based on: Schuenke M, Schulte E, Schumacher U. THIEME Atlas of Anatomy. General Anatomy and Musculoskeletal System. Illustrations by Voll M and Wesker K. 2nd ed. New York: Thieme Medical Publishers; 2014.

표 9.3 흉벽 근육

근육		근원	삽입	신경감응	동작
사각근	전방사각근	C3-C6(횡돌기, 전방결절)	1번 늑골(전방늑골결절)	C4-C6 척추신경의 전방분기	운동늑골: 상늑골을 올림(들이쉴 때)
	중간사각근	C3-C7(횡돌기, 후방결절)	1번늑골(쇄골하동맥 후방홈)	C3-C8 척추신경의 전방분기	고정늑골: 척추를 같은 쪽으로 굴곡시키고, 목을 신전시킴(양방향)
	후방사각근	C5-C7(횡돌기, 후방결절)	2번늑골(표면 외부)	C6-C8 척추신경의 전방분기	
늑간근	외부늑간근	늑골하연에서 다음 늑골상연으로(늑골결절에서 연골골접합 하전방으로 경사지게 내려감)		1~11번 늑간신경	늑골을 올림(들이쉴 때), 늑간격을 지지하며, 흉벽을 안정시킴.
	내부늑간근	늑골하연에서 다음 늑골상연으로(늑골각에서 늑골각에서 흉골로 상전방으로 경사지게 올라감)			
	최내늑간근				
늑골하근		하늑골하연에서 늑골내부표면으로 2~3개 늑골 아래로		인접 늑간신경	하늑골(내쉴 때)
횡흉근		흉골과 검상돌기(내부표면)	2~6번 늑골(늑골 연골 내부표면	2~6번 늑간신경	늑골을 약하게 내림(내쉴 때)

출처: Gilroy AM et al. Atlas of Anatomy. 3rd ed. 2016. Based on: Schuenke M, Schulte E, Schumacher U. THIEME Atlas of Anatomy. General Anatomy and Musculoskeletal System. Illustrations by Voll M and Wesker K. 2nd ed. New York: Thieme Medical Publishers; 2014.

복부근육(복근)(Muscles of the Abdomen)

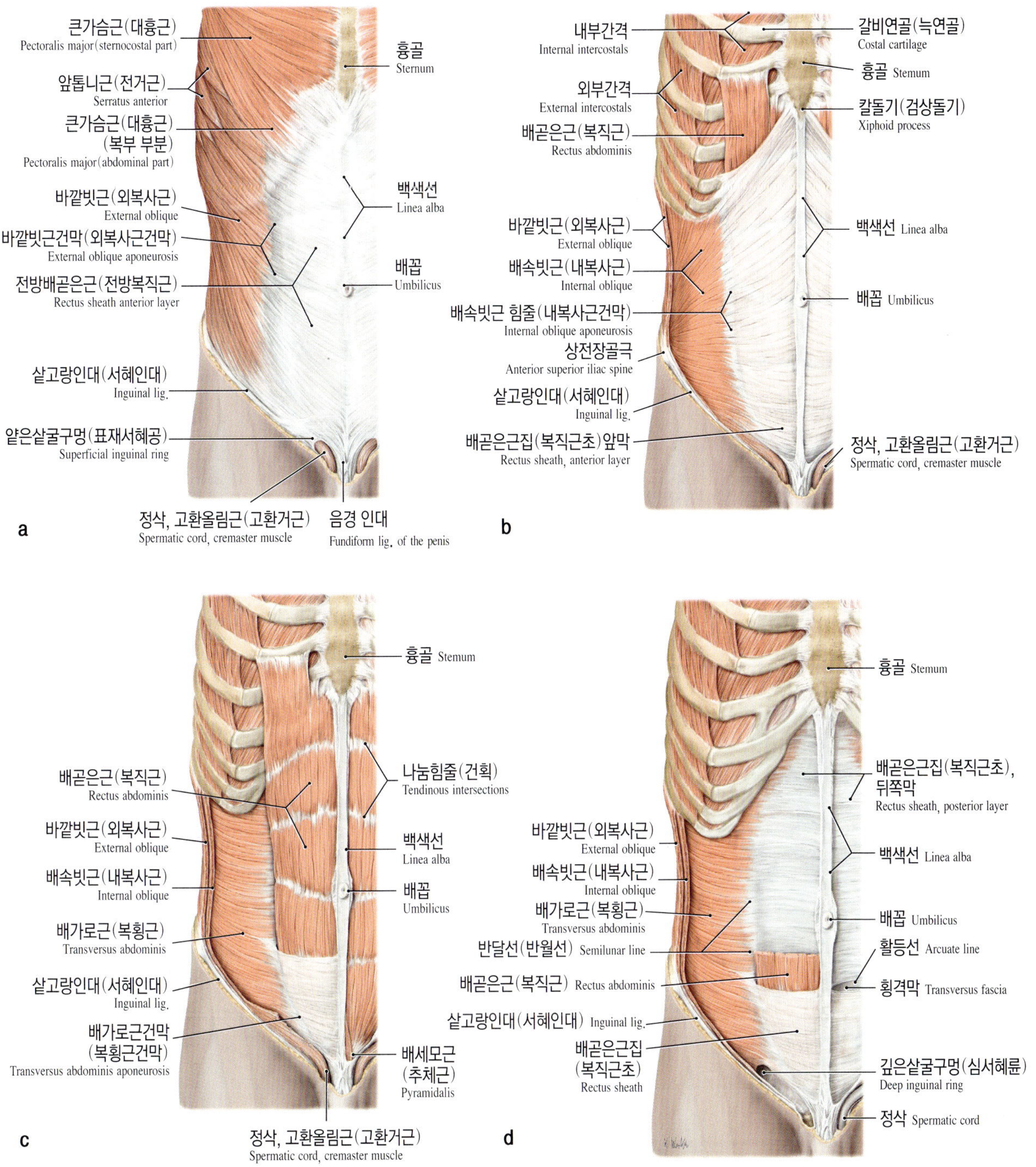

그림 9.5 복부 벽의 근육, 오른쪽, 전방 보기. **(a)** 외관상 복부 벽 근육 **(b)** 외부사근, 대흉근, 그리고 전방거근 **(c)** 내부사근 **(d)** 복직근. 출처: Schuenke M, Schulte E, Schumacher U. THIEME Atlas of Anatomy. General Anatomy and Musculoskeletal System. Illustrations by Voll M and Wesker K. 2nd ed. New York: Thieme Medical Publishers; 2014.

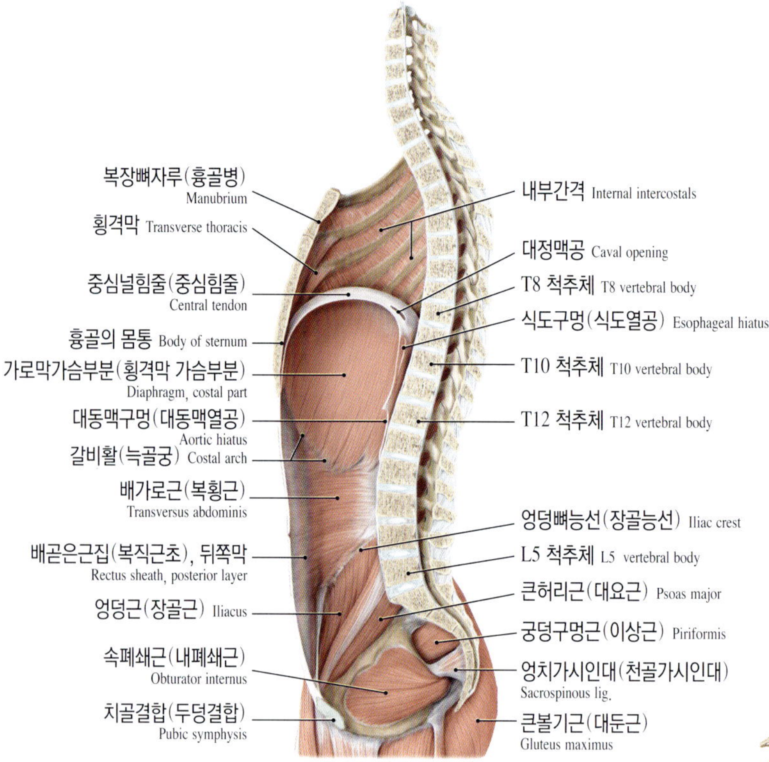

a

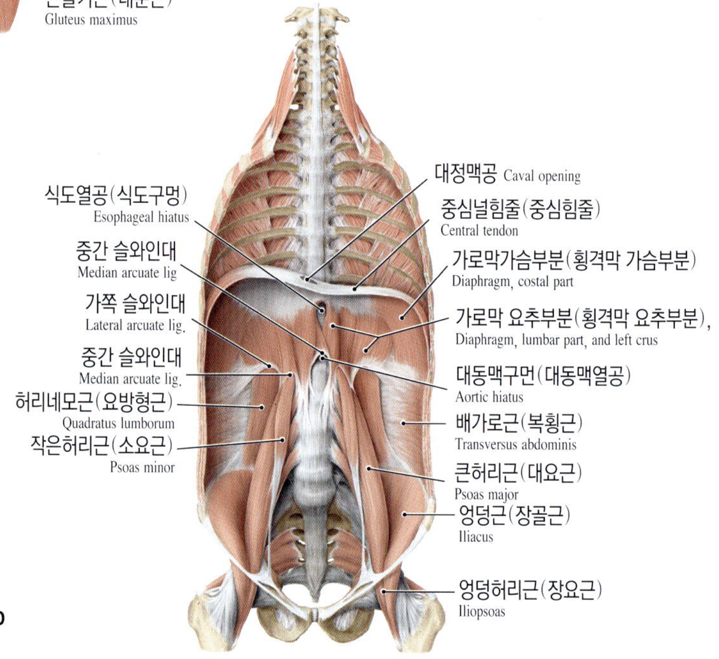

b

그림 9.6 복부 벽 후면의 근육. **(a)** 중앙에 횡격막이 있는 정중시상면 **(b)** 중앙에 횡격막이 있는 관상절편. 출처: Schuenke M, Schulte E, Schumacher U. THIEME Atlas of Anatomy. General Anatomy and Musculoskeletal System. Illustrations by Voll M and Wesker K. 2nd ed. New York:Thieme Medical Publishers; 2014.

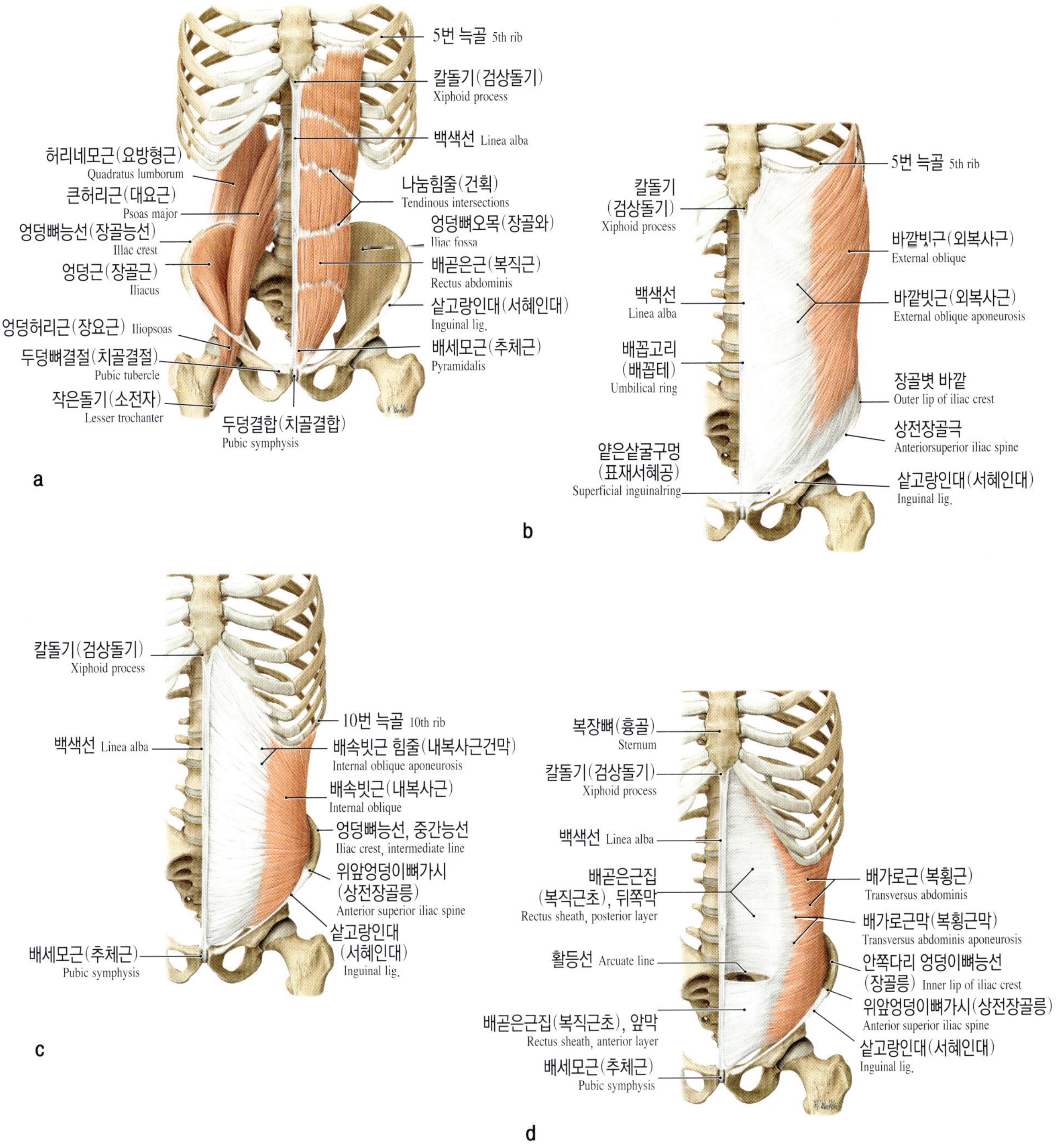

그림 9.7 전방, 전외측, 그리고 후방 복부벽 근육. **(a)** 전방 및 후방 근육 **(b)** 외사근 **(c)** 내사근 **(d)** 횡복부. 출처: Schuenke M, Schulte E, Schumacher U. THIEME Atlas of Anatomy. General Anatomy and Musculoskeletal System. Illustrations by Voll M and Wesker K. 2nd ed. New York:Thieme Medical Publishers; 2014.

표 9.4 복부 벽 근육

근육		근원	삽입	신경감응	동작
전방복벽근					
복직근		외측두: 치골능에서 치골결절까지	5~7번 늑골의 연골, 흉골 검상돌기	늑간신경(T5-T11), 늑하신경(T12)	몸통굴곡, 복부압박, 골반안정
배세모근		치골(전방에서 복직근까지)	백색선(복직근초 내에서 작동)	늑하신경(T12)	백색선을 긴장시킴
전외측복벽근					
외사근		5~12번 늑골(외부표면)	백색선, 치골결절 전방 장골능	늑간신경(T7-T11), 늑하신경(T12)	한 방향; 같은 쪽으로 몸통을 굽힘. 양 방향; 몸통굴곡, 복부압박, 골반안정
내사근		흉요근막(심층), 장골능(중간)	10~12번늑골(아래 경계), 백색선(전방 및 후방층)		
복횡근		7~12번늑골연골(내부 표면), 흉요근막(심층), 장골능, 전방 상장골극(내부 테), 장요근 근막	백색선, 치골능	늑간신경(T7-T11), 늑하신경(T12), 장골서혜신경	한 방향; 몸통을 같은 쪽으로 회전 양 방향; 복부를 압박한다.
후방복벽근					
*소요근		T12,L1척추 및 추간판(측방표면)	치골근선, 장골근막; 최하섬유는 서혜인대에 도달함.		몸통의 미약한 굴근
대요근	표면층	T12-L4 척추체와 연관된 추간판(측방표면)	대퇴골(작은돌기), 장요근으로서 관절삽입	L1-L2(L3)척추 신경	고관절; 요추를 굴곡 및 외부회전 시킴(대퇴 고정) 한 방향; 수축하여 몸통을 측방으로 굴곡시킴. 양 방향; 수축하여 몸통을 수파인 자세에서 들어올림.
	내심층	L1-L5(늑골돌기)			
장골근		장골와		대퇴신경(L2-L4)	
요방형근		치골능과 장요인대(보이지 않음)	12번늑골, L1-L4 척추(늑골돌기)	늑하신경(T12), L1-L4 척추신경	한 방향; 같은 쪽으로 몸통을 굴곡시킴. 양 방향; 1번늑골을 누르면서 숨을 내쉰다.

* 대략 50%의 인구가 이 근육(소요근)을 가지고 있음.

출처: Gilroy AM et al. Atlas of Anatomy. 3rd ed. 2016. Based on: Schuenke M, Schulte E, Schumacher U. THIEME Atlas of Anatomy. General Anatomy and Musculoskeletal System. Illustrations by Voll M and Wesker K. 2nd ed. New York: Thieme Medical Publishers; 2014.

10 상지(Upper Limb)

어깨와 팔 근육(Muscles of the Shoulder and Arm)

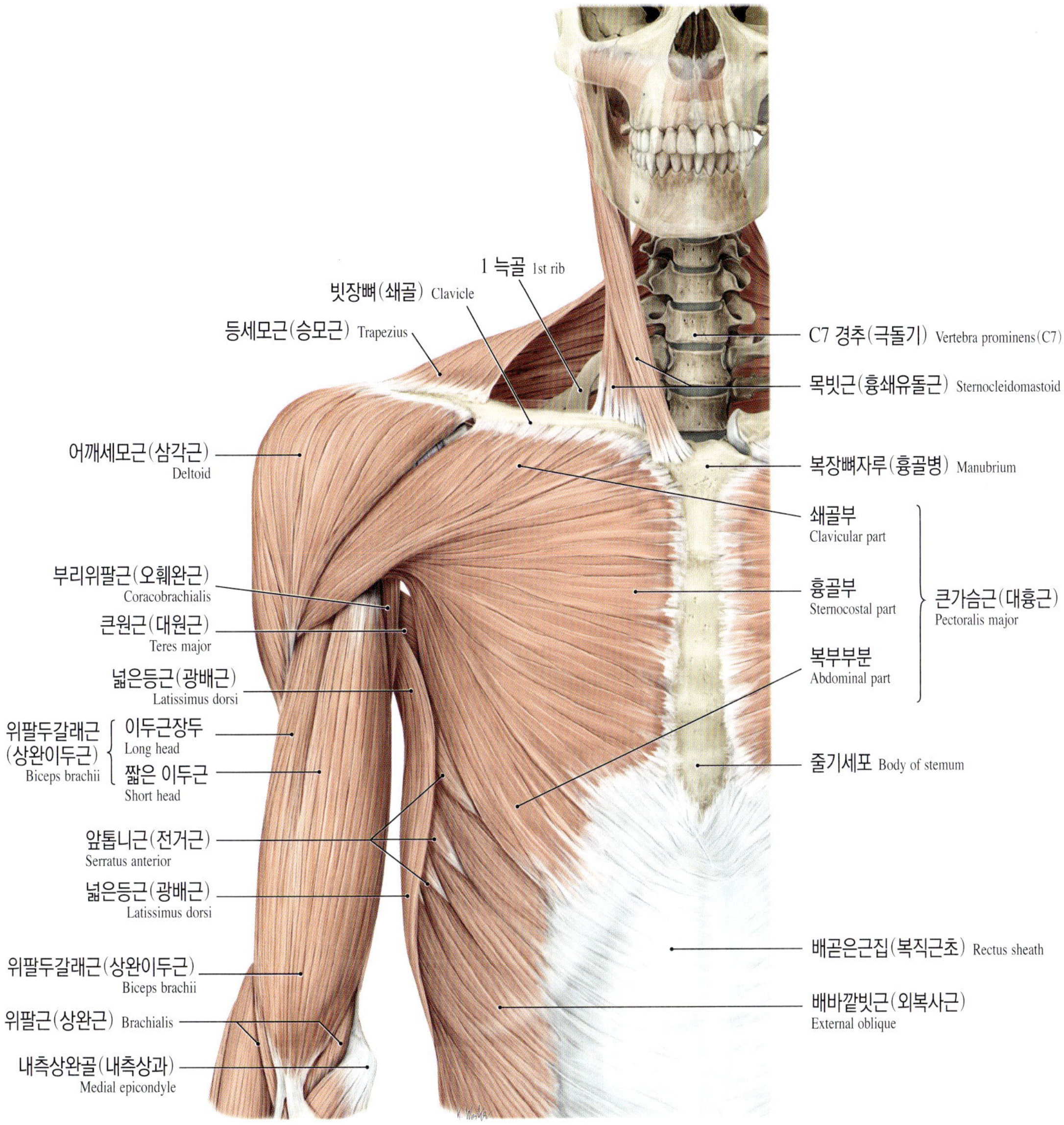

그림 10.1 어깨와 팔의 전방 근육. (a) 표면해부. 출처: Schuenke M, Schulte E, Schumacher U. THIEME Atlas of Anatomy. General Anatomy and Musculoskeletal System. Illustrations by Voll M and Wesker K. 2nd ed.New York: Thieme Medical Publishers; 2014.

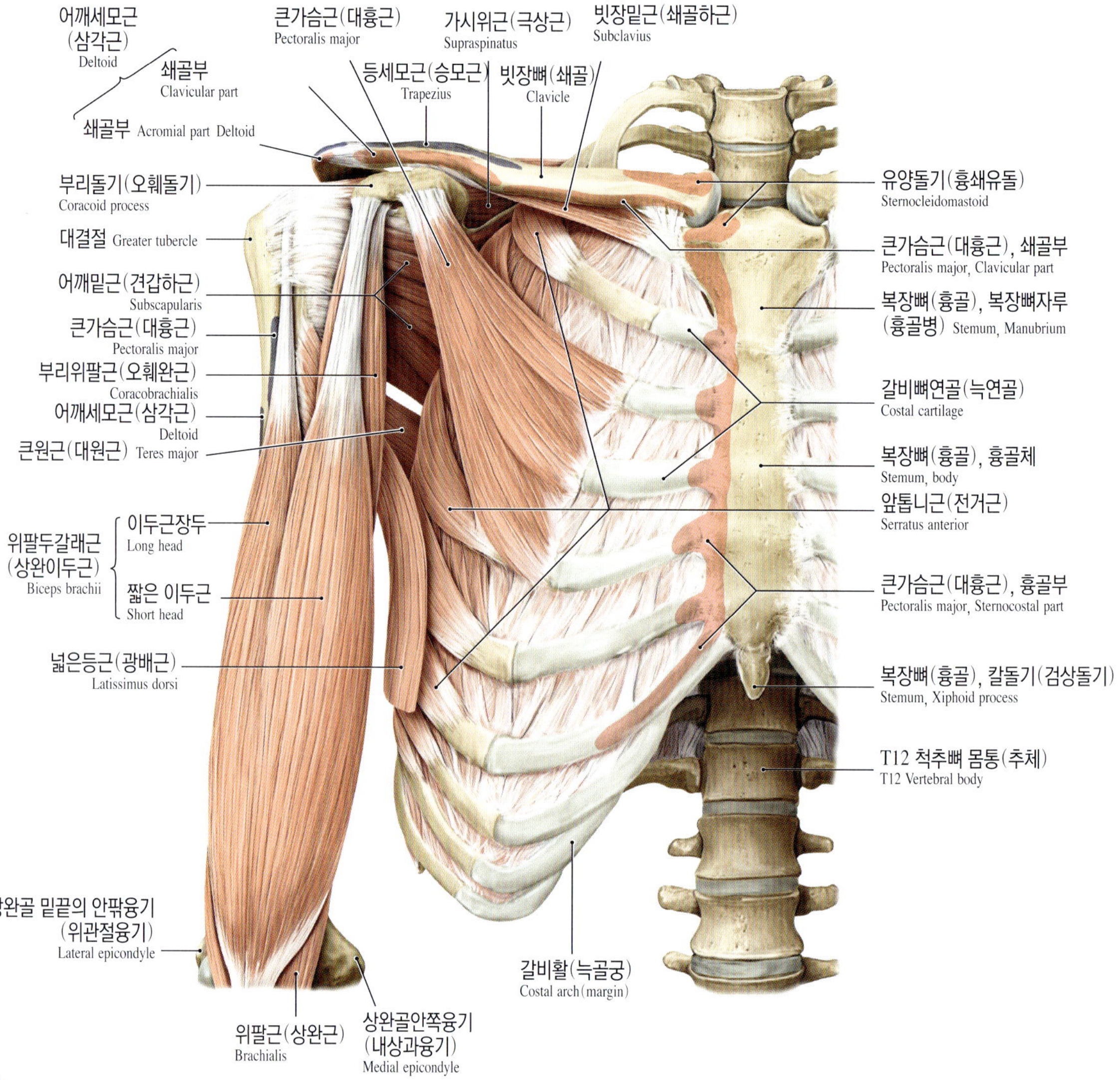

b

그림 10.1 (계속) 어깨와 팔의 전방근육 **(b)** 심층 해부. 출처: Schuenke M, Schulte E, Schumacher U. THIEME Atlas of Anatomy. General Anatomy and Musculoskeletal System. Illustrations by Voll M and Wesker K. 2nd ed. New York: Thieme Medical Publishers; 2014.

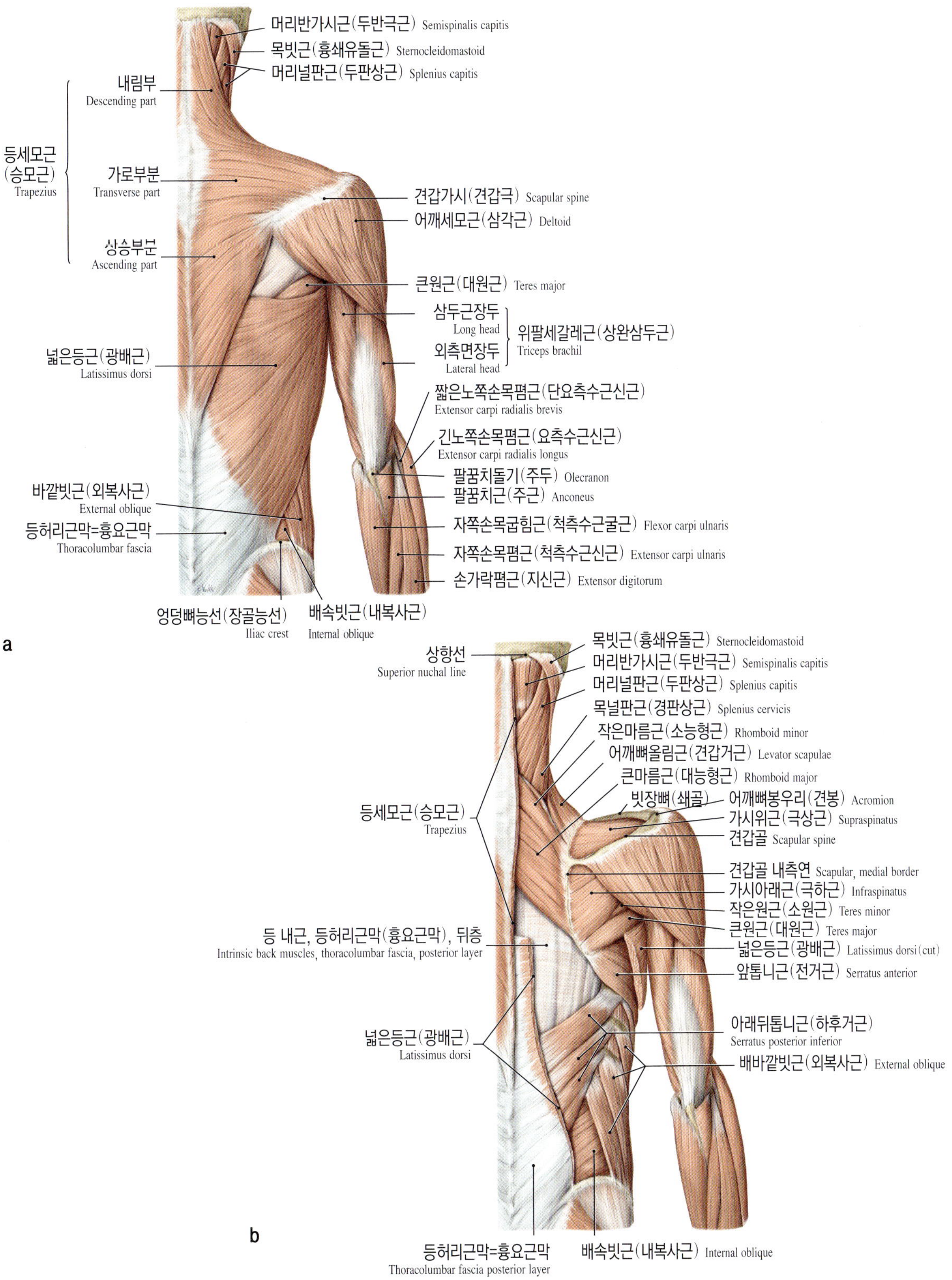

그림 10.2 어깨와 팔의 후방 근육. **(a)** 표면상 해부 **(b)** 심층 해부. 출처: Schuenke M, Schulte E, Schumacher U. THIEME Atlas of Anatomy. General Anatomy and Musculoskeletal System. Illustrations by Voll M and Wesker K. 2nd ed. New York: Thieme Medical Publishers; 2014.

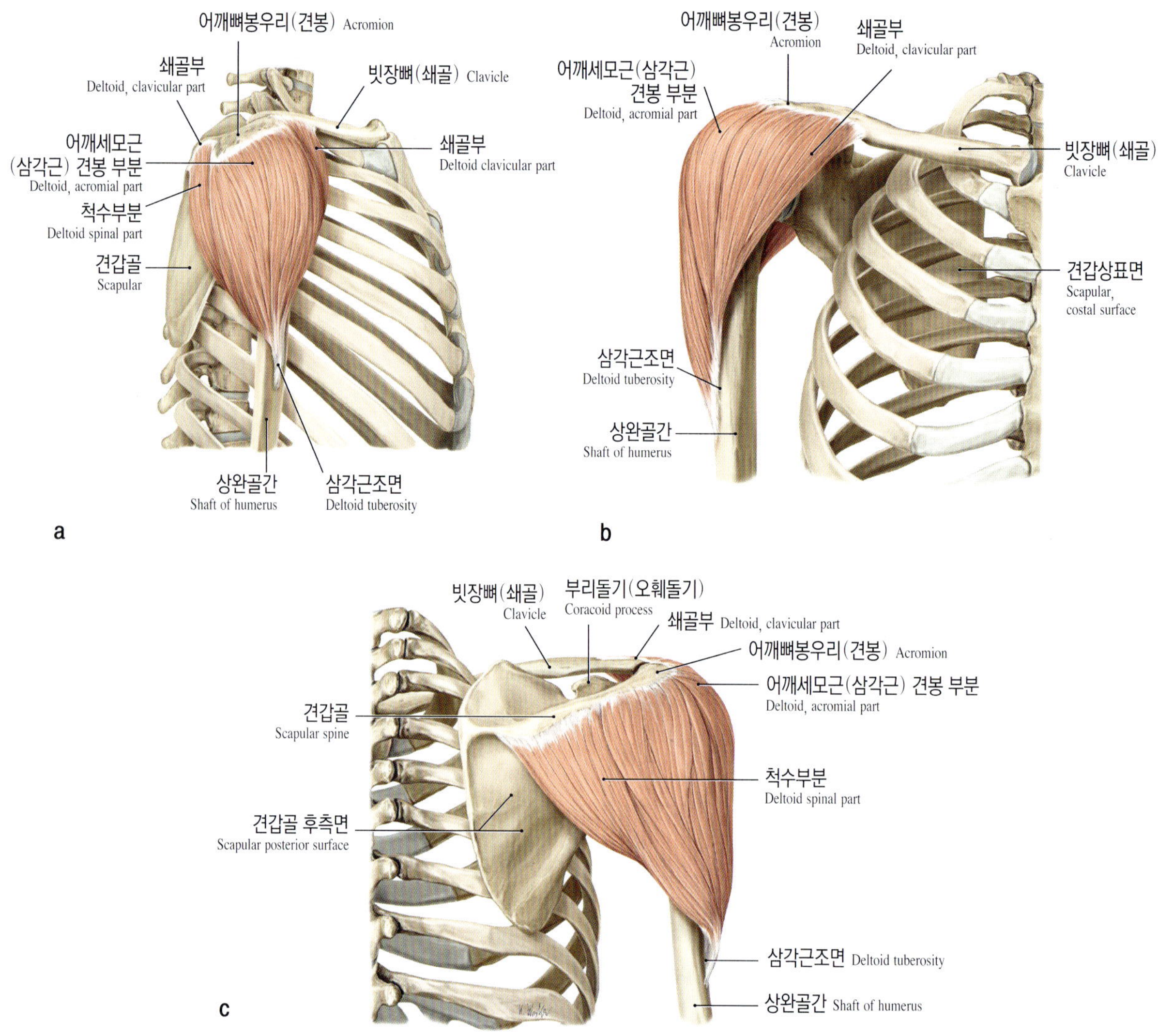

그림 10.3 삼각근. **(a)** 오른쪽방 보기 **(b)** 전방 보기 **(c)** 후방 보기. 출처: Schuenke M, Schulte E,Schumacher U. THIEME Atlas of Anatomy. General Anatomy and Musculoskeletal System. Illustrations by Voll M and Wesker K. 2nd ed. New York: Thieme Medical Publishers; 2014.

표 10.1 삼각근 부분

근육		기원	삽입	신경감응	동작*
	쇄골부분	쇄골 옆 1/3			굴곡, 내부회전, 회전, 내전
삼각근	견봉부분	견봉	상완골(삼각근결절)	액와(겨드랑)신경	외전
	척추부분	척수			신전, 외부회전, 내전

*60°와 90° 사이의 외전에서, 쇄골과 척추 부분은 견봉부분을 외전으로 보조한다.

출처: Gilroy AM et al. Atlas of Anatomy. 3rd ed. 2016. Based on: Schuenke M, Schulte E, Schumacher U. THIEME Atlas of Anatomy. General Anatomy and Musculoskeletal System. Illustrations by Voll M and Wesker K. 2nd ed. New York: Thieme Medical Publishers; 2014.

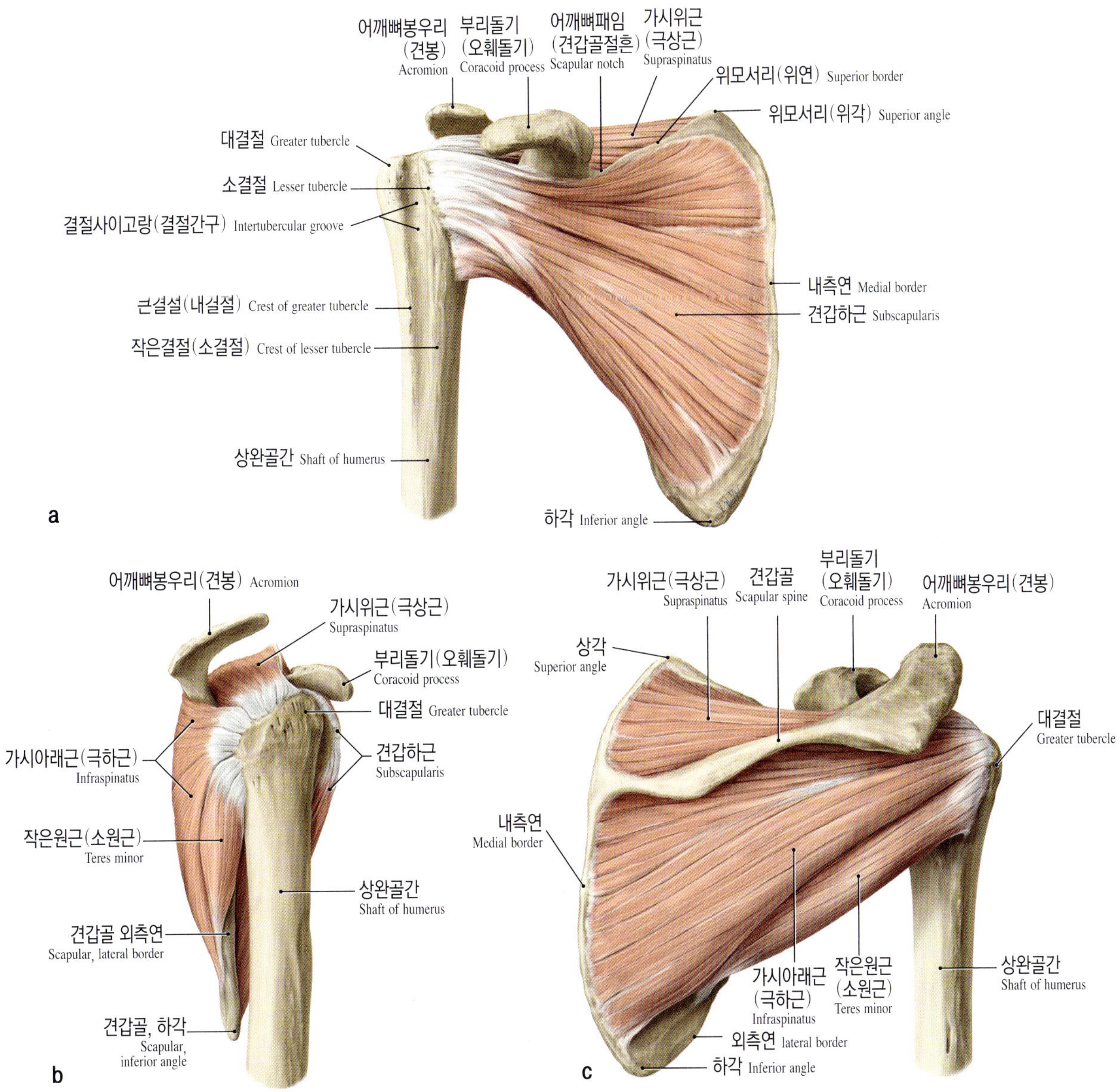

그림 10.4 회전근개. **(a)** 전면 보기 **(b)** 측면 보기 **(c)** 후면 보기. 출처: Schuenke M, Schulte E, Schumacher U. THIEME Atlas of Anatomy. General Anatomy and Musculoskeletal System. Illustrations by Voll M and Wesker K. 2nd ed. New York: Thieme Medical Publishers; 2014.

표 10.2 회전근개

근육	근원		삽입		신경감응	동작
극상근	견갑골	극상근와(구멍)	상완골	상완골(대결절)	견갑상신경	외전
극하근		극하근와				외부회전
소원근		측방경계		상완골(소결절)	액와신경	외부회전 경미한 내전
견갑하근		견갑하근와			견갑하신경	내부회전

출처: Gilroy AM et al. Atlas of Anatomy. 3rd ed. 2016. Based on: Schuenke M, Schulte E, Schumacher U. THIEME Atlas of Anatomy. General Anatomy and Musculoskeletal System. Illustrations by Voll M and Wesker K. 2nd ed. New York: Thieme Medical Publishers; 2014.

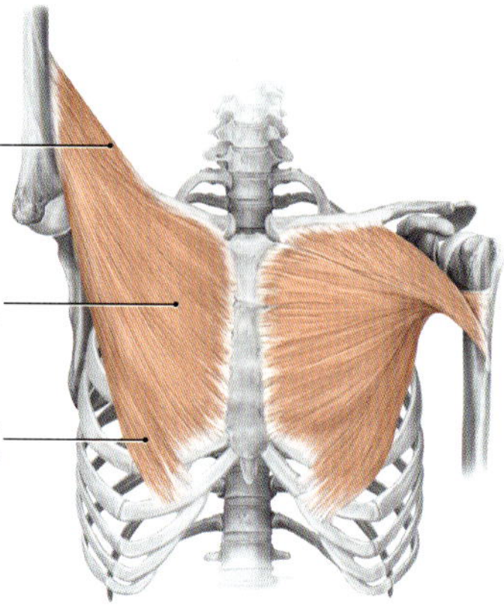

a

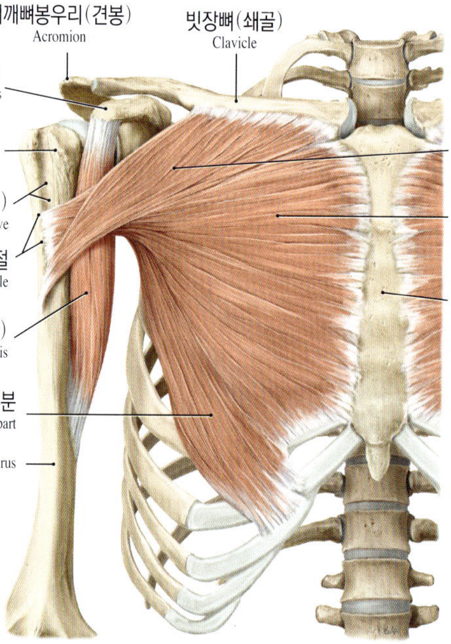

b

그림 10.5 대흉근과 오훼완근. **(a)** 대흉근 중간위치(좌), 올리기(우) **(b)** 대흉근과 오훼완근. 출처: Schuenke M, Schulte E, Schumacher U. THIEME Atlas of Anatomy.General Anatomy and Musculoskeletal System. Illustrations by Voll M and Wesker K. 2nd ed. New York: Thieme Medical Publishers; 2014.

표 10.3 대흉근과 오훼완근

근육		근원	삽입	신경감응	작동
대흉근	쇄골부분	쇄골(중간 절반)	상완골(대결절능)	중간 및 측면 흉근신경(C5-TI)	전체근육:내전, 내부 회전 쇄골 및 흉골늑골; 굴곡, 어깨 고정시 호흡 보조
	흉골늑골부분	흉골과 늑골연골			
	복부	복직근초(앞층)			
오훼완근		견갑골(오훼돌기)	상완골(소결절능과 함께)	근피신경(C5-C7)	굴곡, 내전, 내부회전

출처: Gilroy AM et al. Atlas of Anatomy. 3rd ed. 2016. Based on: Schuenke M, Schulte E, Schumacher U. THIEME Atlas of Anatomy. General Anatomy and Musculoskeletal System. Illustrations by Voll M and Wesker K. 2nd ed. New York: Thieme Medical Publishers; 2014.

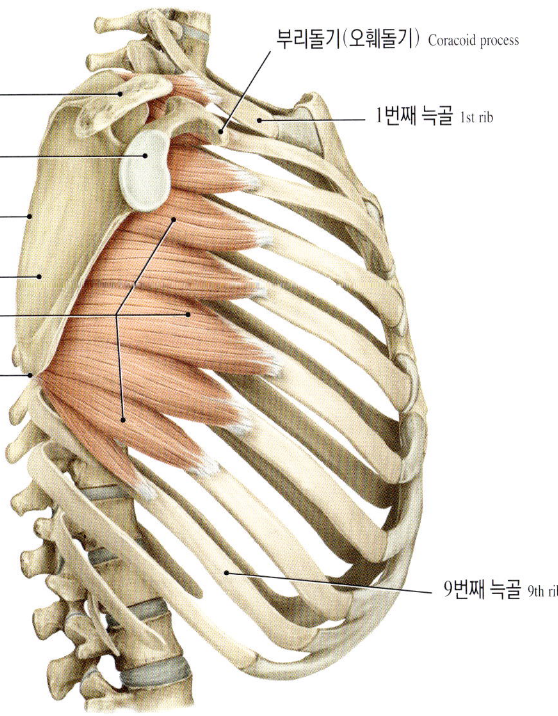

그림 10.6 전방거근. 출처: Schuenke M, Schulte E, Schumacher U. THIEME Atlas of Anatomy. General Anatomy and Musculoskeletal System. Illustrations by Voll M and Wesker K. 2nd ed. New York: Thieme Medical Publishers; 2014.

표 10.4 쇄골하근, 소흉근, 그리고 전방거근

근육		근원	삽입	신경감응	동작
쇄골하근		1번 늑골	쇄골(아래 표면)	쇄골하근 (C5,C6)	흉쇄관절 내의 견갑골을 안정시킨다.
소흉근		3~5번 늑골	오훼돌기	중간 흉근신경 (C8, T1)	견갑골을 당겨서 아래로 내려, 예각이 되게 뒤안쪽으로 움직임. 관절와를 아래로 회전시킴. 호흡을 도움.
전방거근	상부	1~9번 늑골	견갑골(늑골과 우각의 배면)	장흉신경 (C5-C7)	위 부분; 올린 팔을 내림.
	중간부분		견갑골(늑골 표면과 중간 경계		전체 근육; 견갑골을 측전방으로 당기며, 어깨가 고정되었을 때, 늑골을 올림.
	하부		견갑골(중간경계와 열각의 늑골및 배면		아래 부분; 견갑골을 측전방으로 회전시킴(팔을 90° 이상 각도로 올리는 것을 허용함)

출처: Gilroy AM et al. Atlas of Anatomy. 3rd ed. 2016. Based on: Schuenke M, Schulte E, Schumacher U. THIEME Atlas of Anatomy. General Anatomy and Musculoskeletal System. Illustrations by Voll M and Wesker K. 2nd ed. New York: Thieme Medical Publishers; 2014.

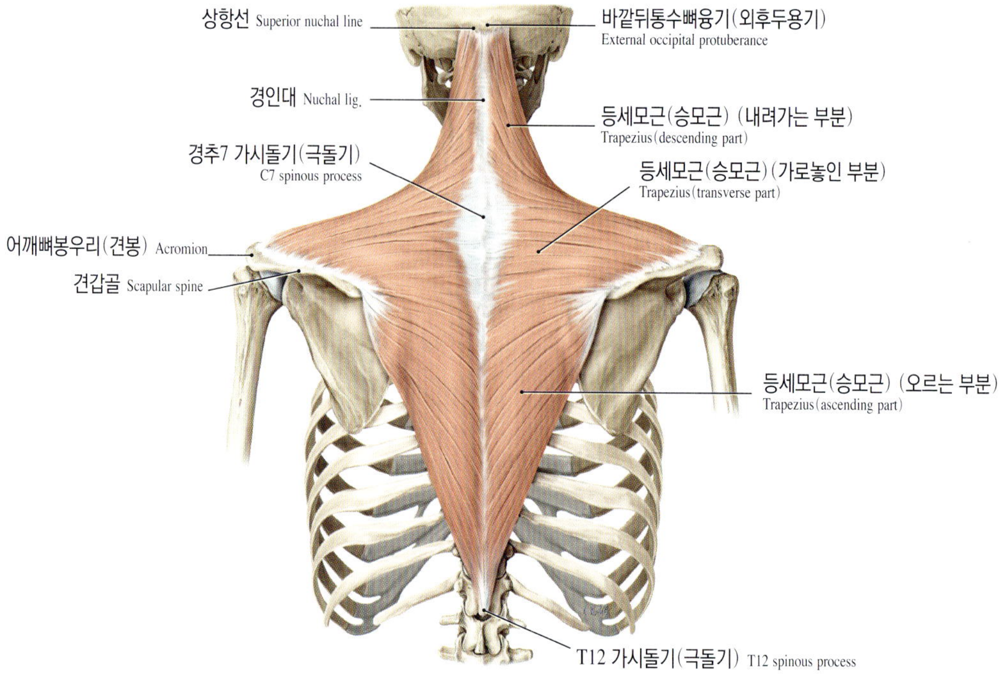

그림 10.7 승모근, 뒷면 보기. 출처: Schuenke M, Schulte E, Schumacher U. THIEME Atlas of Anatomy. General Anatomy and Musculoskeletal System. Illustrations by Voll M and Wesker K. 2nd ed. New York: Thieme Medical Publishers; 2014.

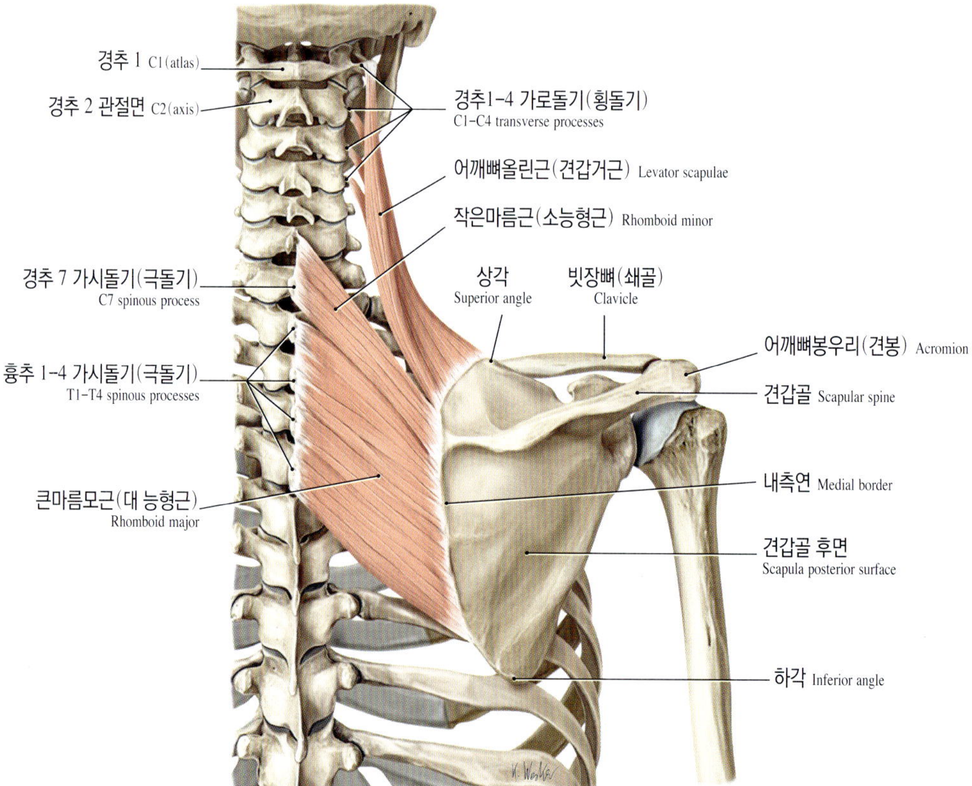

그림 10.8 대능형근과 견갑거근. 출처: Schuenke M, Schulte E, Schumacher U. THIEME Atlas of Anatomy. General Anatomy and Musculoskeletal System. Illustrations by Voll M and Wesker K. 2nd ed. New York: Thieme Medical Publishers; 2014.

표 10.5 승모근, 견갑거근, 그리고 대능형근과 소능형근

근육		근원	삽입	신경감응	동작
승모근	하강부분	후두골; C1-C7의 극상돌기	쇄골(측방 1/3)	부신경(CN 11); 목신경얼기의 C3-C4	견갑골을 비스듬히 위로 당김. 관절와를 위로 회전시킴. 머리를 같은 방향으로 기울이고, 반대 방향으로 회전시킴.
	횡부분	T1-T4 극상돌기에서의 건막	견봉		견갑골을 중간으로 당김.
	상승부분	T5-T12의 극상돌기	견갑골		견갑골을 중간 아래로 당김. 전체 근육; 흉부에서 견갑골을 안정시킴.
견갑거근		C1-C4의 횡돌기	견갑골(상부 각도)	견갑배신경과 경추신경(C3-C4)	하부각도를 중간으로 움직일 때, 견갑골을 중간 위로 끌어당김. 같은 쪽으로 목을 기울임.
소능형근		C6-C7의 극상돌기	견갑골상부 및 견갑골하부의 중간 경계	견갑배신경 (C4-C5)	견갑골 안정; 견갑골을 중간 위로 끌어당김.
대능형근		T1-T4의 극상돌기			

약어;CN, cranial nerve 뇌신경.

출처: Gilroy AM et al. Atlas of Anatomy. 3rd ed. 2016. Based on: Schuenke M, Schulte E, Schumacher U. THIEME Atlas of Anatomy. General Anatomy and Musculoskeletal System. Illustrations by Voll M and Wesker K. 2nd ed. New York: Thieme Medical Publishers; 2014.

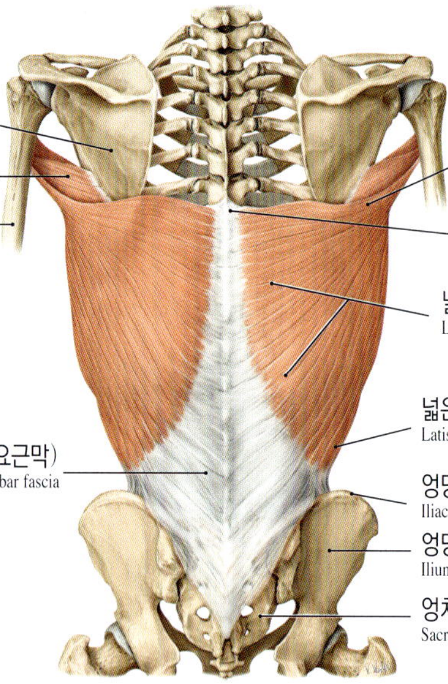

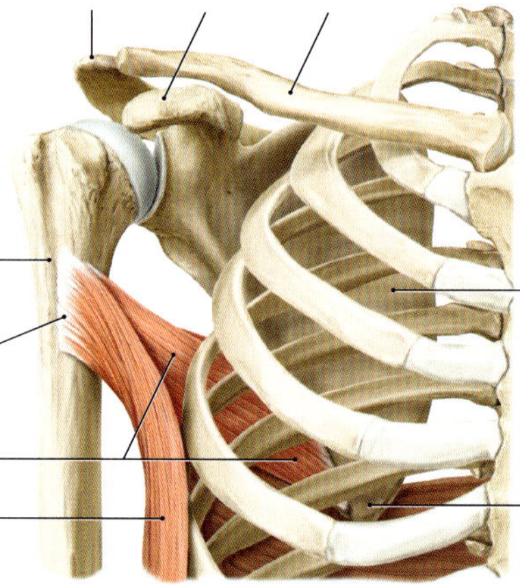

그림 10.9 **(a)** 광배근과 대원근 **(b)** 결절간구 바닥의 광배근 삽입과 상완골 소결절의 융기에 대한 소원근 삽입. 출처: Schuenke M, Schulte E,Schumacher U. THIEME Atlas of Anatomy. General Anatomy and Musculoskeletal System. Illustrations by Voll M and Wesker K. 2nd ed. New York: Thieme Medical Publishers; 2014.

표 10.6 광배근과 소원근

근육		근원	삽입	신경감응	동작
광배근	척추 부분	T7-T12번척추의 극상돌기;흉요근막	상완골결절간구의 바닥	흉배신경(C6-C8)	내부회전, 내전, 신전, 호흡("기침근육")
	견갑골 부분	견갑골(열각)			
	늑골 부분	9~12번 늑골			
	장골 부분	장골능(후방 1/3)			
대원근		견갑골(열각)	상완골의 소결절능(전방각도)	견갑하신경 (C5-C7)을 내린다.	내부회전, 내전, 신전

출처: Gilroy AM et al. Atlas of Anatomy. 3rd ed. 2016. Based on: Schuenke M, Schulte E, Schumacher U. THIEME Atlas of Anatomy. General Anatomy and Musculoskeletal System. Illustrations by Voll M and Wesker K. 2nd ed. New York: Thieme Medical Publishers; 2014.

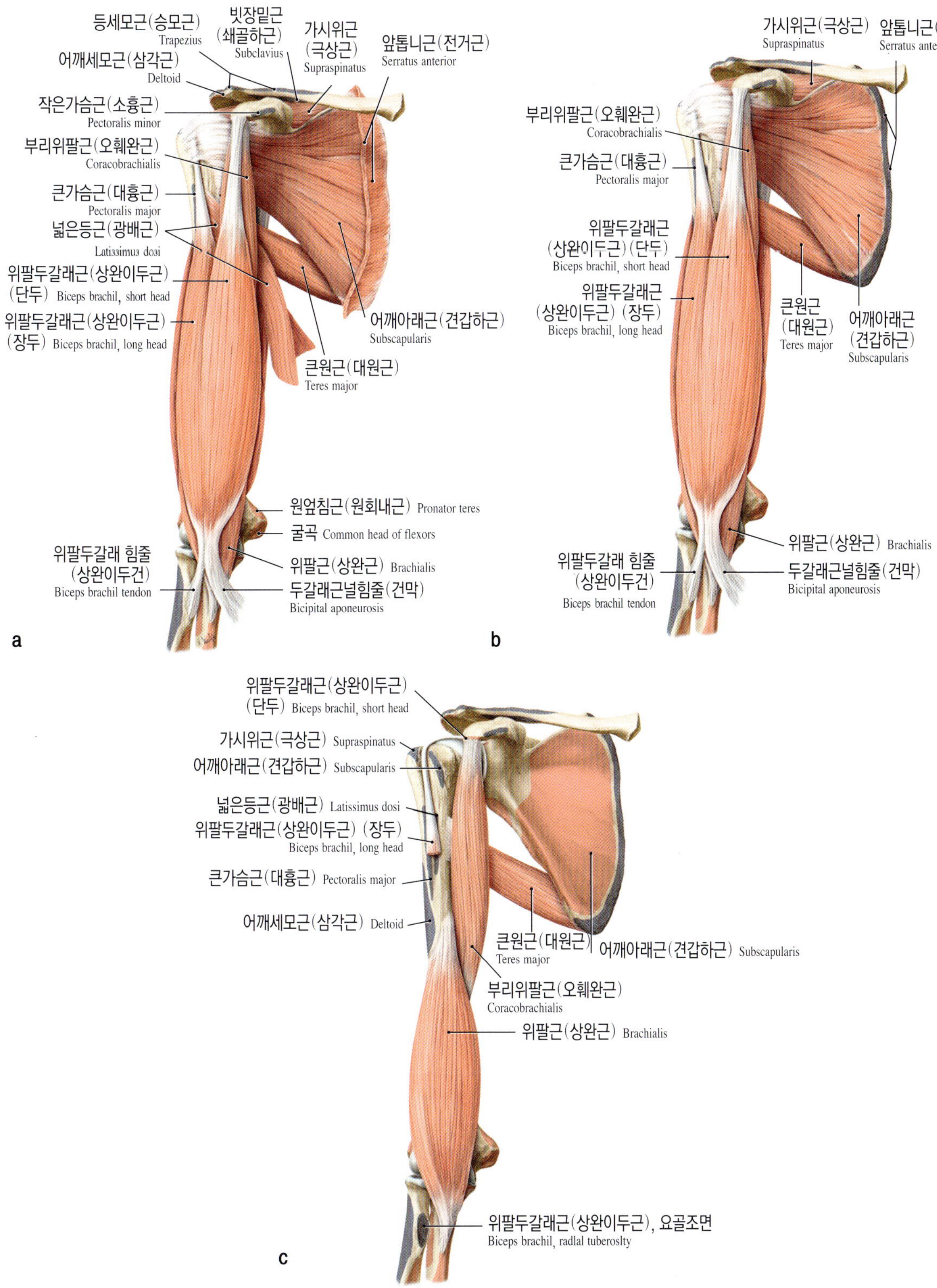

그림 10.10 어깨와 팔의 전방근육: 해부도. **(a)** 흉골제거. 광배근 및 전방거근 부분 제거. **(b)** 광배근 및 전방거근 제거 **(c)** 견갑하근 및 극상근 제거. 이두박근 부분 제거. 출처: Schuenke M, Schulte E, Schumacher U. THIEME Atlas of Anatomy. General Anatomy and Musculoskeletal System. Illustrations by Voll M and Wesker K. 2nd ed. New York: Thieme Medical Publishers; 2014.

표 10.7 전방근육 : 이두박근 및 상완근

근육		근원	삽입	신경감응	동작
이두박근	장두	견갑골의 관절상결절	요골조면 두갈래근널힘줄	근피신경(C5-C6)	팔굽관절;굴곡, 외전* 어깨관절;굴곡,삼각근 수축시 상완골두 안정, 상완골의 외전 및 내부회전
	단두	견갑골의 오훼돌기			
상완근		상완골(전면의 먼 절반)	척골조면	근피신경(C5-C6)과 요골신경(C7, 소)	팔굽관절에서의 굴곡

*주의 : 팔굽이 굴곡 되었을 때, 이두박근이 레버암이 내전과 외전에 거의 수직이기 때문에 강력한 외전근의 활동을 한다.

출처: Gilroy AM et al. Atlas of Anatomy. 3rd ed. 2016. Based on: Schuenke M, Schulte E, Schumacher U. THIEME Atlas of Anatomy. General Anatomy and Musculoskeletal System. Illustrations by Voll M and Wesker K. 2nd ed. New York: Thieme Medical Publishers; 2014.

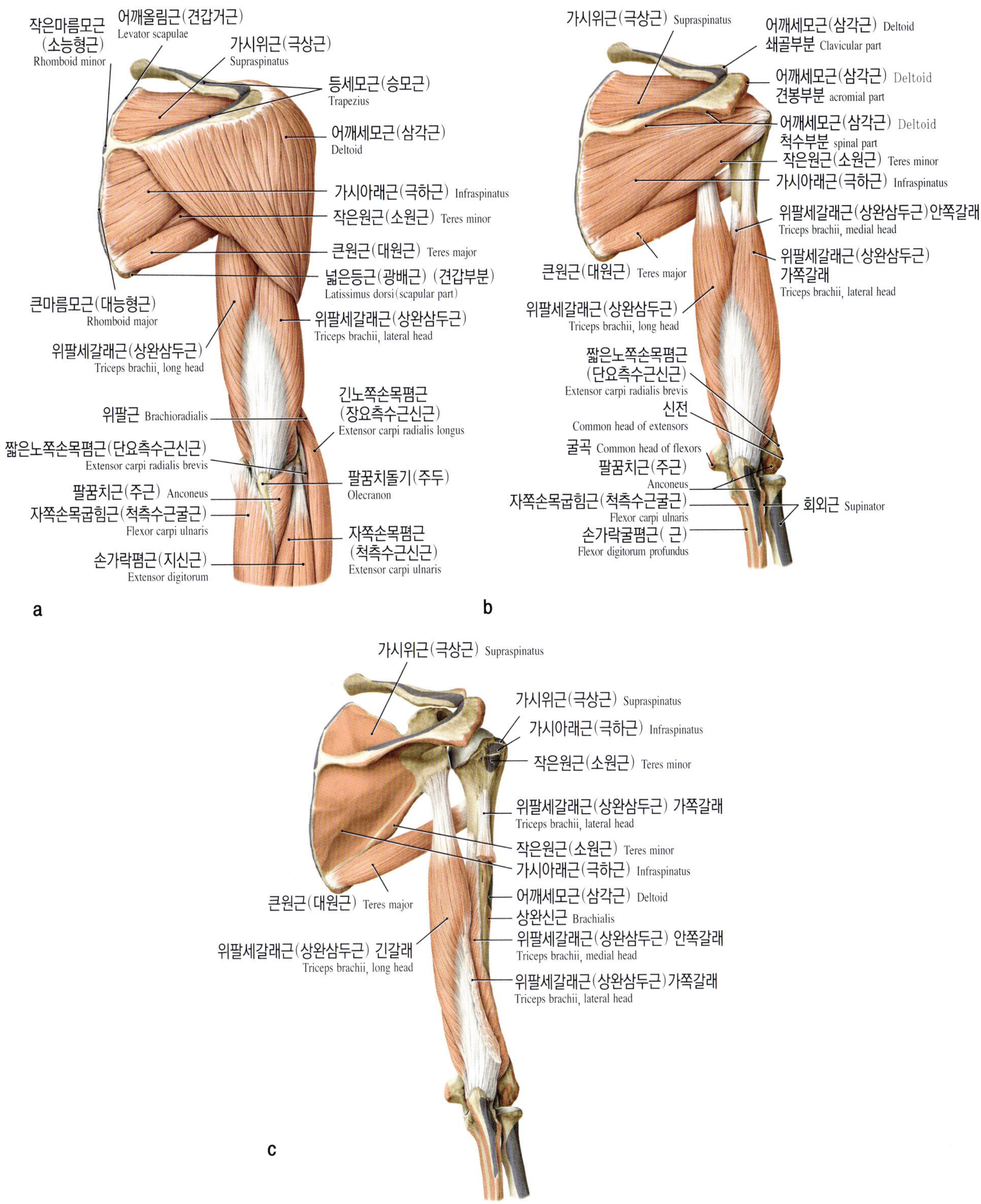

그림 10.11 어깨와 팔의 후방근육. 해부도. **(a)** 대능형근 및 소능형근, 전방거근, 그리고 견갑거근 제거 **(b)** 삼각근 및 팔뚝 거근 제거 **(c)** 극상근, 극하근, 그리고 소원근 제거, 삼두박근 일부 제거. 출처: Schuenke M, Schulte E, Schumacher U. THIEME Atlas of Anatomy. General Anatomy and Musculoskeletal System. Illustrations by Voll M and Wesker K. 2nd ed. New York:Thieme Medical Publishers; 2014.

표 10.8 후방근육; 삼두박근 및 주근(팔꿈치근)

근육		근원	삽입	신경감응	동작
삼두박근	장두(긴머리)	견갑골(관절하결절)	척골주두	요골신경 (C6-C8)	팔꿈치관절;어깨관절 신전 장두; 신전 및 내전
	중두(중간 머리)	후방 상완골, 요골와로부터 멀리 이격, 중간 근육격막			
	측두(옆머리)	후방 상완골, 상완골와 근접, 측방근육격막			
주근(팔꿈치근)		측방 상과(위관절융기) (변형:후방 관절낭)	척골주두 (요골표면)		팔꿈치 신전 및 관절 긴장

출처: Gilroy AM et al. Atlas of Anatomy. 3rd ed. 2016. Based on: Schuenke M, Schulte E, Schumacher U. THIEME Atlas of Anatomy. General Anatomy and Musculoskeletal System. Illustrations by Voll M and Wesker K. 2nd ed. New York: Thieme Medical Publishers; 2014.

팔뚝 및 손의 근육(Muscles of the Forearm and Hand)

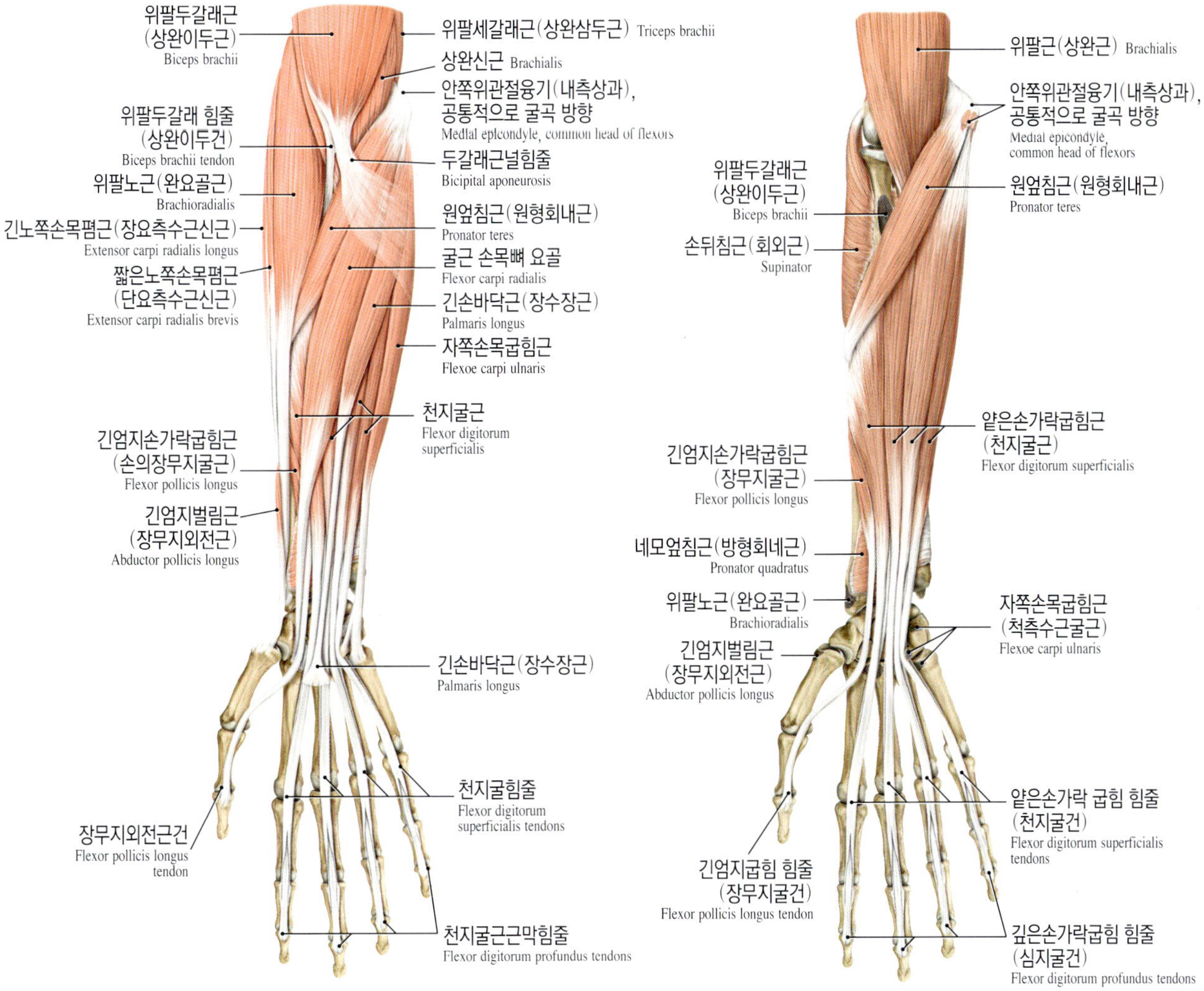

그림 10.12 팔뚝의 전방 근육 해부도. **(a)** 표면상 신근과 요골근육 **(b)** 요골근육(상완요근, 장요측수근신근, 단요측수근신근, 요측수근굴근, 척측수근굴근, 장무지외전근, 긴손바닥근, 이두박근) 제거. 출처: Schuenke M, Schulte E, Schumacher U. THIEME Atlas of Anatomy. General Anatomy and Musculoskeletal System. Illustrations by Voll M and Wesker K. 2nd ed. New York: Thieme Medical Publishers; 2014.

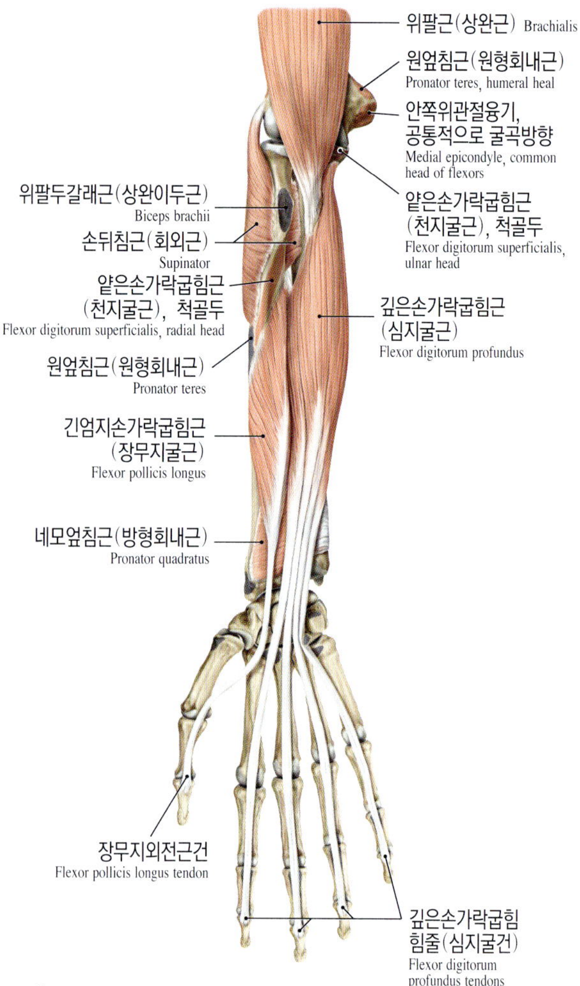

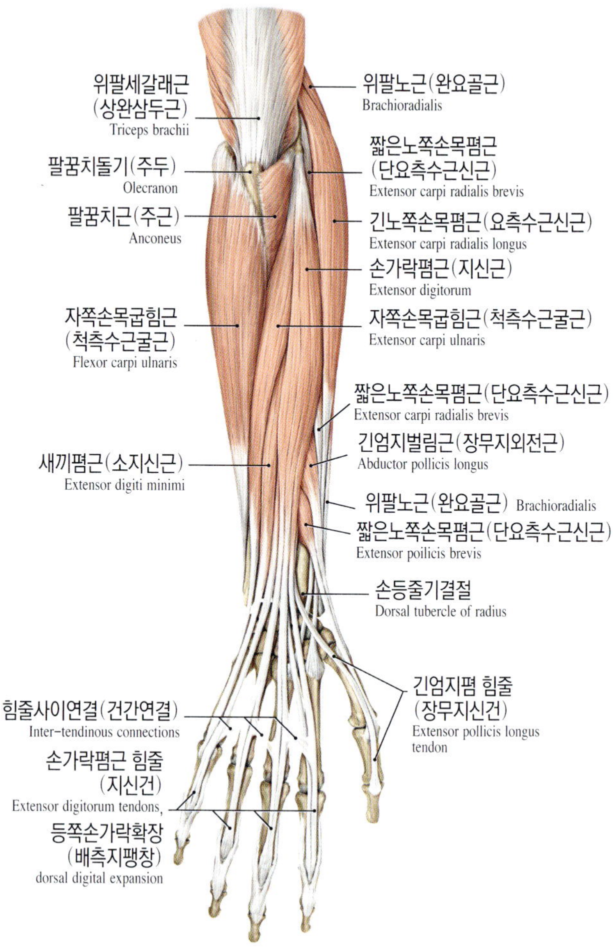

그림 10.12 (계속) 팔뚝의 전방근육. 해부도 **(c)** 원형회내근, 천지굴근(얕은 손가락굽힘근). 출처: Schuenke M, Schulte E,Schumacher U. THIEME Atlas of Anatomy. General Anatomy and Musculoskeletal System. Illustrations by Voll M and Wesker K. 2nd ed. New York: Thieme Medical Publishers:2014.

그림 10.13 팔뚝의 후방근육. 해부도 **(a)** 천지굴근과 요골 집단. 출처: Schuenke M, Schulte E, Schumacher U. THIEME Atlas of Anatomy. General Anatomy and Musculoskeletal System. Illustrations by Voll M and Wesker K. 2nd ed. New York: Thieme Medical Publishers: 2014.

표 10.9 팔뚝 전방부분

근육	근원	삽입	신경감응	동작
얕은 근육				
원형회내근	상완골두:상완골의 중간위돌기	측요골(외전삽입 말단)		팔꿈치; 약한 굴곡 팔뚝; 내전
손목뼈요골 굴근	상완중간 위돌기	2번 손바닥뼈의 기점 (변형:3번손바닥뼈의 기점)	중앙신경(C6,C7)	손목;굴곡 및 외전 손의 요측변이
긴손바닥근		손바닥널힘줄	중앙신경(C7,C8)	팔꿈치; 약한 굴곡 손목; 굴곡 긴장 수장건막(손바닥널힘줄)
자쪽손목 굽힘근	상완골두:중간 위돌기 척골두:주두(팔꿈치)	두상골;갈고리뼈 고리; 5번손바닥 뼈의 기점	척골(C7,T1)	손목; 굴곡과 내전 손의 척골 이탈
중간근육				
천지굴근	상완척골두; 상완골 중간 위돌기와 척골오훼돌기 요골두;요골의 상반 전방경계	2~5번 손가락의 말단 지골 측면	중앙신경(C8,T1)	팔꿈치; 약한 굴곡 손목, MCP, 2~5번 손가락의 PIP관절; 굴곡
깊은 근육				
심지굴근	척골(굴근표면 약 2/3)과 골간막	2~5번 손가락의 말단 지골(손바닥 표면)	중앙신경(C8,T1, 2번 및 3번손가락의 요골 절반)	손목; MCP, PIP 그리고 2~5번 손가락의 DIP관절 ; 굴곡
장수무지 굴근	요골 (중간전방표면)과 인접골간막	엄지손가락의 말단 마디뼈(손바닥 표면)	중앙신경 (C8, T1)	손목; 손의 굴곡과 외전(요골 이탈) 모지수근중수관절; 굴곡 모지 MCP와 IP관절; 굴곡
방형회내근	척골말단1/4(전방표면)	요골의 말단 1/4 (전방표면)		손;내전 말단요골척골관절;안정

약어:DIP distal interphalgeal; IP interphalngeral ; MCP metacarpophalngeal ;PIP proximal interphalangeal

출처 : Gilroy AM et al. Atlas of Anatomy. 3rd ed. 2016. Based on: Schuenke M, Schulte E, Schumacher U. THIEME Atlas of Anatomy. General Anatomy and Musculoskeletal System. Illustrations by Voll M and Wesker K. 2nd ed. New York: Thieme Medical Publishers; 2014.

표 10.10 팔뚝의 전방부분; 요골근육

근육	근원	삽입	신경감응	동작
박요골근	완근말단(측면), 측근간중격막	요골의 경상돌기	요골신경(C5,C6)	팔꿈치 : 굴곡 팔뚝: 절반 내전
장요측수근신근	상완말단의 외측과상돌기능선 외측근간중격막	2번 손바닥뼈(기초)	요골신경(C6,C7)	팔뚝; 약한 굴곡 손목; 신전 및 외전
단요측수근신근	상완의 측면상과	3번 손바닥뼈(기초)	요골신경(C7,C8)	

출처: Gilroy AM et al. Atlas of Anatomy. 3rd ed. 2016. Based on: Schuenke M, Schulte E, Schumacher U. THIEME Atlas of Anatomy. General Anatomy and Musculoskeletal System. Illustrations by Voll M and Wesker K. 2nd ed. New York: Thieme Medical Publishers; 2014.

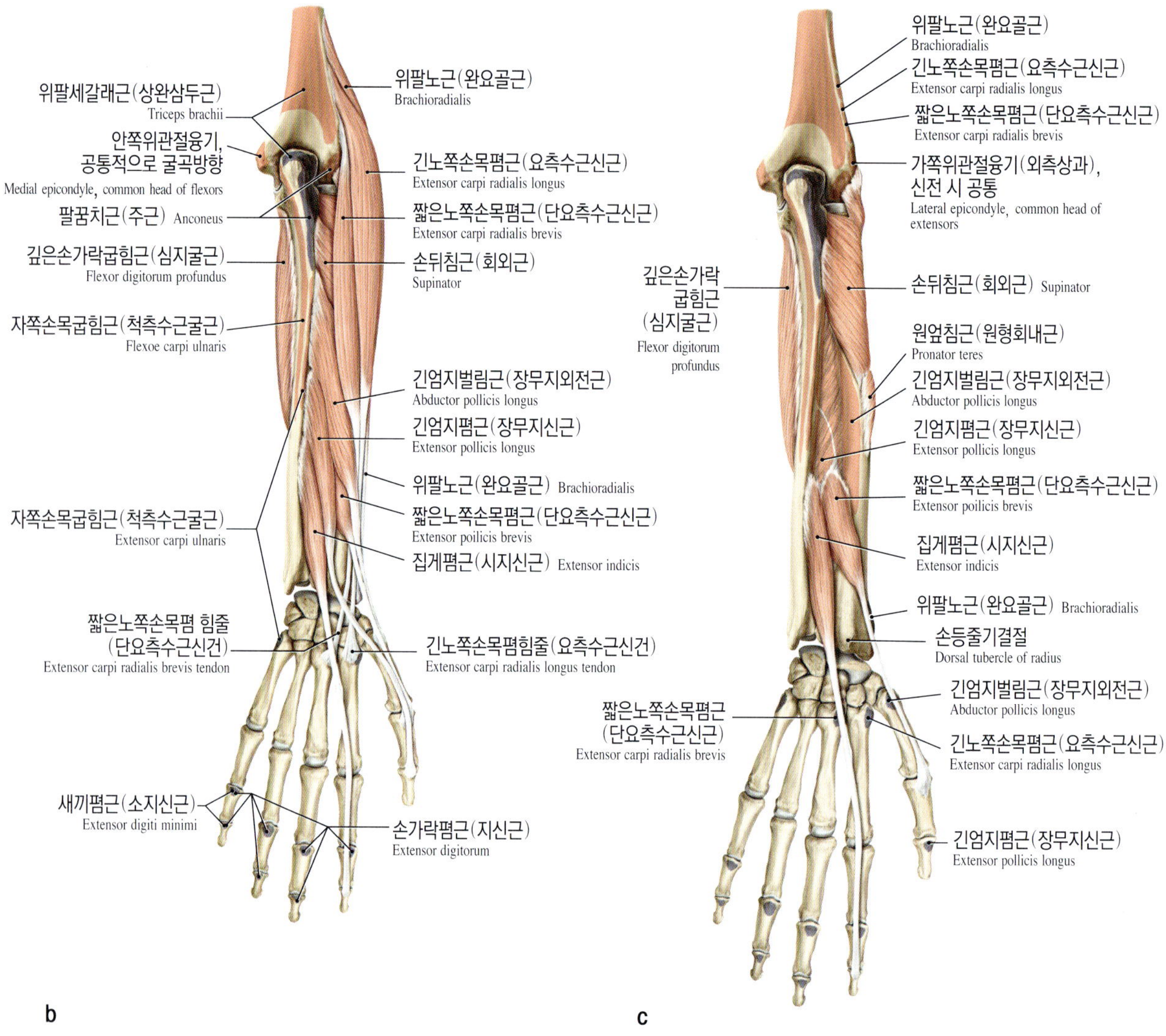

그림 10.13 (계속) 팔뚝의 후방근육. 해부도. **(b)** 삼두박근, 팔꿈치근, 자쪽손목굽힘근, 자쪽손목폄근, 손가락폄근 제거 **(c)** 장무지외전근, 장무지신근, 요근. 출처: Schuenke M, Schulte E, Schumacher U. THIEME Atlas of Anatomy. General Anatomy and Musculoskeletal System. Illustrations by Voll M and Wesker K. 2nd ed. New York: Thieme Medical Publishers; 2014.

표 10.11 팔뚝의 후방부분

근육	근원	삽입	신경감응	동작
표면상 근육				
손가락폄근	공통머리(상완외측상과)	2~5번 손가락의 배측신전	요골신경(C7,C8)	손목; 신전 MCP,PIP, 2~5번손가락의 DIP관절;신전, 손가락 외전
약지신근	공통머리(상완외측상과)	5번 손가락의 배측신전	요골신경(C7,C8)	손목;신전, 손의 척골외전 MCP,PIP, 그리고 5번손가락의 DIP관절; 5번손가락의 신전 및 외전
자쪽손목폄근	공통머리(상완외측상과) 척골두(배면)	5번장골(손바닥뼈)의 기초	요골신경(C7,C8)	손목; 신전, 손의 외전(척골 이탈)
심층 근육				
회외근	팔꿈치, 상완측부상과, 요골측부인대, 요골고리인대	요골(요골결절과 원형회내근의 삽입 사이)	요골신경(C6,C7)	요골척골 관절; 외전
장무지외전근	요골과 척골(배면, 골간근막)	1번장골의 기초	요골신경(C7,C8)	손목관절; 손의 외전(요골이탈), 엄지손가락의 손목허리뼈관절(수근중수관절); 외전
단무지신근	요골(후면)과 골간근막	엄지의 기절골(첫마디뼈)의 기초	요골신경(C7,C8)	손목관절; 손의 외전(요골이탈) 엄지손가락의 손목허리뼈와 MCP 관절; 신전
장무지신근	척골(후면)과 골간근막	엄지 끝마디뼈의 기초	요골신경(C7,C8)	손목; 손의 신전과 외전(요골이탈) 엄지손가락의 손목허리관절; 내전 MCP와 IP관절; 신전
시지신근	척골(후면)과 골간근막	2번손가락의 후방신전	요골신경(C7,C8)	손목; 신전 MCP,PIP, 2번 손가락의 DIP관절; 신전

약어: DIP distal interphalangeal, IP interphalangeal, MCP metacarpophalngeal, PIP proximal interphalangeal

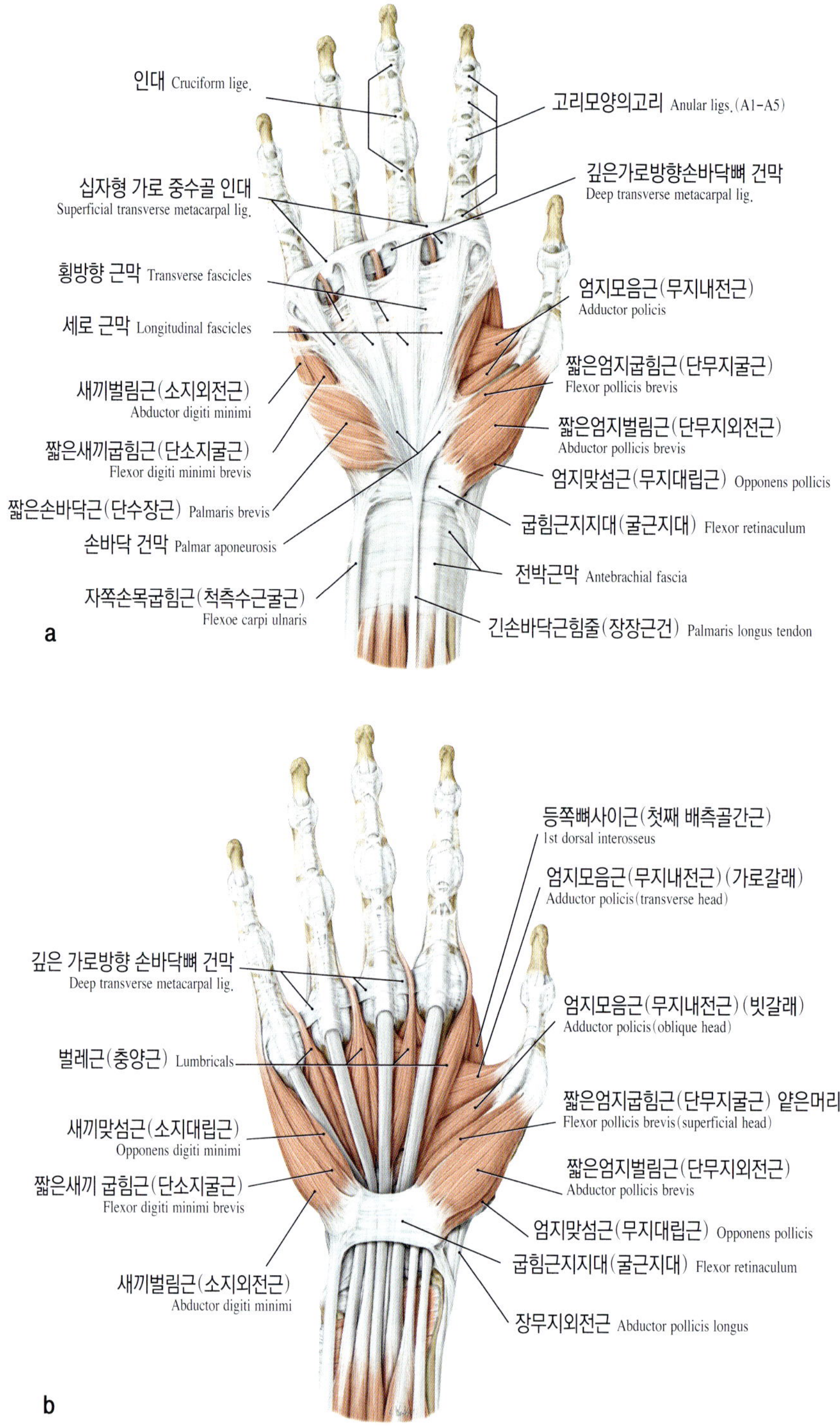

그림 10.14 손의 고유근육, 표면상 및 내부 층. **(a)** 수장건막(손바닥널힘줄) **(b)** 근육의 표면층. 출처: Schuenke M, Schulte E, Schumacher U. THIEME Atlas of Anatomy.General Anatomy and Musculoskeletal System. Illustrations by Voll M and Wesker K. 2nd ed. New York: Thieme Medical Publishers; 2014.

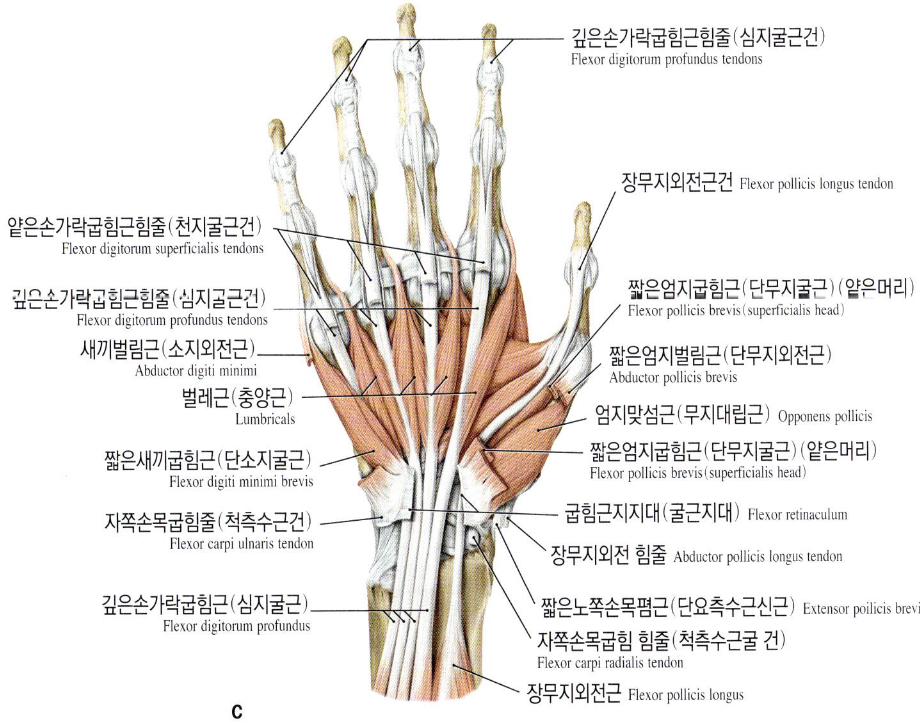

그림 10.14 (계속) 손의 고유근육; 표면 및 중간 층. **(c)** 근육의 중간층. 출처: Schuenke M, Schulte E, Schumacher U. THIEME Atlas of Anatomy. General Anatomy and Musculoskeletal System. Illustrations by Voll M and Wesker K. 2nd ed. New York: Thieme Medical Publishers; 2014.

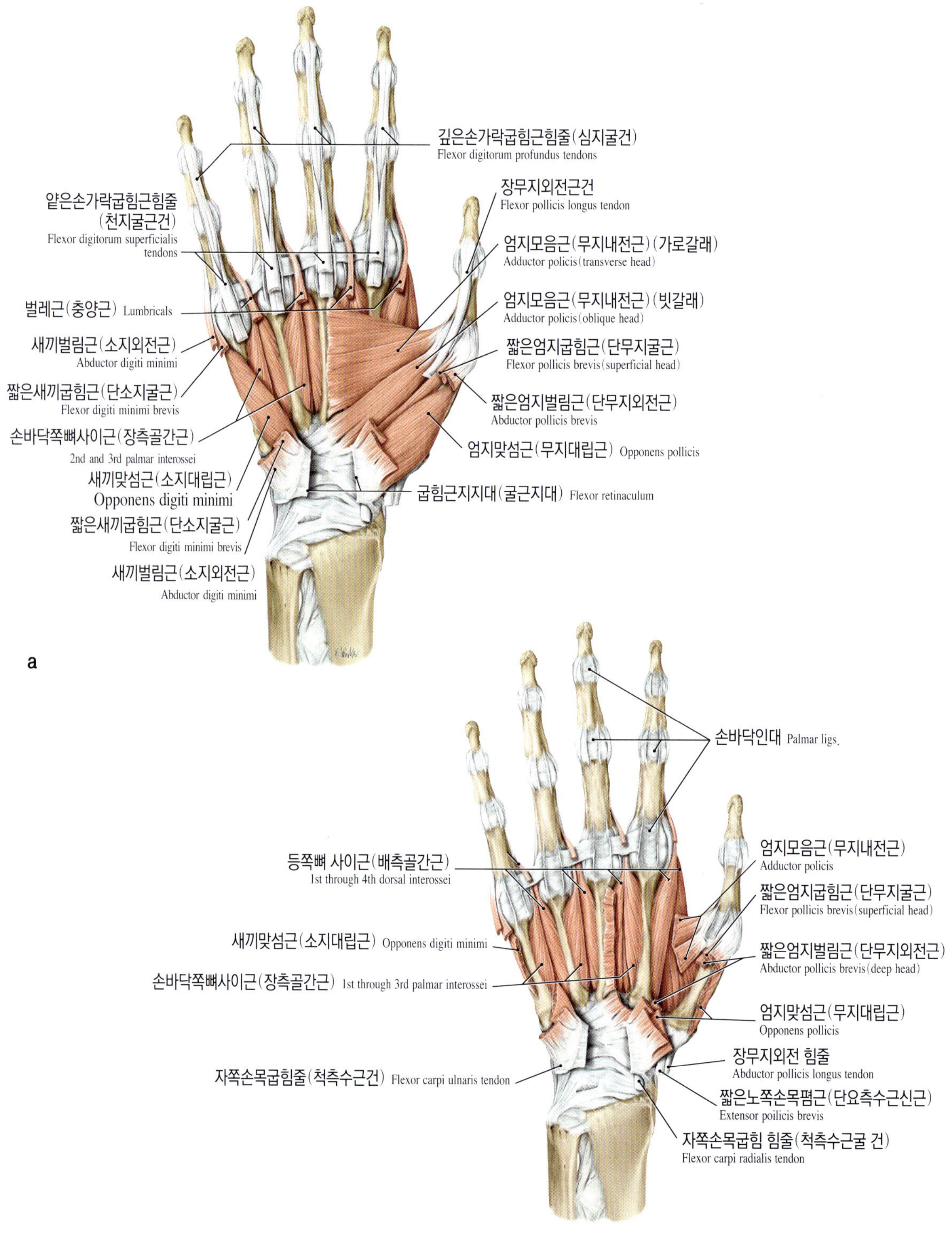

그림 10.15 손의 고유근육. 중간 및 심층. **(a)** 근육의 중간층 **(b)** 근육의 심층부. 출처: Schuenke M, Schulte E, Schumacher U. THIEME Atlas of Anatomy. General Anatomy and Musculoskeletal System. Illustrations by Voll M and Wesker K. 2nd ed. New York: Thieme Medical Publishers; 2014.

11 하지(Lower Limb)

둔부근육 및 넓적다리 근육(Muscles of the Hip and Thigh)

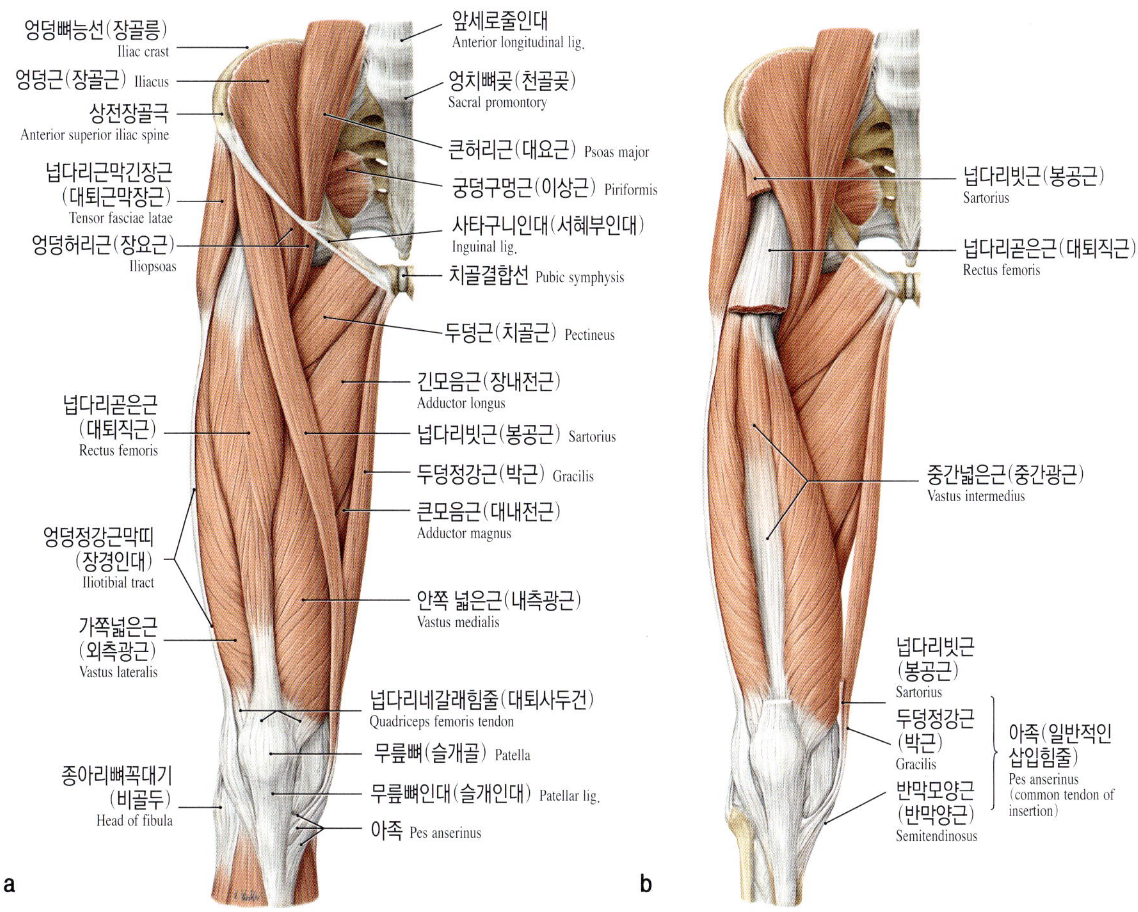

그림 11.1 둔부 및 넓적다리의 전방근육(1). **(a)** 넓적다리의 대퇴근막에서 측방장경인대까지 제거 **(b)** 서혜인대, 봉공근, 대퇴직근 제거. 출처: Schuenke M, Schulte E, Schumacher U. THIEME Atlas of Anatomy. General Anatomy and Musculoskeletal System. Illustrations by Voll M and Wesker K. 2nd ed.New York: Thieme Medical Publishers; 2014.

표 11.1 장요근

근육		근원	삽입	신경감응	동작
장요근	대요근	표면; T12-L14와 관련된 추간판(측면) 심층; L1-L5척추 (늑골돌기)	대퇴골 (작은 돌기)	요신경총 L1, L2, (L3)	• 고관절;굴곡과 외부회전 • 요추;한 방향 수축(대퇴고정)으로 몸통을 같은 쪽으로 굴곡시킴. 양 방향 수축으로 몸통을 누운 자세에서 일으킴.
	장골근	장골와(엉덩뼈오목)		대퇴신경 (L2, L3)	

*소요근은 인구의 50%에 있는데, 소요근의 표면에서 종종 발견된다. 이것은 하지의 근육이 아니다. 이것은 복부에서 동작을 발생하고 삽입하며 행사한다(표 9.4 참조).

출처: Gilroy AM et al. Atlas of Anatomy. 3rd ed. 2016. Based on: Schuenke M, Schulte E, Schumacher U. THIEME Atlas of Anatomy. General Anatomy and Musculoskeletal System. Illustrations by Voll M and Wesker K. 2nd ed. New York: Thieme Medical Publishers; 2014.

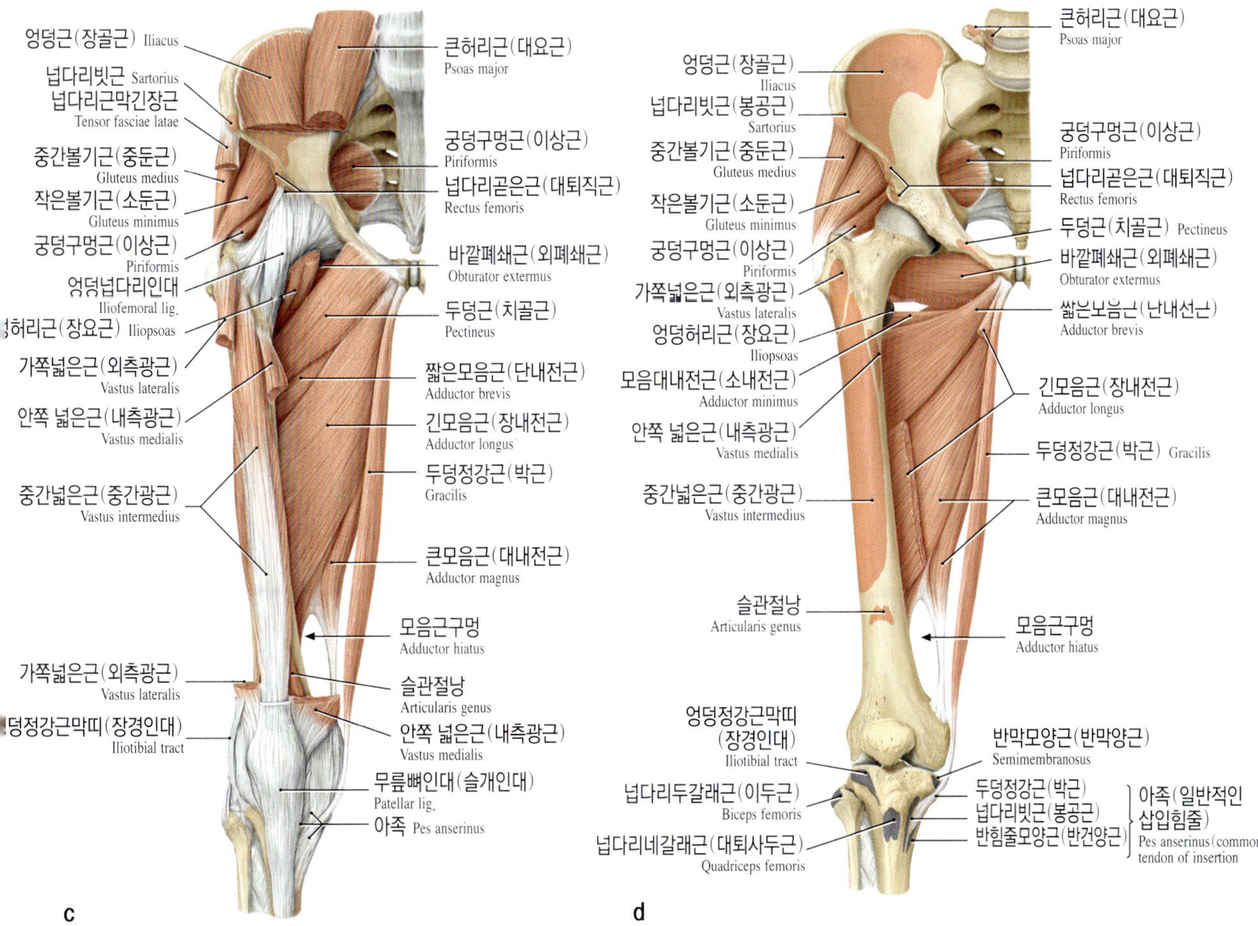

그림 11.1 (계속) 둔부와 넓적다리의 전방 근육. **(c)** 대퇴직근(완전히), 외측광근, 내광근, 장요근, 대퇴근막장근 제거 **(d)** 대퇴사두근(대퇴직근, 외측광근, 내광근, 중간광근, 장요근, 대퇴근막장근, 치골근, 장수내전근의 중간부위 제거. 출처: Schuenke M, Schulte E, Schumacher U. THIEME Atlas of Anatomy. General Anatomy and Musculoskeletal System. Illustrations by Voll M and Wesker K. 2nd ed. New York: Thieme Medical Publishers; 2014.

표 11.2 넓적다리 중간 근육 ; 표면층

근육	근원	삽입	신경감응	동작
치골근	치골즐	대퇴골(치골근선 및 근위조선)	대퇴신경(L2, L3)	• 고관절; 내전, 외부 회전, 미세 굴곡 • 관상면과 정중면 내 골반을 안정시킴.
장수내전근	상치골지 및 치골결합의 전방쪽	대퇴골(조선, 대퇴골의 1/3 중순	폐쇄신경(L2, L4)	• 고관절; 내전과 굴곡 (위로 70°까지 각도); 신전(굴곡의 80° 이상) • 관상면과 정중면 내 골반을 안정시킴.
단 내전근	하치골지			
박근	치골결합아래 하치골지	경골(결절중앙경계, 봉공근의 힘줄과 반힘줄과 함께)	폐쇄신경(L2, L3)	• 고관절; 내전과 굴곡 • 무릎관절; 굴곡과 내부 회전

출처: Gilroy AM et al. Atlas of Anatomy. 3rd ed. 2016. Based on: Schuenke M, Schulte E, Schumacher U. THIEME Atlas of Anatomy. General Anatomy and Musculoskeletal System. Illustrations by Voll M and Wesker K. 2nd ed. New York: Thieme Medical Publishers; 2014.

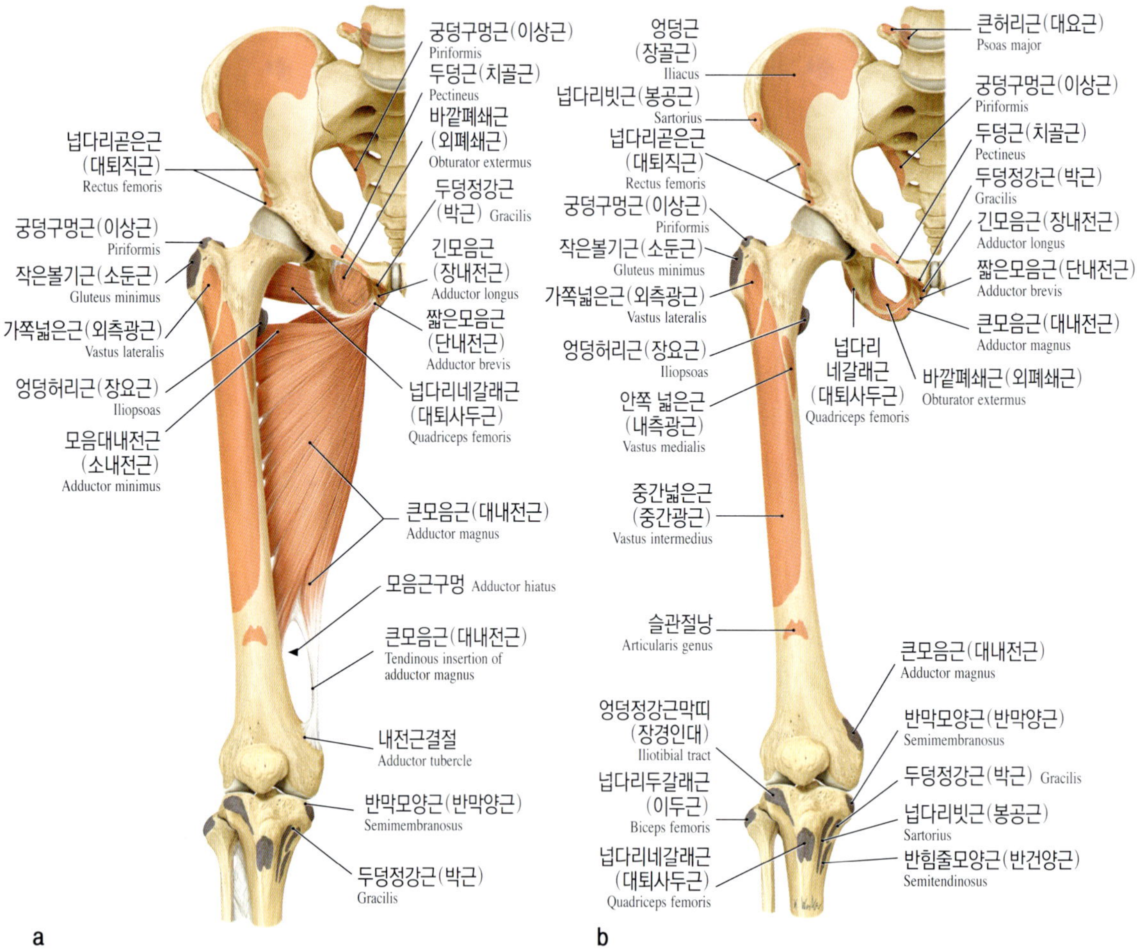

그림 11.2 둔근과 넓적다리의 전방근육(2). **(a)** 중둔근과 소둔근, 이상근, 외폐쇄근, 소내전근, 대내전근, 그리고 박근 제거 **(b)** 모든 근육 제거. 출처: Schuenke M, Schulte E, Schumacher U. THIEME Atlas of Anatomy. General Anatomy and Musculoskeletal System. Illustrations by Voll M and Wesker K. 2nd ed. New York: Thieme Medical Publishers; 2014.

표 11.3 중앙 넓적다리 근육; 심층

근육	근원	삽입	신경감응	동작
외폐쇄근	폐쇄근막과 뼈의 경계	대퇴 돌기오목(전자와)	결절신경(L3, L4)	• 고관절; 내전 및 외부 회전 • 골반과 정중면(시상면)의 안정
대내전근	하치골지, 좌골지, 좌골결절	• 심층부분("살점삽입") : 거친선의 중간 테두리 • 표면부분("힘줄 삽입"): 대퇴골의 내전결절	• 심층부분; 결절 신경(L2–L4) • 표면부분; 경골신경	• 고관절; 내전, 신전, 미세한 굴곡(힘줄 삽입은 내부 회전에서도 역시 작동함) • 관상면 및 정중면에서 골반을 안정시킴

출처: Gilroy AM et al. Atlas of Anatomy. 3rd ed. 2016. Based on: Schuenke M, Schulte E, Schumacher U. THIEME Atlas of Anatomy. General Anatomy and Musculoskeletal System. Illustrations by Voll M and Wesker K. 2nd ed. New York: Thieme Medical Publishers; 2014.

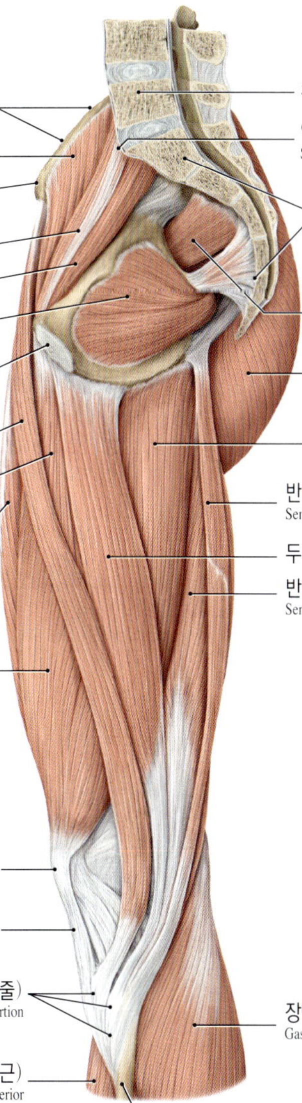

그림 11.3 둔부(골반부위), 넓적다리, 볼기부위의 중간 근육. 출처: Schuenke M, Schulte E, Schumacher U.THIEME Atlas of Anatomy. General Anatomy and Musculoskeletal System. Illustrations by Voll M and Wesker K. 2nd ed.New York: Thieme Medical Publishers; 2014.

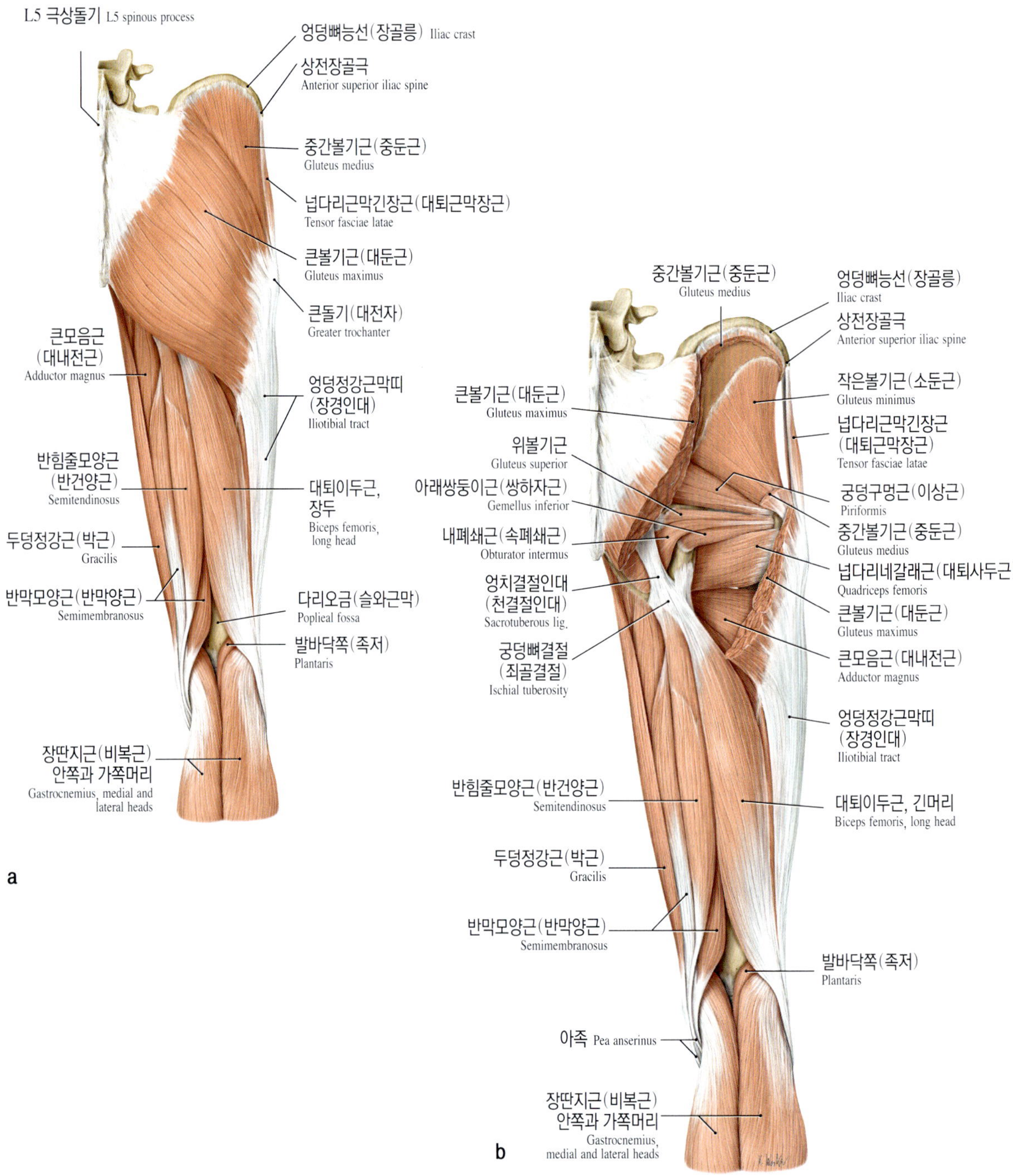

그림 11.4 둔부, 넓적다리, 그리고 볼기부위 전방 근육(1). **(a)** 대퇴근막(장경인대) 제거 **(b)** 대둔근 및 소둔근 부분적으로 제거. 출처: Schuenke M, Schulte E, Schumacher U. THIEME Atlas of Anatomy. General Anatomy and Musculoskeletal System. Illustrations by Voll M and Wesker K. 2nd ed. New York: Thieme Medical Publishers; 2014.

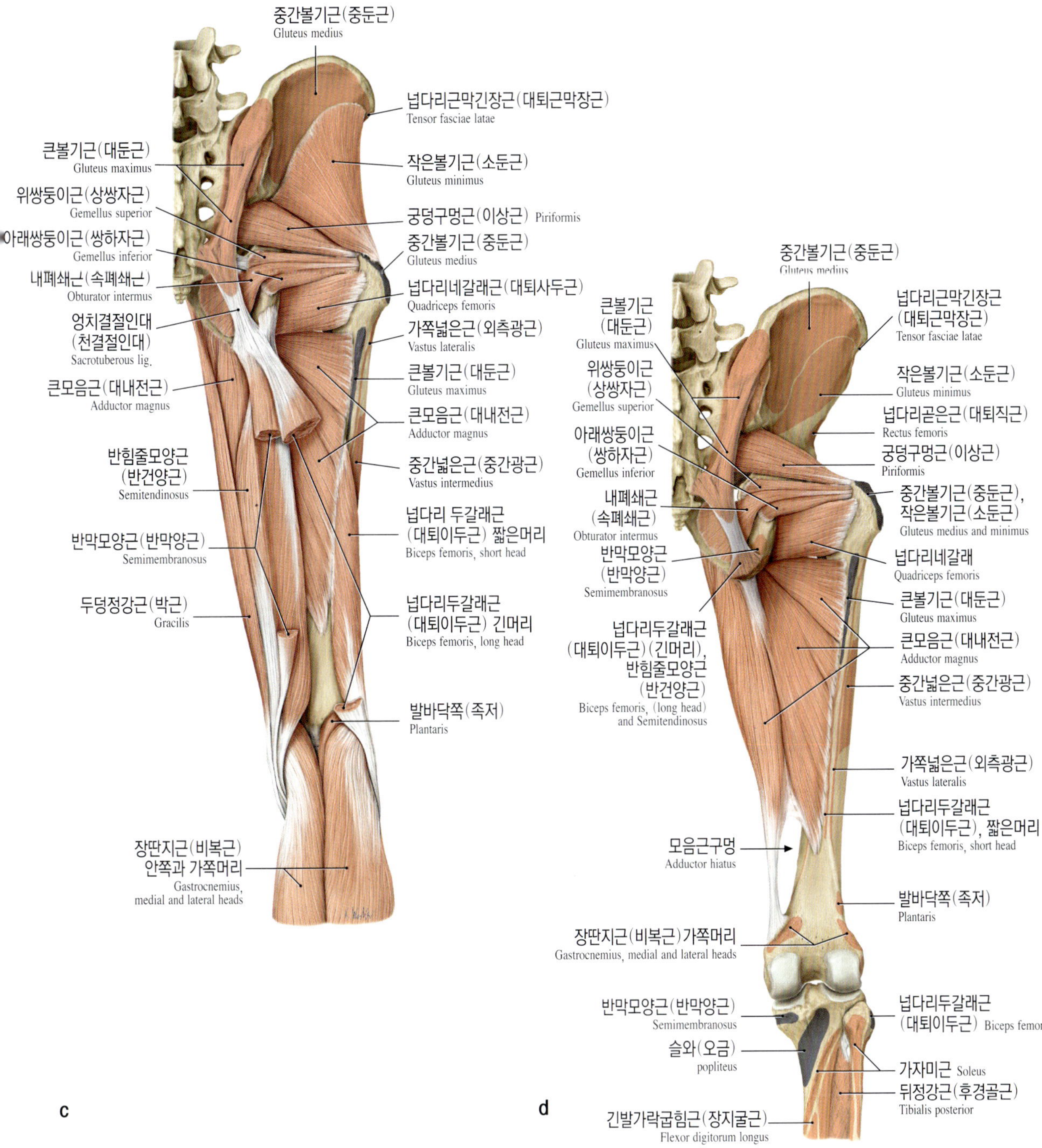

그림 11.4 (계속) 둔근, 넓적다리, 볼기 부위(1). **(c)** 대퇴부 반힘줄근과 이두근(부분적으로), 대둔근과 중둔근(완전히) 제거 **(d)** 오금줄(반힘줄근, 반근막, 대퇴이두근), 소둔근, 비복근, 다리근육 제거. 출처: Schuenke M, Schulte E, Schumacher U. THIEME Atlas of Anatomy. General Anatomy and Musculoskeletal System. Illustrations by Voll M and Wesker K. 2nd ed. New York: Thieme Medical Publishers; 2014.

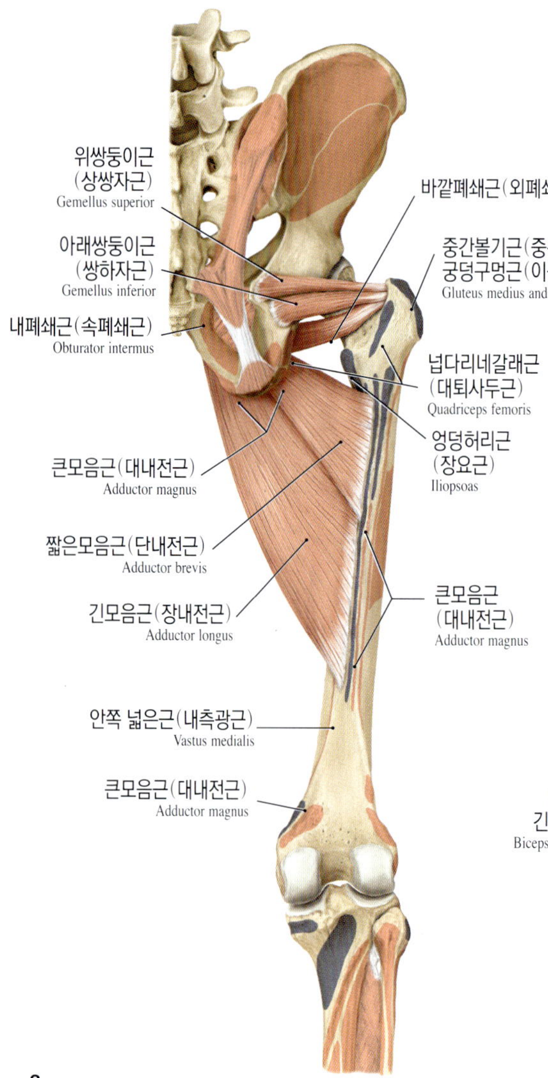

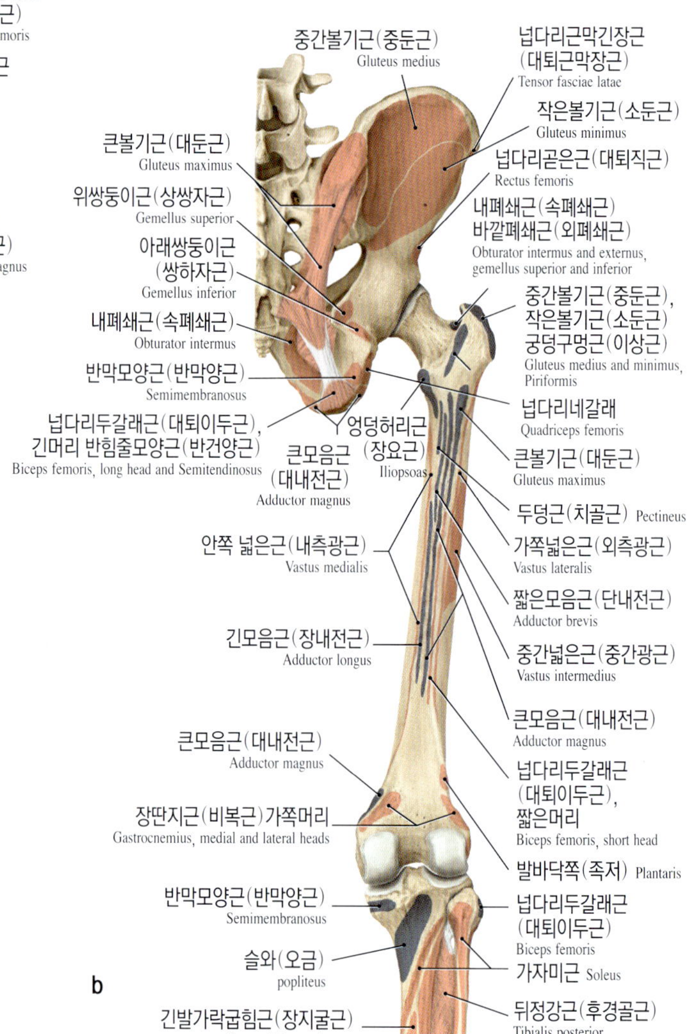

그림 11.5 둔부, 넓적다리, 그리고 볼기 부위 후방근육(2). **(a)** 이상근(배모양근), 내폐쇄근, 대퇴사두근 제거 **(b)** 모든 근육 제거 . 출처: Schuenke M, Schulte E, Schumacher U. THIEME Atlas of Anatomy. General Anatomy and Musculoskeletal System. Illustrations by Voll M and Wesker K. 2nd ed. New York: Thieme Medical Publishers; 2014.

표 11.4 둔근

근육	근원	삽입	신경감응	동작
대둔근	치골(배면, 측면부위), 장골(둔근표면, 후면부위), 흉요근막, 천골결절인대	• 상부섬유; 장경인대 • 하부섬유; 둔근결절	하둔근신경 (L5-S2)	• 전체 근육: 시상 및 관상판내 둔근의 신전 및 외부회전 • 상부섬유; 외전 • 하부섬유; 내전
중둔근	장골(둔근선 전후면 사이 장골능아래 둔근표면)	대퇴대전자(큰돌기) (측면)	상둔근신경 (L4-S1)	• 전체 근육; 둔부를 외전시키고, 관상판내의 골반을 안성시킴. • 전방부위; 굴곡 및 내부 회전 • 후방부위; 신전 및 외부 회전
소둔근	장골(중둔근의 근원 아래 둔근표면)	대퇴대전자 (전반측면)		
대퇴근막장근	전방 위 장골추	장경인대		• 근막장근을 긴장시킴. • 고관절; 외전, 굴곡, 내부회전
이상근 (배모양근)	천골의 골반표면	대퇴장경인대의 꼭대기	천골신경총 (S1-S2)	• 외부회전, 외전, 고관절 신전 • 고관절 안정
내폐쇄근	폐쇄근막의 내부표면과 뼈 경계	대전자의 중간면	천골신경총 (L5,S1)	외부회전, 내전, 고관절 신전(관절의 위치에 따라 외전에서 활성화 됨).
쌍자근	• 상쌍자근; 좌골극 • 하쌍자근; 좌골 폐쇄근	내폐쇄근힘줄(중간면, 대전자)		
대퇴사두근	좌골폐쇄근의 측방경계	대퇴 전자간 융기		외부 회전, 고관절 내전

출처: Gilroy AM et al. Atlas of Anatomy. 3rd ed. 2016. Based on: Schuenke M, Schulte E, Schumacher U. THIEME Atlas of Anatomy. General Anatomy and Musculoskeletal System. Illustrations by Voll M and Wesker K. 2nd ed. New York: Thieme Medical Publishers; 2014.

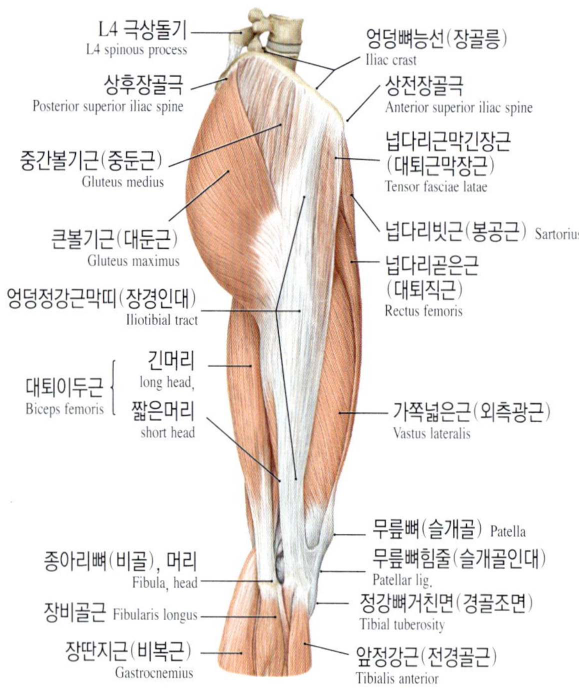

그림 11.6 둔근, 넓적다리, 그리고 대퇴 부위의 측면 근육. 출처: Schuenke M, Schulte E, Schumacher U. THIEME Atlas of Anatomy. General Anatomy and Musculoskeletal System. Illustrations by Voll M and Wesker K. 2nd ed. New York: Thieme Medical Publishers; 2014.

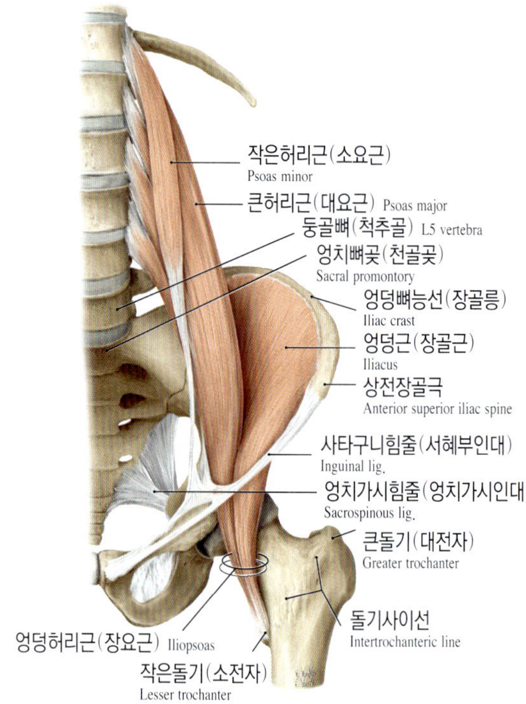

그림 11.7 요근과 장골근. 출처: Gilroy AM et al. Atlas of Anatomy. 3rd ed. 2016. Based on: Schuenke M, Schulte E, Schumacher U. THIEME Atlas of Anatomy. General Anatomy and Musculoskeletal System. Illustrations by Voll M and Wesker K. 2nd ed. New York: Thieme Medical Publishers; 2014.

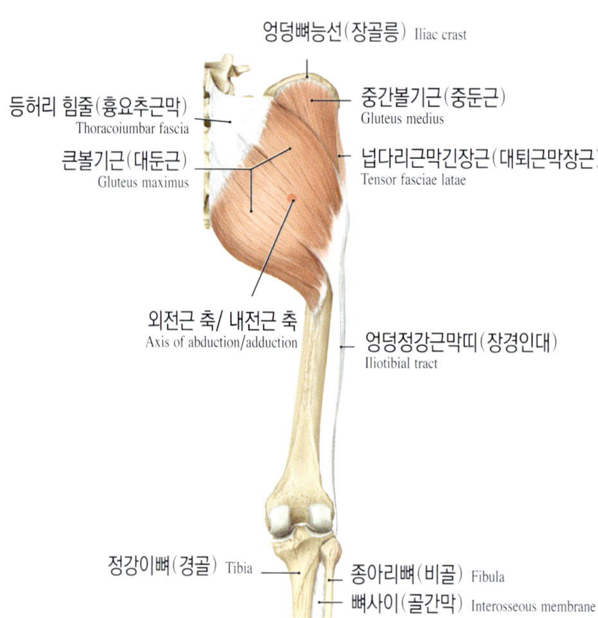

그림 11.8 대퇴부위의 표면상 근육. 출처: Schuenke M,Schulte E, Schumacher U. THIEME Atlas of Anatomy. General Anatomy and Musculoskeletal System. Illustrations by Voll M and Wesker K. 2nd ed. New York: Thieme Medical Publishers; 2014.

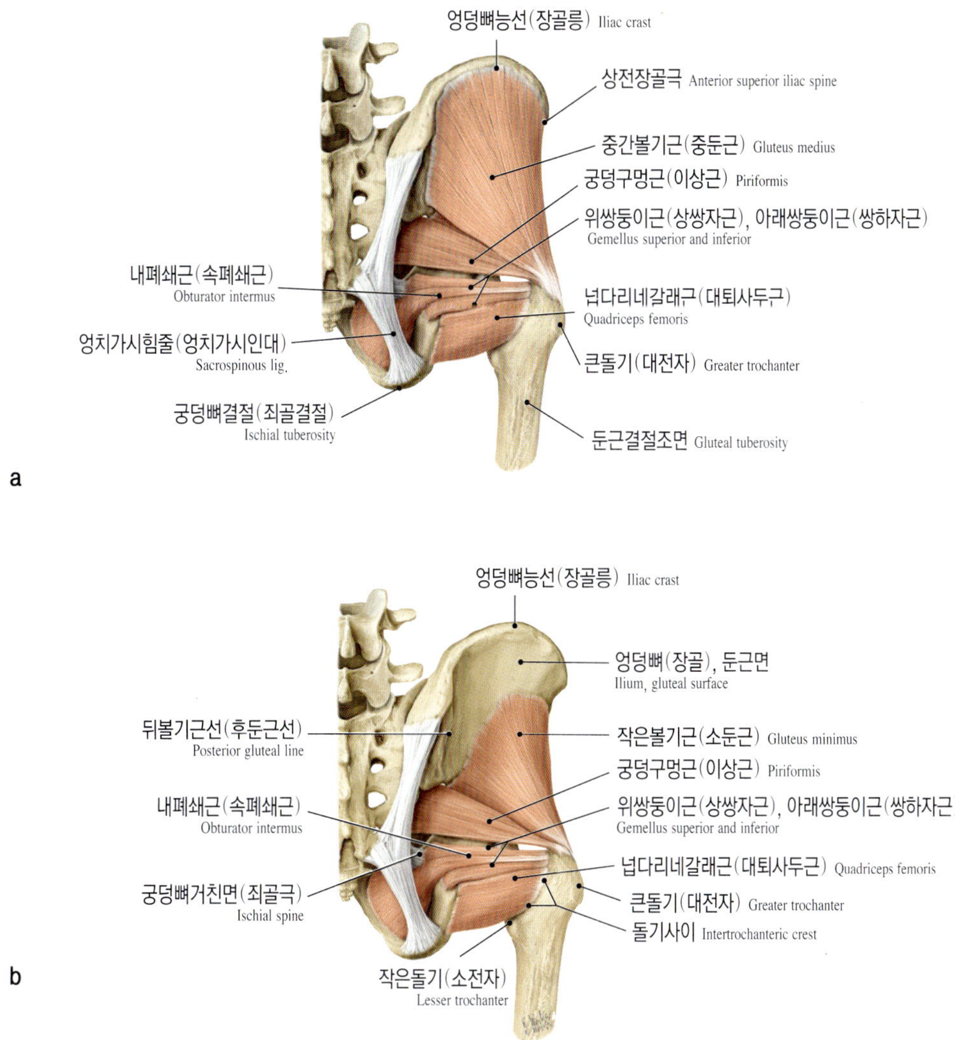

그림 11.9 둔부의 심층 근육. **(a)** 대둔근 제거한 심층 **(b)** 대둔근 중둔근 제거한 심층. 출처: Schuenke M, Schulte E, Schumacher U. THIEME Atlas of Anatomy.General Anatomy and Musculoskeletal System. Illustrations by Voll M and Wesker K. 2nd ed. New York: Thieme Medical Publishers; 2014.

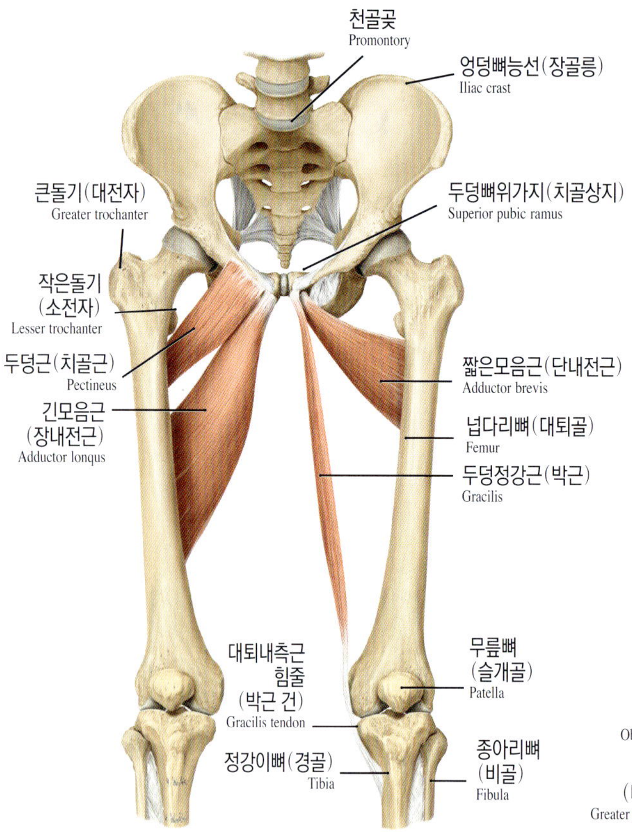

그림 11.10 중간 넓적다리 근육; 표면층. 표면적인 내전근육. 출처: Gilroy AM et al.Atlas of Anatomy. 3rd ed. 2016. Based on: Schuenke M, Schulte E, Schumacher U. THIEME Atlas of Anatomy. General Anatomy and Musculoskeletal System.Illustrations by Voll M and Wesker K. 2nd ed. New York:Thieme Medical Publishers; 2014.

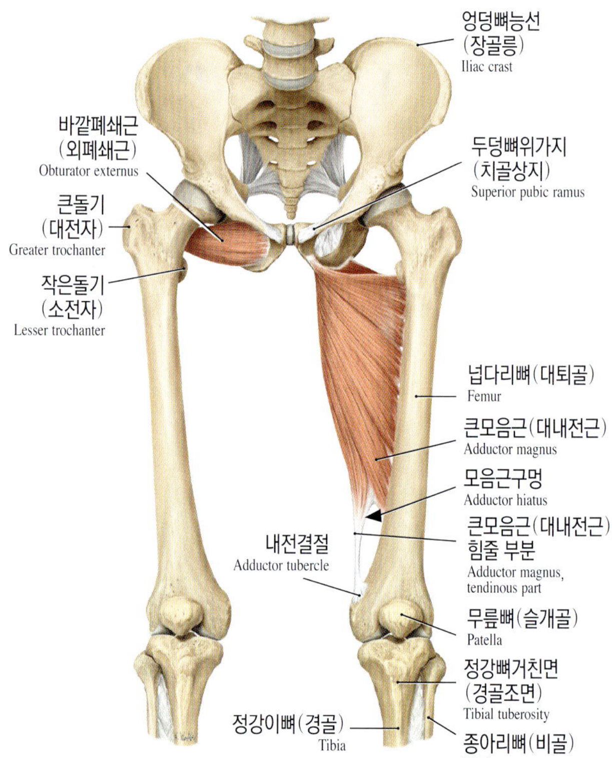

그림 11.11 중간 넓적다리 근육; 심층. 심층 내전 근육. 출처: Gilroy AM et al. Atlas of Anatomy. 3rd ed. 2016. Based on: Schuenke M, Schulte E, Schumacher U. THIEME Atlas of Anatomy. General Anatomy and Musculoskeletal System. Illustrations by Voll M and Wesker K. 2nd ed. New York: Thieme Medical Publishers; 2014.

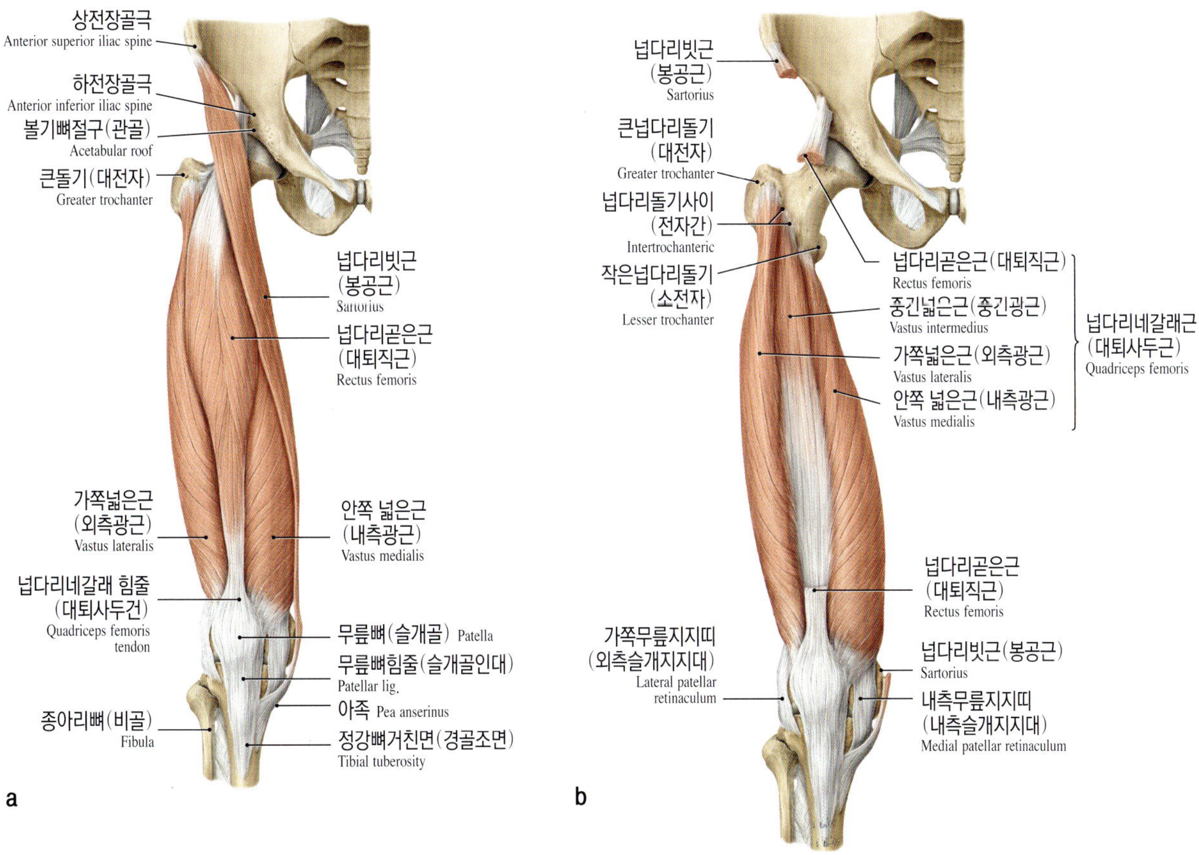

그림 11.12 전방 넓적다리 근육. **(a)** 표면 층 **(b)** 심층. 봉공근과 대퇴직근 제거. 출처: Schuenke M, Schulte E, Schumacher U. THIEME Atlas of Anatomy. General Anatomy and Musculoskeletal System. Illustrations by Voll M and Wesker K. 2nd ed. New York: Thieme Medical Publishers; 2014.

표 11.5 전방 넓적다리 근육

근육		근원	삽입	신경감응	동작
봉공근		상전장골극	중경골결절(박근 및 반힘줄근과 함께)	대퇴신경 (L2, L3)	• 고관절; 굴곡, 외전, 외부회전 • 무릎관절; 굴곡 및 내부회전
*대퇴사두근	대퇴직근	하전장골극, 고관절구개	경골결절(무릎인대 경유)	대퇴신경 (L2–L4)	• 고관절; 굴곡 • 무릎관절; 신전
	내측광근	대퇴골조선(내측순), 전자간선(말단부위)	중간 및 외측 관절돌기상의 경골결절 양쪽면(중간 및 외측 무릎지지띠 경유)		무릎관절; 신전
	외측광근	대퇴골조선(외측순), 대전자(측면)			
	중간광근	대퇴부골간(전방)	경골결절(무릎인대 경유)		
	슬관절근(대퇴중간광근의 말단섬유)	슬개골상 오목(와)수준에서의 대퇴부골간 전방	무릎관절 덮개의 슬개골상오목		무릎관절: 신전; 낭의 포착신경증 방지

* 모든 근육은 무릎인대를 경유한 경골결절상에서 삽입한다.

출처: Gilroy AM et al. Atlas of Anatomy. 3rd ed. 2016. Based on: Schuenke M, Schulte E, Schumacher U. THIEME Atlas of Anatomy. General Anatomy and Musculoskeletal System. Illustrations by Voll M and Wesker K. 2nd ed. New York: Thieme Medical Publishers; 2014.

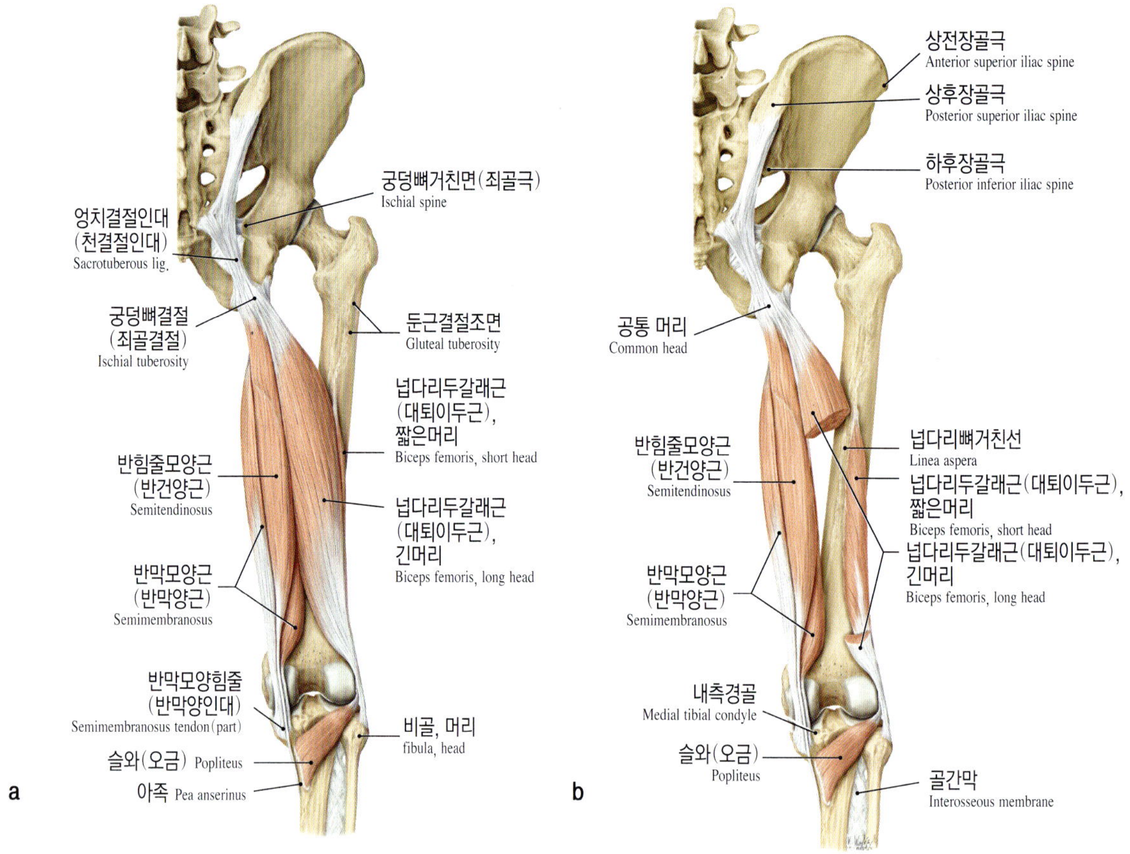

그림 11.13 전방 넓적다리 근육. **(a)** 표면 부위 **(b)** 심층 부위. 대퇴이두근(장두; 긴머리)과 반힘줄근. 출처: Schuenke M, Schulte E, Schumacher U. THIEME Atlas of Anatomy. General Anatomy and Musculoskeletal System. Illustrations by Voll M and Wesker K. 2nd ed. New York: Thieme Medical Publishers; 2014.

표 11.6 전방 넓적다리 근육

근육	근원	삽입	신경감응	동작
대퇴이두근	장두; 천골결절인대.(반힘줄근과 공통 머리)	비골두	경골신경 (L5-S2)	• 고관절(장두);둔근신전, 시상면내 골반의 안정 • 무릎관절; 굴곡 및 외부회전
	단두;대퇴 제3골조선의 측선		공통섬유신경 (L5-S2)	무릎관절; 굴곡 및 외부회전
반막양근 (반막모양근)	천골결절과 천골결절인대(대퇴이두근 장두와 공통머리)	중경골관절구 경사슬와인대	경골신경 (L5-S2)	• 고관절; 둔근신전, 시상면내 골반의 안정 • 무릎관절; 굴곡 및 외부회전
반건양근 (반힘줄근)	천골결절	거위발내의 중관절결절(박근과 봉공근의 힘줄)		

출처: Gilroy AM et al. Atlas of Anatomy. 3rd ed. 2016. Based on: Schuenke M, Schulte E, Schumacher U. THIEME Atlas of Anatomy. General Anatomy and Musculoskeletal System. Illustrations by Voll M and Wesker K. 2nd ed. New York: Thieme Medical Publishers; 2014.

다리와 발 근육(Muscles of the Leg and Foot)

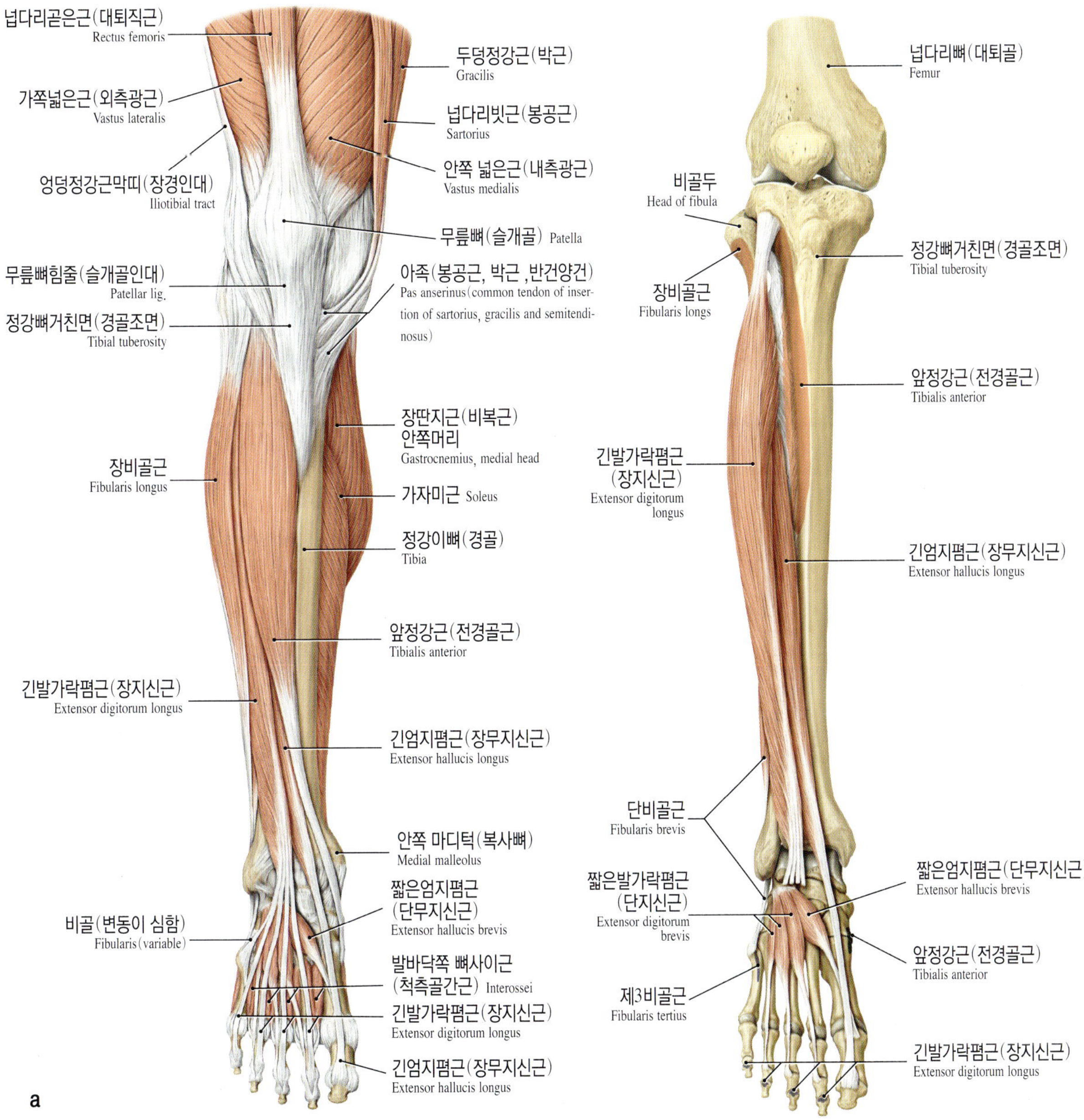

그림 11.14 다리의 전방 부위 근육. **(a)** 보이는 모든 근육 **(b)** 전방경골근과 장비골근; 장지신근힘줄(말단부위) 주의; 제3비골근은 장지신근의 갈래이다. 출처: Schuenke M, Schulte E, Schumacher U. THIEME Atlas of Anatomy. General Anatomy and Musculoskeletal System. Illustrations by Voll M and Wesker K. 2nd ed. New York: Thieme Medical Publishers; 2014.

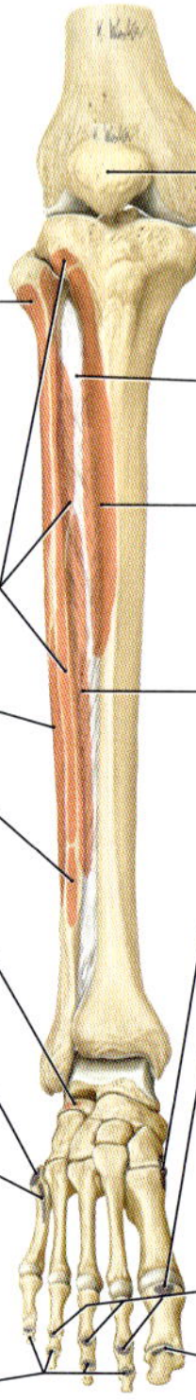

그림 11.14 (계속) 다리의 전방부위 근육. **(c)** 모든 근육 제거. 출처: Schuenke M, Schulte E, Schumacher U. THIEME Atlas of Anatomy. General Anatomy and Musculoskeletal System. Illustrations by Voll M and Wesker K. 2nd ed. New York: Thieme Medical Publishers; 2014.

표 11.7 전방 부위 근육

근육	근원	삽입	신경감응	동작
전경골근	경골(측면의 상부 2/3), 골간막과 하퇴근막(최상부위)	내측경상골(내측 및 바닥면), 제1중족골(내측 기초)	심비골신경(L4,L5)	• 발목관절; 배굴 • 거골하관절; 내번(외전)
장모지 신근	비골근(내면의 제3중간), 골간막	1번 발끝(끝마디뼈에서의 지배건막)	심비골신경(L4,L5)	• 발목관절; 배굴 • 거골하관절; 발의 최초위치에 의해 외번과 내번에서 활동적임(내전/외전)
장지신근	비골근(머리와 내면), 비골근(측면 관절구), 골간막	2~5번 발끝(끝마디뼈에서의 지배건막)	심비골신경(L4,L5)	• 발목관절; 배굴(손등굽힘) • 거골하 관절; 외번(내전) • MTP와 2~5번 발끝의 IP관절
제3비골근	비골근 말단(전방경계)	5번 중족골(기초)	심비골신경(L4,L5)	• 발목관절; 배굴 • 거골하 관절; 외전(내전)

약어 : IP, interphalangeal; MTP, metatarsophalangeal.

출처: Gilroy AM et al. Atlas of Anatomy. 3rd ed. 2016. Based on: Schuenke M, Schulte E, Schumacher U. THIEME Atlas of Anatomy. General Anatomy and Musculoskeletal System. Illustrations by Voll M and Wesker K. 2nd ed. New York: Thieme Medical Publishers; 2014.

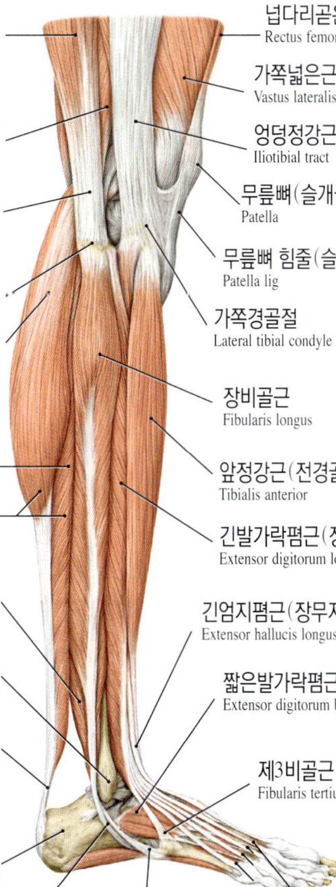

그림 11.15 다리의 측면 부위 근육. 출처: Schuenke M, Schulte E, Schumacher U. THIEME Atlas of Anatomy. General Anatomy and Musculoskeletal System. Illustrations by Voll M and Wesker K. 2nd ed. New York: Thieme Medical Publishers; 2014.

표 11.8 측면부위 근육

근육	근원	삽입	신경감응	동작
장비골근	비골(머리 및 측면 2/3근접, 근간격막으로부터 부분적으로 일어남)	내측경상골(바닥면), 1번 중족골(기초)	표면 비골신경 (L5,S1)	• 발목관절; 발바닥 굴곡 • 거골하관절; 외전(회내운동) • 발의 횡단아치 지지
단비골근	비골(측면의 말단 1/2), 근간 격막	5번 중족골(기초에서의 결절, 5번 발가락의 지배건막으로 간헐적 분할)		• 발목관절; 발바닥 굴곡 • 거골관절; 외전(회내운동)

출처: Gilroy AM et al. Atlas of Anatomy. 3rd ed. 2016. Based on: Schuenke M, Schulte E, Schumacher U. THIEME Atlas of Anatomy. General Anatomy and Musculoskeletal System. Illustrations by Voll M and Wesker K. 2nd ed. New York: Thieme Medical Publishers; 2014.

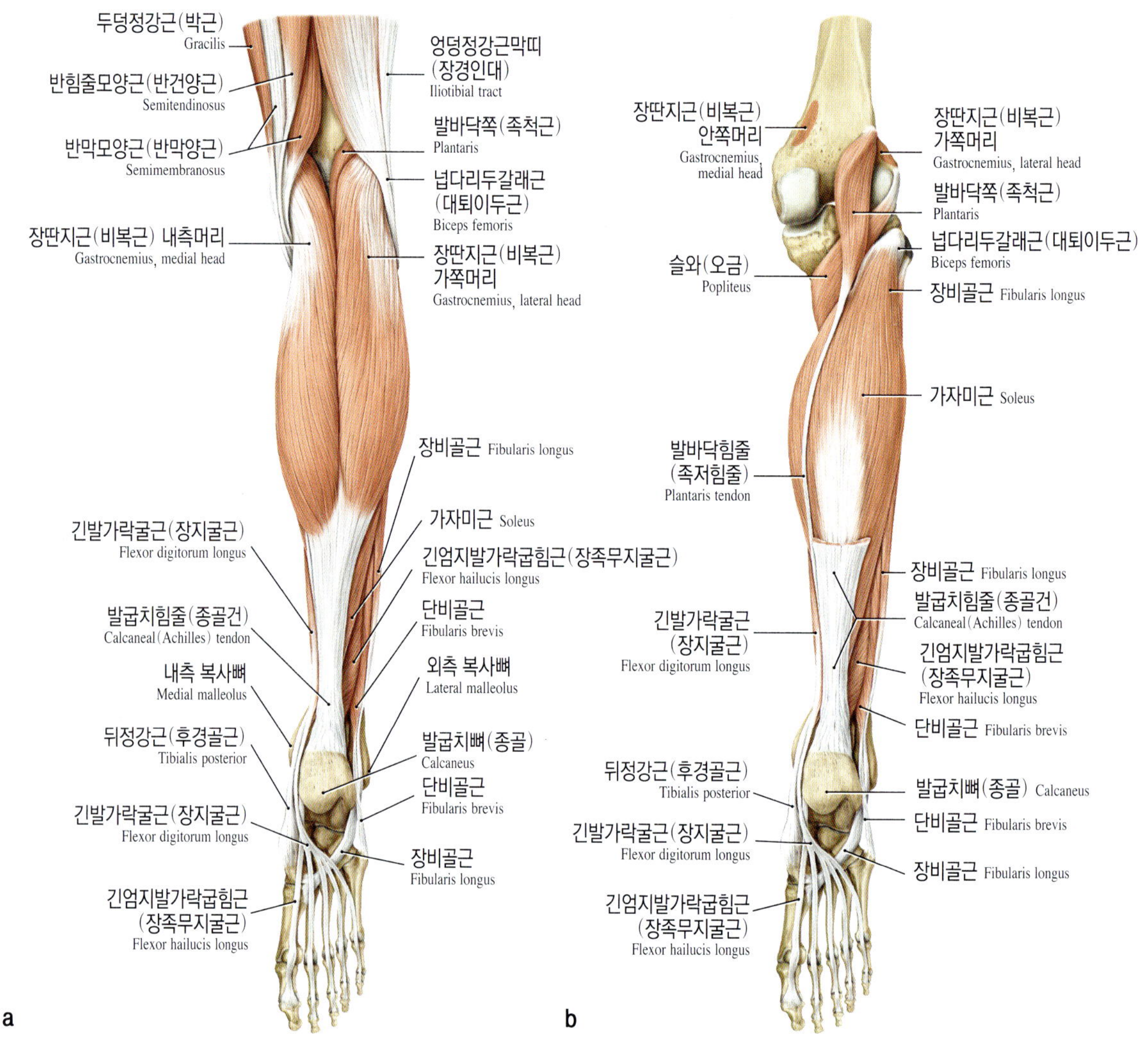

그림 11.16 다리의 후면 부위 근육. **(a)** 주의: 장딴지의 돌출은 주로 하퇴삼두근(종아리세갈래근)에 의해 생긴다. **(b)** 비복근(두머리) 제거. 출처: Schuenke M, Schulte E, Schumacher U. THIEME Atlas of Anatomy. General Anatomy and Musculoskeletal System.Illustrations by Voll M and Wesker K. 2nd ed. New York: Thieme Medical Publishers; 2014.

표 11.9 후면부위의 표면 굴근

근육		근원	삽입	신경감응	동작
하퇴 삼두근	비복근	대퇴골(중앙머리;대퇴골 중앙 관절돌기의 상후 부위). 측면머리; 대퇴골 측방관절돌기의 측면	발뒤꿈치(아킬레스)힘줄 경유 발뒤꿈치 결절	경골신경 (S1,S2)	• 발목관절; 무릎이 신전시 발바닥 굴곡(비복근) • 무릎관절; 굴곡(비복근) • 발목관절; 발바닥 굴곡 (비장근)
	비장근	비골(머리와 목, 후면), 경골(힘줄활 경유 발바닥 선)			
발바닥 근육		대퇴골(측방 상과, 비복근의 측방머리에 근접)	발뒤꿈치 결절		무시가능; 발바닥 굴곡에서 비복근과 함께 작동가능

출처: Gilroy AM et al. Atlas of Anatomy. 3rd ed. 2016. Based on: Schuenke M, Schulte E, Schumacher U. THIEME Atlas of Anatomy. General Anatomy and Musculoskeletal System. Illustrations by Voll M and Wesker K. 2nd ed. New York: Thieme Medical Publishers; 2014.

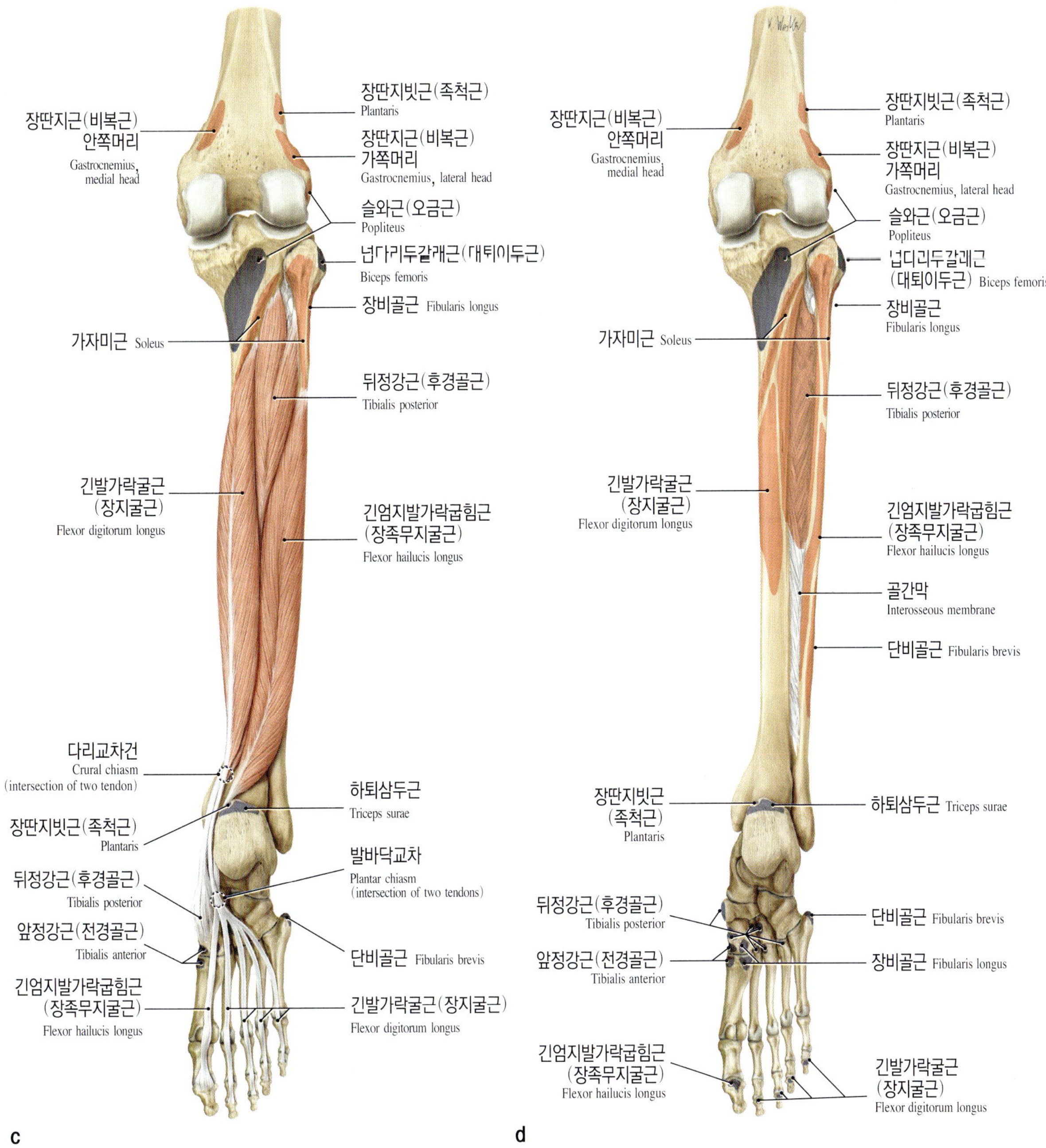

그림 11.16 (계속) 다리의 후면 근육. **(c)** 하퇴삼두근, 오금, 장비골근, 단비골근 제거 **(d)** 모든 근육 제거. 출처: Schuenke M, Schulte E, Schumacher U. THIEME Atlas of Anatomy. General Anatomy and Musculoskeletal System. Illustrations by Voll M and Wesker K. 2nd ed. New York: Thieme Medical Publishers; 2014.

표 11.10 후면의 심층굴근

근육	근원	삽입	신경감응	동작
후경골근 (뒤정강근)	골간근막, 경골과 비골의 인접 경계	주상결절; 쐐기모양 (중앙, 중간, 측방); 2~4번 중족골(기초)	경골신경 (L4,L5)	• 발목관절;발바닥 굴곡 • 거골하관절; 내번(외전) • 종단 및 횡단 아치 지원
장지굴근	경골(후면의 1/3 중앙)	2~5번 말단 뼈마디(기초)	경골신경 (L5-S2)	• 발목관절;발바닥 굴곡 • 거골하관절; 내번(외전) • MTP 및 2~5번 발가락의 IP관절 ; 발바닥 굴곡
장무지굴근 (엄지발가락 굽힘근)	비골(후면의 2/3말단), 골간근막 인접	1번 손가락 뼈마디(기초)		• 발목관절; 발바닥 굴곡 • 거골하관절; 내번(외전) • MTP 및 1번 발가락에서의 IP 관절; 발바닥 굴곡 • 내부 종단아치 지원
오금(슬와)근	대퇴측방결절, 반달연골의 후방 돌기(뿔)	후방경골면(가자미근 근원 위)	경골신경 (L4-S1)	무릎관절;고정된 5번 경골에서 대퇴골을 내부적으로 회전시킴으로써 무릎을 굴곡하고 또 해제한다.

약어 : IP; interphalangeal MTP ; metatarsophalangeal

출처 ; Gilroy AM et al. Atlas of Anatomy. 3rd ed. 2016. Based on: Schuenke M, Schulte E, Schumacher U. THIEME Atlas of Anatomy. General Anatomy and Musculoskeletal System. Illustrations by Voll M and Wesker K. 2nd ed. New York: Thieme Medical Publishers; 2014.

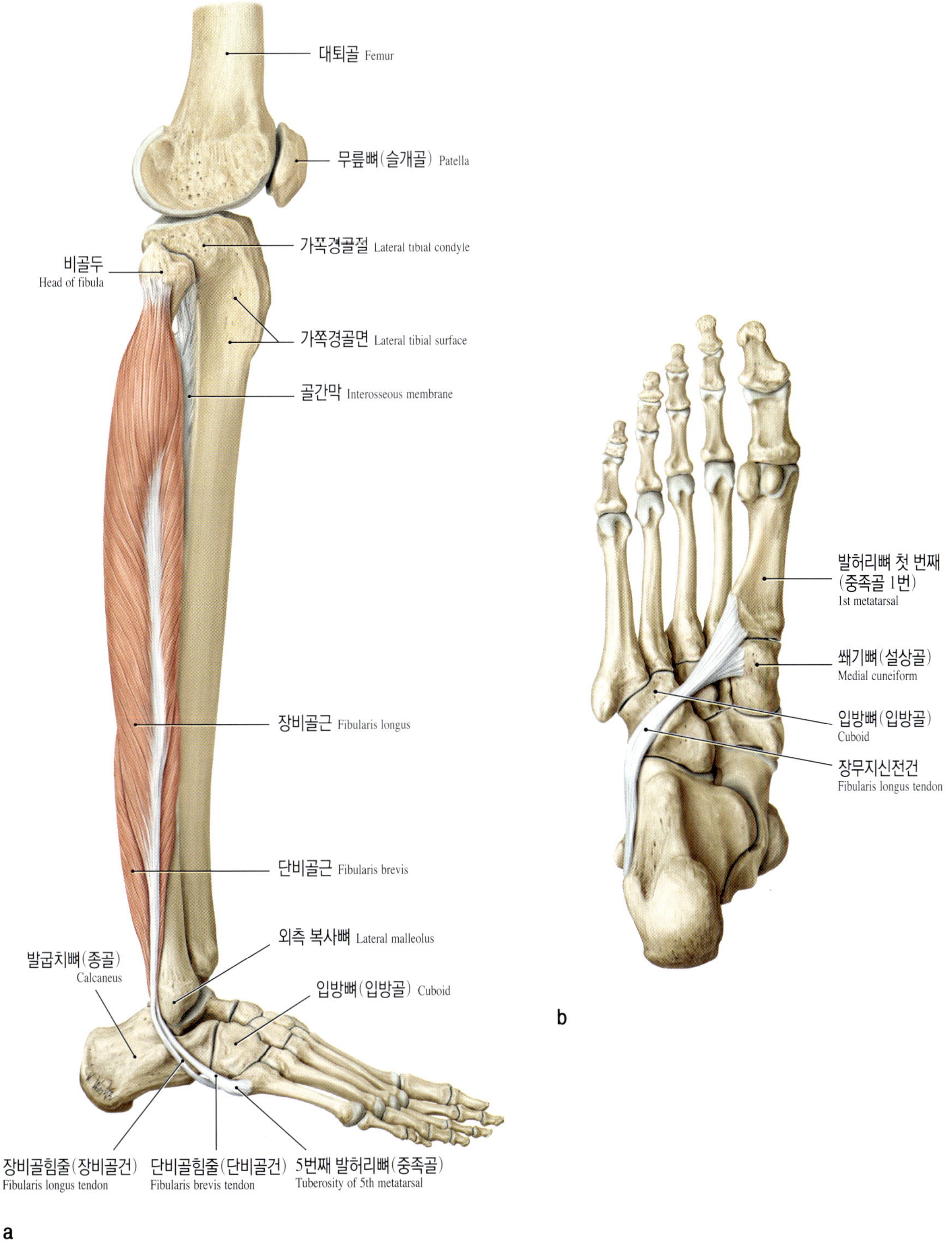

그림 11.17 다리의 측방부위 근육 **(a)** 측면 부위, 오른쪽 측면 보기 **(b)** 장비골근건(힘줄) 경로, 바닥 보기. 출처: Schuenke M, Schulte E, Schumacher U. THIEME Atlas of Anatomy. General Anatomy and Musculoskeletal System. Illustrations by Voll M and Wesker K. 2nd ed. New York: Thieme Medical Publishers; 2014.

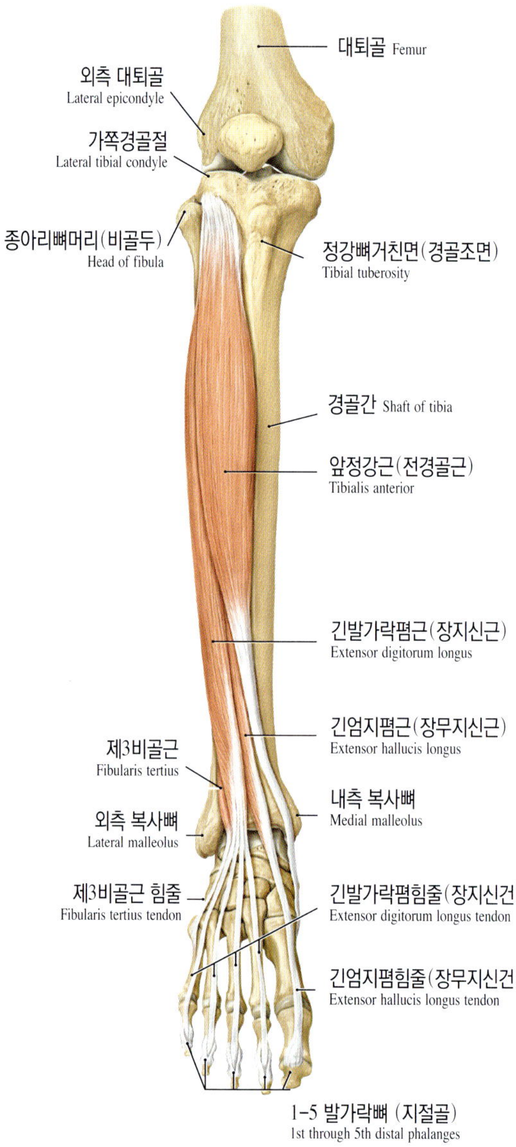

그림 11.18 다리의 전방 부위 근육. 전방부위. 출처: Schuenke M, Schulte E,Schumacher U. THIEME Atlas of Anatomy. General Anatomy and Musculoskeletal System. Illustrations by Voll M and Wesker K. 2nd ed. New York: Thieme Medical Publishers; 2014.

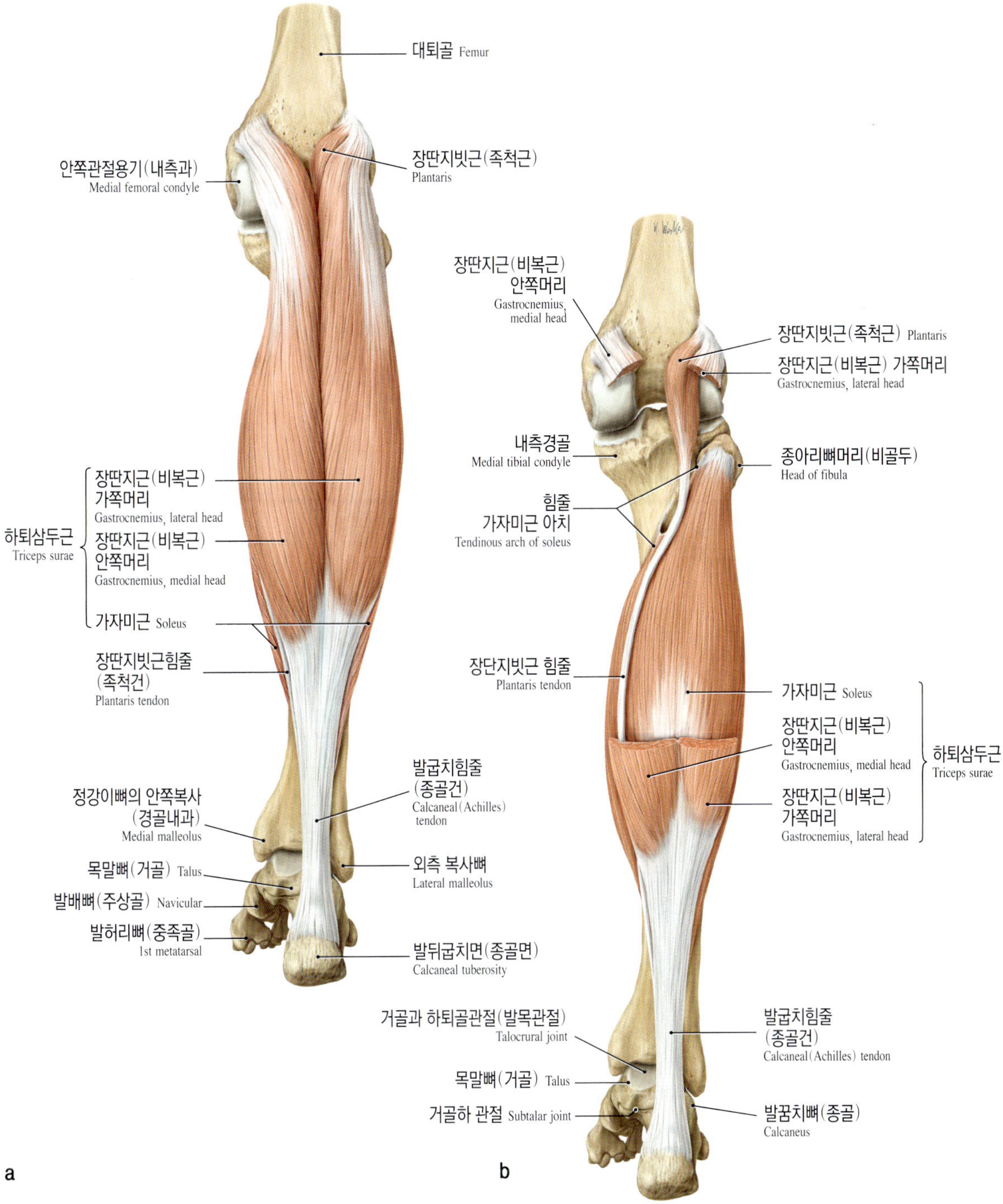

그림 11.9 다리의 후방부위 근육. **(a)** 표면상 굴근 **(b)** 제거된 비복근(중간 및 측방 머리 부분)과 표면상 굴근. 출처: Schuenke M, Schulte E, Schumacher U. THIEME Atlas of Anatomy. General Anatomy and Musculoskeletal System. Illustrations by Voll M and Wesker K. 2nd ed. New York: Thieme Medical Publishers; 2014.

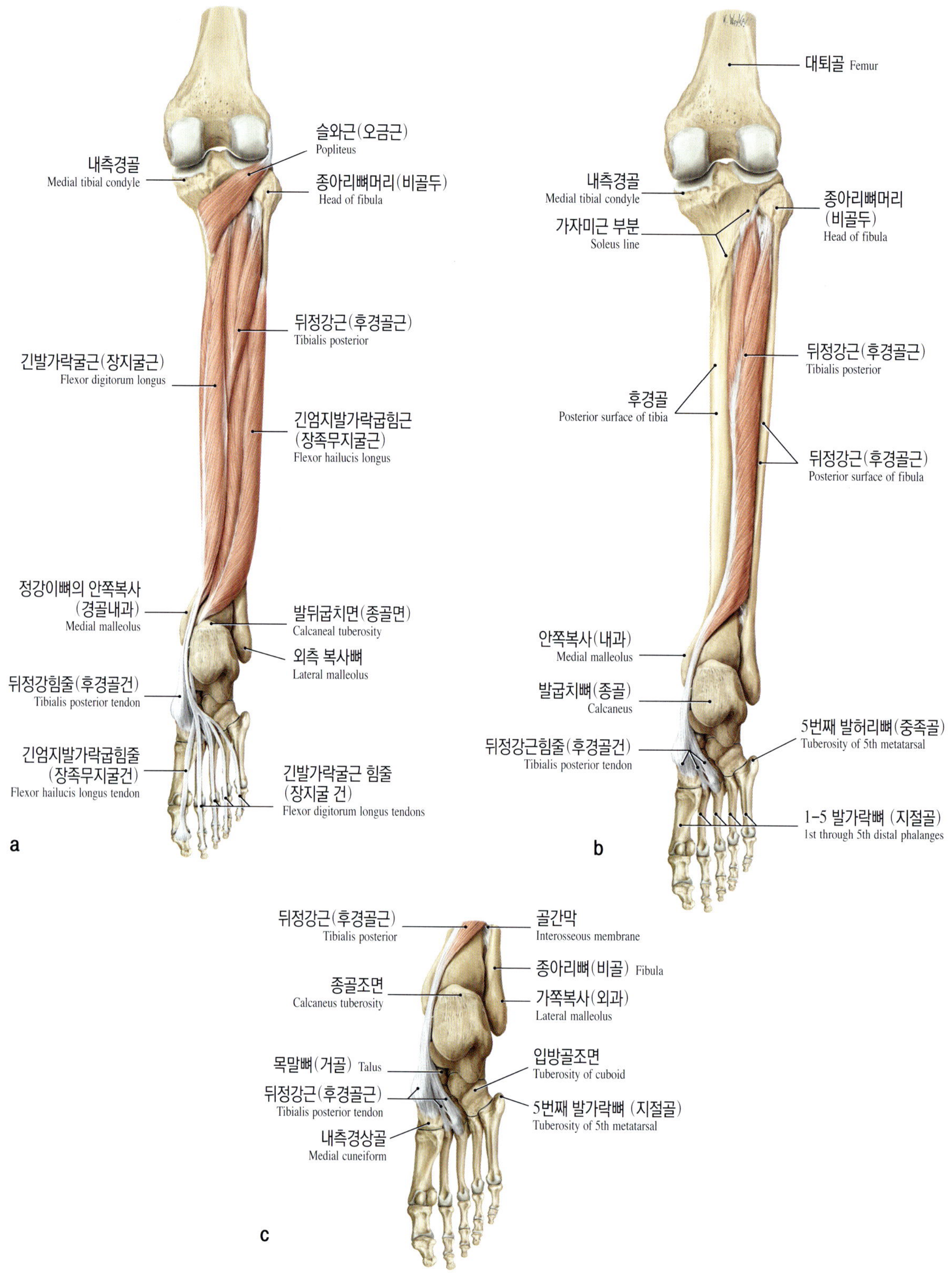

그림 11.20 다리의 후방부위: 심층굴근 **(a)** 심층굴근 **(b)** 후경골근 **(c)** 후경골근 삽입. 출처: Schuenke M, Schulte E, Schumacher U. THIEME Atlas of Anatomy. General Anatomy and Musculoskeletal System. Illustrations by Voll M and Wesker K. 2nd ed. New York: Thieme Medical Publishers; 2014.

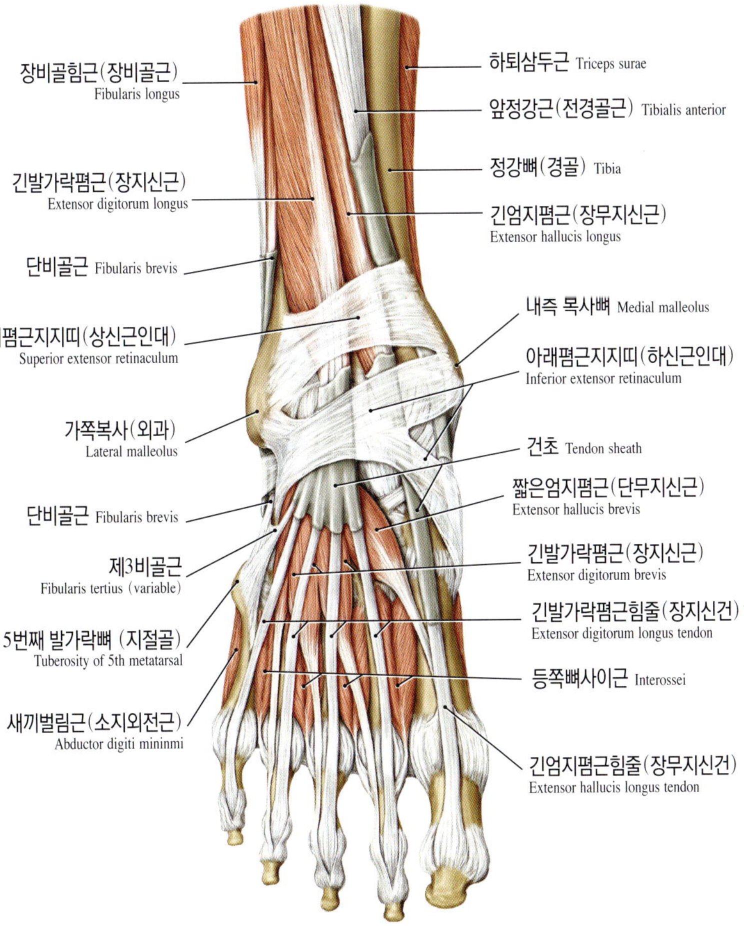

a

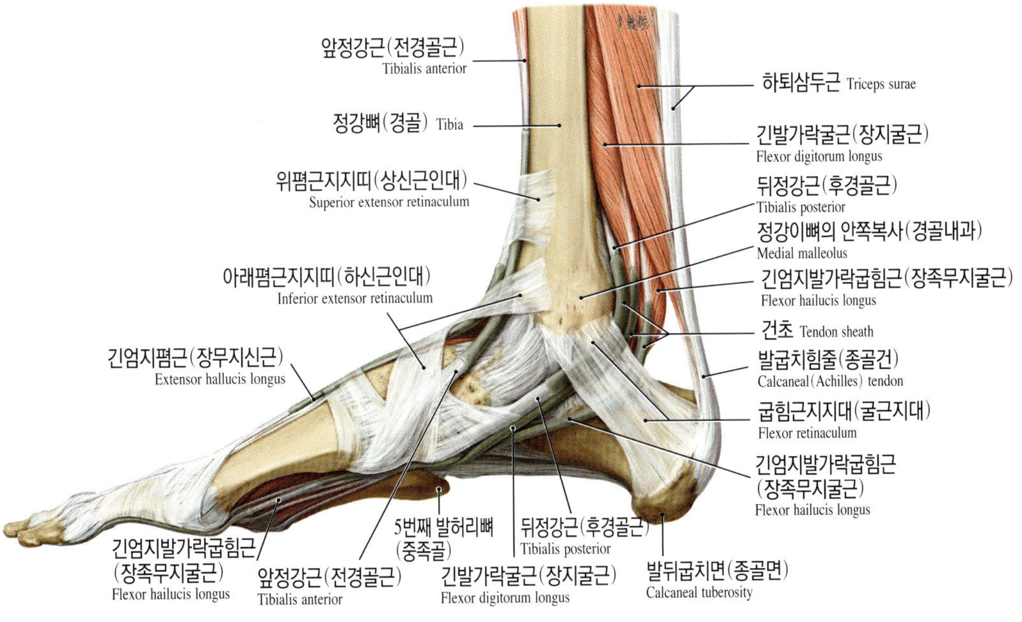

b

그림 11.21 발목의 건초(힘줄집)와 지대 **(a)** 발바닥 굴곡에서 발목관절의 전면 보기. **(b)** 중간 보기. 출처: Schuenke M, Schulte E, Schumacher U. THIEME Atlas of Anatomy. General Anatomy and Musculoskeletal System. Illustrations by Voll M and Wesker K. 2nd ed. New York: Thieme Medical Publishers; 2014.

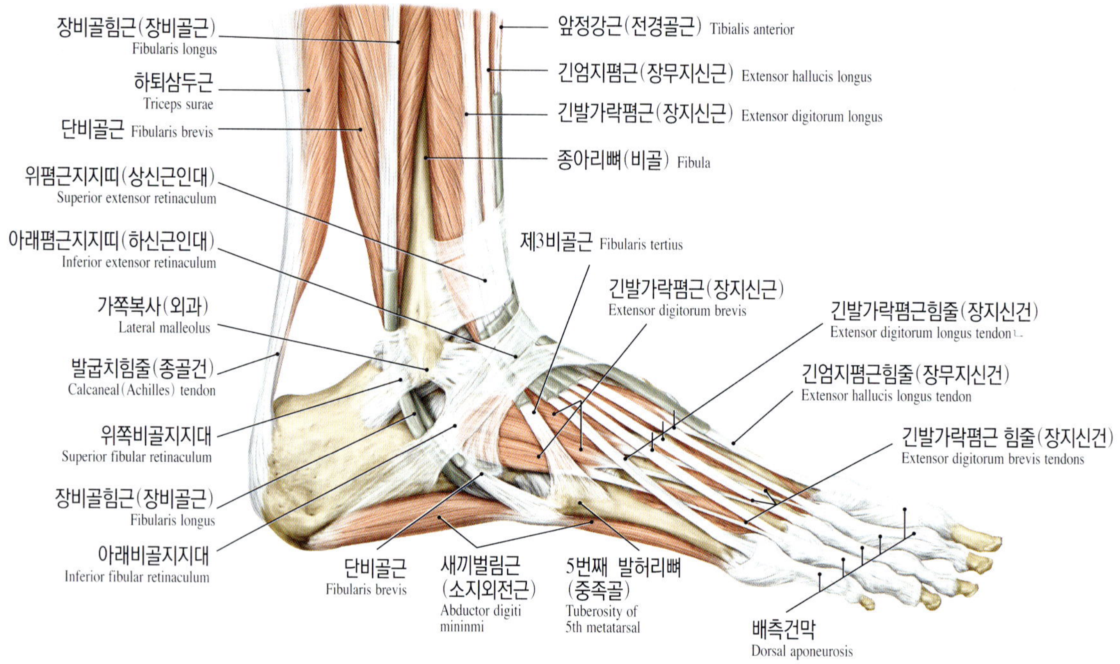

c

그림 11.21 (계속) 발목의 건초와 지대. **(c)** 측면 보기. 출처: Schuenke M, Schulte E, Schumacher U. THIEME Atlas of Anatomy. General Anatomy and Musculoskeletal System. Illustrations by Voll M and Wesker K. 2nd ed. New York: Thieme Medical Publishers; 2014.

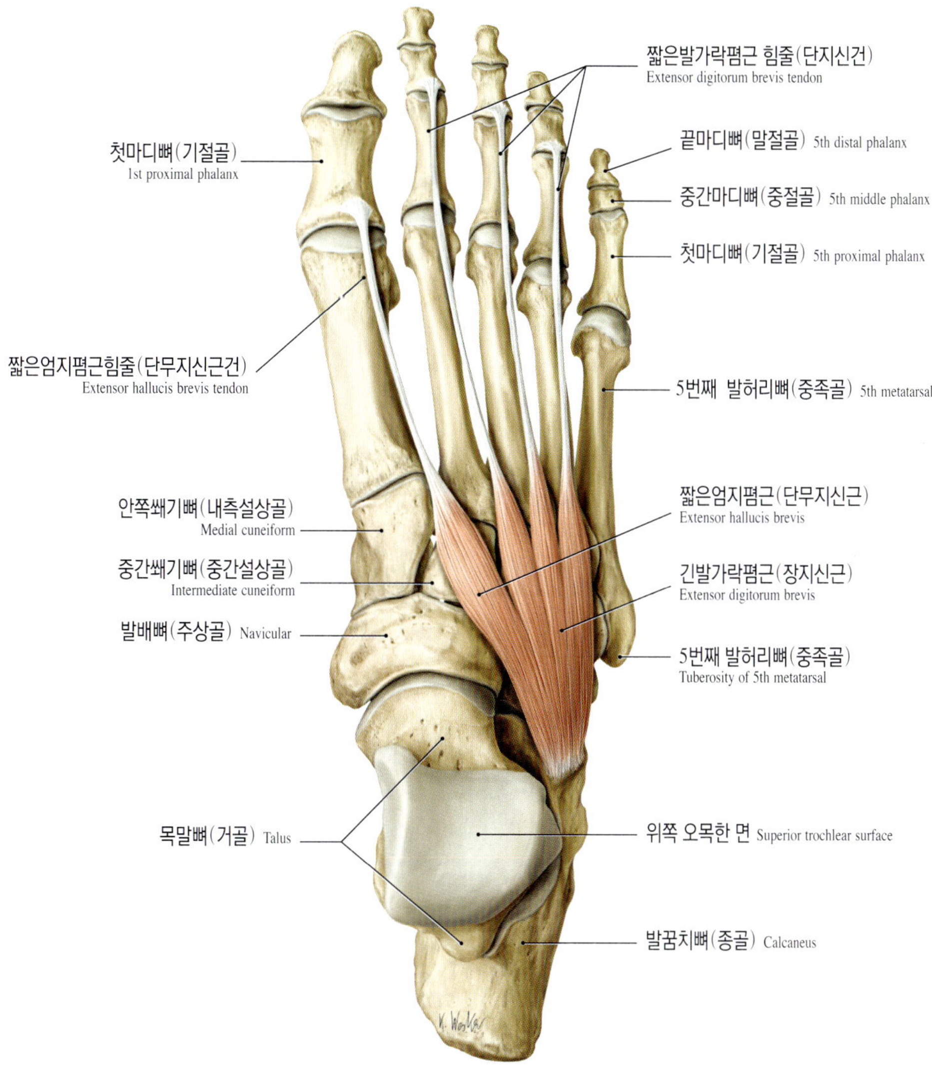

그림 11.22 발등의 고유근육. 발의 등배근육. 출처: Schuenke M, Schulte E, Schumacher U. THIEME Atlas of Anatomy. General Anatomy and Musculoskeletal System. Illustrations by Voll M and Wesker K. 2nd ed. New York: Thieme Medical Publishers; 2014.

표 11.11 발등의 고유근육

근육	근원	삽입	신경감응	동작
단지신근	종골(발꿈치뼈)(배면)	2~4번 발가락(등부분) 중간지골의 건막(널힘줄)	심비골신경(L5,S1)	MTP와 2~4번 발가락의 PIP 관절의 신전
단무지신근		1번 발가락(발등 건막과 기절골(첫 마디뼈)		1번 발가락의 MTP 관절의 신전

약어 : MTP; metatarsophalaneal, PIP; proximal phalangeal .

출처: Gilroy AM et al. Atlas of Anatomy. 3rd ed. 2016. Based on: Schuenke M, Schulte E, Schumacher U. THIEME Atlas of Anatomy. General Anatomy and Musculoskeletal System. Illustrations by Voll M and Wesker K. 2nd ed. New York: Thieme Medical Publishers; 2014.

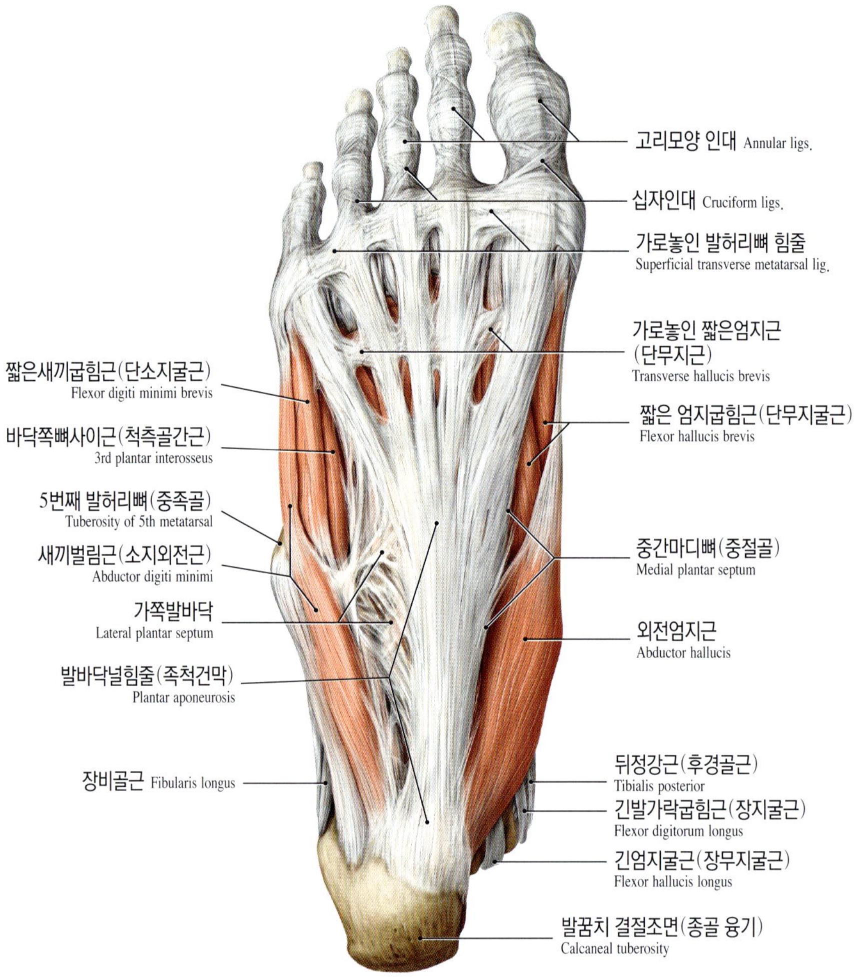

그림 11.23 발바닥 널힘줄. 출처: Schuenke M, Schulte E, Schumacher U. THIEME Atlas of Anatomy. General Anatomy and Musculoskeletal System. Illustrations by Voll M and Wesker K. 2nd ed. New York: Thieme Medical Publishers; 2014.

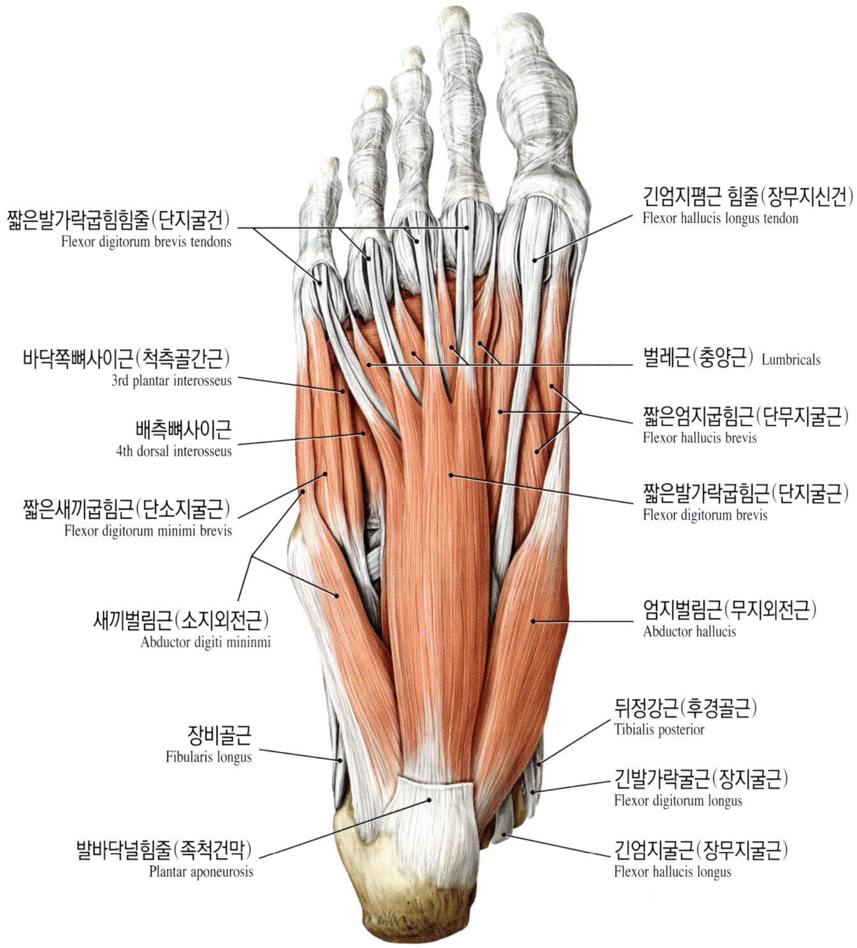

a

그림 11.24 발바닥의 고유근육. **(a)** 표면층. 표면횡단 중수인대(손허리인대)를 포함한 발바닥널힘줄. 출처: Schuenke M, Schulte E, Schumacher U. THIEME Atlas of Anatomy. General Anatomy and Musculoskeletal System. Illustrations by Voll M and Wesker K. 2nd ed. New York: Thieme Medical Publishers; 2014.

표 11.12 발바닥의 표면 고유근육

근육	근원	삽입	신경감응	동작
무지외전근(엄지벌림근)	종골결절(발꿈치뼈결절)(중앙돌기); 굴근지대, 발바닥널힘줄	1번 발가락(중간종자연골을 경유한 기절골의 기초)	내측족저신경(S1,S2)	• 1번 MTP관절; 1번 발가락의 굴곡 및 외전 • 종단 아치를 지지함
단지굴근	종골결절(중결절) 발바닥널힘줄	2~5번 발가락(중앙지골의 측면)		• 2~5번 발가락의 MTP와 PIP관절을 굽힘 • 종단 아치를 지지함
소지외전근		5번 발가락(기절골의 기초), 5번 중족골(결절조면에서)	측면족저신경(S1-S3)	• 5번 발가락의 MTP관절을 굽힘 • 5번 발가락을 굽힘 • 종단 아치를 지지함

약어; MTP; metatarsophalangeal(중족지골, 발허리발가락) PIP; proximal interphalangeal(기절골의)

출처: Gilroy AM et al. Atlas of Anatomy. 3rd ed. 2016. Based on: Schuenke M, Schulte E, Schumacher U. THIEME Atlas of Anatomy. General Anatomy and Musculoskeletal System. Illustrations by Voll M and Wesker K. 2nd ed. New York: Thieme Medical Publishers; 2014.

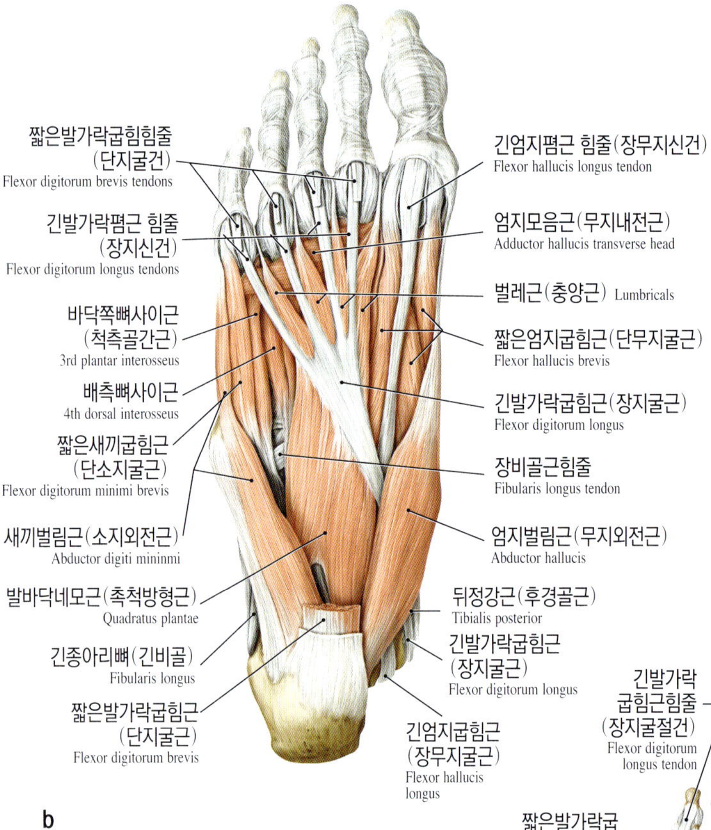

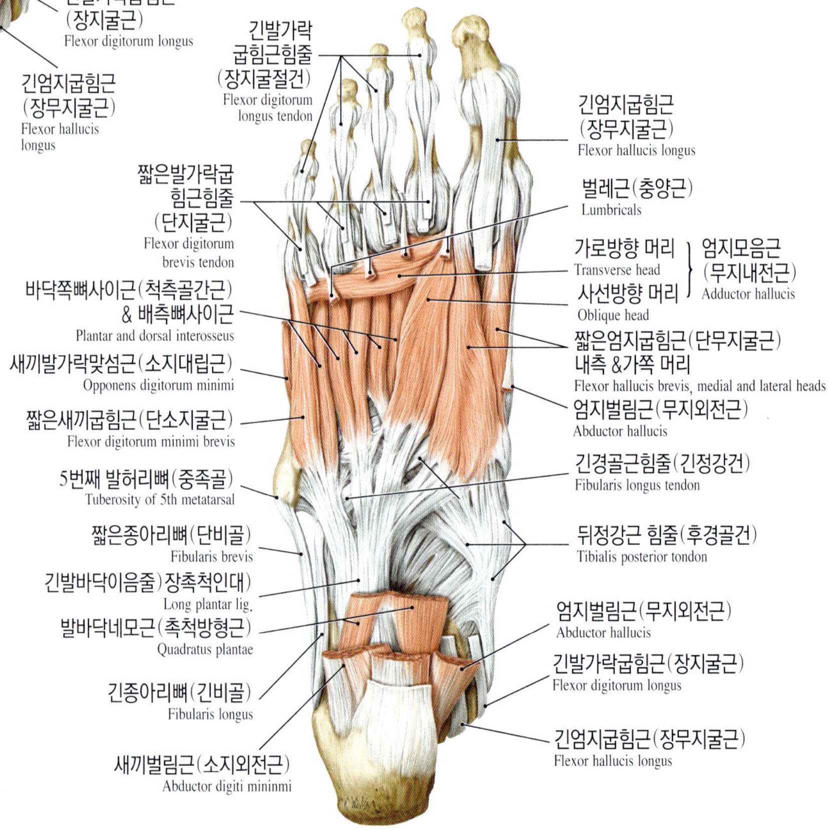

그림 11.24 (계속) 발바닥의 고유근육. **(b)** 제2층. 단지굴근 제거 **(c)** 제3층. 소지외전근, 무지외전근, 족저방형근, 충양근, 지굴근과 장무지근의 힘줄 삽입 제거. 출처: Schuenke M, Schulte E, Schumacher U. THIEME Atlas of Anatomy. General Anatomy and Musculoskeletal System. Illustrations by Voll M and Wesker K. 2nd ed. New York: Thieme Medical Publishers; 2014.

표 11.13 발바닥의 심층 고유근육

근육	근원	삽입	신경감응	동작
족저 방형근	종골결절(내측 및 족저 측면 경계)	장지굴근힘줄(측면 경계)	외측족저신경 (S1-S3)	장지신근의 당김을 재 지시 및 증원
충양근 (4개근육)	장지신근 힘줄(내측 경계)	2~5번 발가락(측면경계 (건막녈힘줄)	1번 충양근; 내측족저신경 (S2-S3) 2~4번 충양근; 외측족저신경 (S2-S3)	• 2~5번 발가락의 MTP 관절을 굴곡시킴 • 2~5번 발가락의 IP 관절의 굴곡 • 2~5번 발가락을 엄지 발가락 방향으로 내전시킴
단무지 굴근	직육면체, 외측설상골(쐐기형뼈), 종골입방인대	1번 발가락(중간 및 측방 종자골 경유한 기절골의 기초)	내측머리; 내측 족저신경(SI,S2) 측방머리;외측 족저신경(S1,S2)	• 1번 MTP 관절을 굴곡시킴 • 종단아치를 지지함 • 1번 MTP 관절을 굴곡시킴 • 종단아치를 지지함
무지 내전근	경사근 머리; 2~4번 중족골(기초에서)입방체 및 측면 설상골 횡단머리; 3번~5번 발가락의 MTP관절, 심층횡단중족골인대	1번 기절골(측방종자골 경유한 공통인대에 의해 기초에서) 1번 기절골(측방종자골 경유한 공통인대에 의해 기초에서)	측방족저신경, 심층 가지(S2,S3)	• 1번 MTP 관절을 굴곡시킴 • 엄지 발가락을 내전시킴 • 횡단머리; 횡단아치를 지지 • 사선근머리; 종단아치 지지
단소지 굴근	5번중족골(기초), 장족척인대	5번 발가락 (기절골의 기초)	측방족저신경, 표면 가지(S2,S3)	새끼발가락의 MTP 관절의 굴곡
소지 대립근	장족척인대; 장비골근 (족척건초에서)	5번 중족골		발바닥 및 내측방향으로 5번중족골을 당김
족저 (발바닥) 골간근	3~5번 중족골 (내측경계)	3~5번 발가락 (기절골의 내측 기초)	측방족저신경 (S2,S3)	• 3~5번 발가락의 MTP 관절을 굴곡시킴 • 3~5번 발가락의 IP관절을 굴곡시킴 • 3~5번 발가락을 내전시킴
등골간근	1~5번 중족골(반대편에 두개의 머리)	1번 골간근; 2번 중족골(내측 기초) 2~4번 골간근; 2~4번 기절골(외부 기초), 2~4번 발가락(지배건막에서)		• 2~4번 발가락의 MTP 관절을 굴곡시킴 • 2~4번 발가락의 IP 관절을 신전시킴 • 2번 발가락으로부터 3~4번 발가락을 외전시킴

약어 : IP;interphalangeal(기절골의), MTP; metatarsophalangeal(중족지골) *없을 수도 있음.

출처: Gilroy AM et al. Atlas of Anatomy. 3rd ed. 2016. Based on: Schuenke M, Schulte E, Schumacher U. THIEME Atlas of Anatomy. General Anatomy and Musculoskeletal System. Illustrations by Voll M and Wesker K. 2nd ed. New York: Thieme Medical Publishers; 2014.

인덱스(Index)

주의; 페이지 수는 f 및 t 자로 표시하였으며, 각각 그림과 표를 가리킴.

ㄱ

ㄴ

ㅈ

ㅊ

ㅋ

ㅌ

ㅍ

ㅎ